小儿抚触按摩图解

XIAOER FUCHU ANMO TUJIE

主　编　　王海泉　　王　伟　　张亚微

副主编　　尚　颖　　马晓凤　　孟迎春

　　　　　罗萌萌　　程　宽　　冯玉婕

初为父母必读

健康育儿必备

河南科学技术出版社

·郑州·

内容提要

本书介绍了小儿抚触按摩基础、小儿抚触按摩穴位与手法，以及小儿抚触按摩的临床应用，包括小儿腹泻、呕吐、食积、厌食、便秘、腹痛、脱肛、感冒、咳嗽等。小儿抚触按摩对常见病、多发病均有较好疗效，尤其是对消化道病症疗效最佳。全书文字简洁，内容科学、实用、系统，所有穴位与抚触按摩手法均用黑白线条图表示，图解清晰，形象直观，易懂易学，适合广大小儿家长和各级临床推拿按摩师及爱好者参考。

图书在版编目（CIP）数据

小儿抚触按摩图解/王海泉，王伟，张亚微主编. 一郑州：河南科学技术出版社，2020.6
ISBN 978-7-5349-9954-3

Ⅰ.①小… Ⅱ.①王… ②王… ③张… Ⅲ.①小儿疾病－按摩疗法（中医）－图解 Ⅳ.①R244.1-64

中国版本图书馆 CIP 数据核字（2020）第 068577 号

出版发行：河南科学技术出版社
北京名医世纪文化传媒有限公司
地址：北京市丰台区万丰路 316 号万开基地 B 座 1-114 邮编：100161
电话：010-63863186 010-63863168
策划编辑：焦万田
文字编辑：杨永岐
责任审读：周晓洲
责任校对：龚利霞
封面设计：中通世奥
版式设计：崔刚工作室
责任印制：陈震财
印　刷：河南省环发印务有限公司
经　销：全国新华书店、医学书店、网店
开　本：720 mm×1020 mm　1/16　印张：21　字数：320 千字
版　次：2020 年 6 月第 1 版　2020 年 6 月第 1 次印刷
定　价：68.00 元

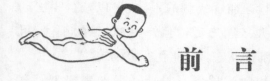# 前　言

　　孩子是我们的未来，是祖国的花朵。孩子的健康关系到我们及我们国家的未来。生活中的我们扮演着双重角色，我们既是父母又是孩子健康成长的保护者。我是个医生，也是一名父亲，在平时的工作当中，经常做小儿按摩保健工作。如家长学会小儿按摩知识，就能解决小儿日常小毛病，同时还能促进小儿健康成长。下面谈谈儿童小毛病可不打针、不吃药，确保儿童健康的几点体会，供家长们参考。

　　小儿保健过程中，我认为小儿的抚触疗法和小儿按摩的密切结合，对于小儿身体的健康和心理的发育都有非常好的作用。婴儿抚触是西方的东西，它的英文名字叫 Touching，是指经过科学的指导，抚触者通过双手作用于被抚触者的皮肤和部位，进行有次序、有手法、有技巧的抚摸，让大量温和良好的刺激通过皮肤的感受器，传输到中枢神经系统，并产生一定的生理效应。它能促进婴儿的健康发展，也能促进婴儿体重及免疫力的增长。

　　抚触疗法不是一种机械的操作，也不仅仅是按摩，而是源于心灵的抚触，是抚触者尤其是父母和孩子之间的一种心灵的安抚和交流。

　　抚触也可以用于健康的儿童，国外和国内的一些实验表明，经过抚触的新生儿奶量的摄入量，明显高于对照组。抚触可以增加唾液、胰岛素、胃泌素等消化液的分泌。不仅如此，在早产儿中，抚触还能起到减轻疼痛的神奇作用。对于剖腹产的婴儿，抚触可以消除剖腹产后的隔阂，建立一个更加深刻的亲子关系。随着科研的进展，抚触研究，进入了脑科学及心理学的一个全新的领域。

　　在临床进行小儿按摩的过程当中，我把小儿抚触的一些手法和思想，贯

穿到了小儿按摩的整个过程当中。在小儿按摩之前,进行几个简单的抚触手法可以起到与孩子交流情感,减缓孩子对医生的恐惧,调动气血运行,促进小儿按摩疗效的作用。在治疗期间,穿插着抚触的手法,可以减少手法的不适感,增强手法治疗的效果。在小儿按摩之后,再做一些抚触的手法,可以平复孩子烦躁的情绪,平复气血紊乱的状态,巩固手法的疗效。

例如小儿最常患的一种疾病就是感冒,感冒在早期一般的表现为风寒感冒,在后期往往表现为风热感冒,无论是风寒感冒还是风热感冒,我认为通过按摩治疗后,多可以消除感冒给孩子带来的不适。在药物并不十分安全的状态之下,按摩手法和抚触手法的运用,对于孩子的成长有非常好的作用。建议家长掌握一定的小儿按摩和小儿抚触的方法,对于孩子的健康还是很有必要的。

尽可能减少药物的损害。大家都知道孩子的身体都是很脆弱的,咱们到每个医院的小儿科门诊去看一看,有多少孩子挂着吊瓶在那打点滴!甚至刚出生的小孩,头皮上都剃得一块一块的,我觉得很可怜!其实小儿的感冒,如没有上呼吸道感染,病程5到7天,喝点热水,捂一捂,发发汗,即使发热了,稍微用一点退热的药,然后做一些手法按摩,就可以治愈。

山东省名中医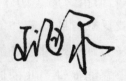
山东省立医院

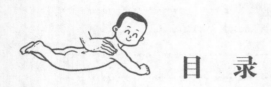

目 录

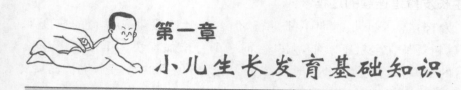

第一章 小儿生长发育基础知识

第一节　小儿身体的生长发育

一、小儿年龄段分期

小孩处于连续不断的生长发育过程中。作为合格的家长都希望自己的孩子健康、聪明、可爱。因此我们有必要了解一下自己的宝宝各个阶段发育的特点，以及目前处于哪个阶段。这样才能有的放矢地养育和培养。小儿的发育通常约定成俗地划分为6个时期。

1. 胎儿期——从精子和卵子结合形成受精卵，直到小儿出生统称为胎儿期。

2. 新生儿期——自出生后到满28天的4周称为新生儿期。

3. 婴儿期——从出生到满1周岁以前为婴儿期。

4. 幼儿期——1周岁以后到满3周岁之前称为幼儿期。

5. 学龄前期——3周岁以后到6—7岁入小学前为学龄前期。

6. 学龄期——从6—7岁入学起到12—14岁进入青春期为止为学龄期。

二、生长发育规律

小儿从出生到长大成人的过程中，外观上不断发生变化，这些生长变化有一定的规律性，如体重、身长（高）、头围、胸围、臂围等的增长，身体各部分比例的改变，骨骼发育如颅骨缝、囟门的闭合、骨化中心的出现，牙齿的萌出和更替均有一定的规律。内脏器官如心、肝、脾、肺等的大小、位置，以及皮肤、肌肉、神经、淋巴等系统均随年龄的增加而变化。也就是说，生命的成长是一个有规律的过程。了解正常的生长规律是很重要的，只有了解了小儿正常的发育规律,才能识别判断异常,及时发现偏离,追索发生原因,从而做好保健和医疗工作。

1. 生长发育是连续的过程

生长发育在整个小儿时期不断进行,但各年龄阶段生长发育的速度不同,如体重和身长在生后第 1 年,尤其在前 3 个月增加很快。第 1 年末身长为出生时的 1.5 倍,体重为出生时的 3 倍,出现出生后的第一个生长高峰;第 2 年以后生长速度减慢;至青春期生长速度又加快,出现第二个生长高峰。

2. 各系统器官发育不平衡

人体各系统的发育顺序遵循一定规律,快慢不同,有各自的生长特点。神经系统发育较早,脑在生后 2 年内发育较快;淋巴系统在儿童期生长迅速,于青春期前达高峰,此后逐渐降达成人水平;生殖系统发育较晚;其他如心、肝、肾、肌肉等系统的增长基本与体格生长平行。(图 1-1)

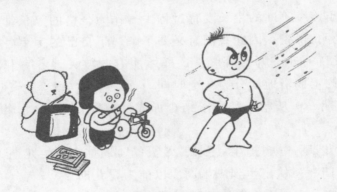

图 1-1　有爱的宝宝更健康

3. 生长发育的一般规律

生长发育遵循由上到下、由近到远、由粗到细、由低级到高级、由简单到复杂的规律。出生后运动发育的规律是:先抬头、后抬胸,再会坐、立、行(由上到下);从臂到手,从腿到脚的活动(由近到远);从全掌抓握到手指拾取(由粗到细);先画直线后画圆、图形(由简单到复杂);先会看、听、感觉事物,认识事物,再发展到有记忆、思维、分析和判断(由低级到高级)。

4. 生长发育的个体差异

小儿生长发育虽按一定的规律发展,但在一定范围内受遗传、营养、教养、环境的影响而存在相当大的个体差异,如矮身材父母的小儿与高身材父母的小儿相比,两者身长就可能相差很多。每个人的生长"轨道"不会完全相同。因此,小儿的生长发育水平有一定的正常范围,但所谓的正常值不是绝对的,必须考虑影响个体的不同因素,才能做出正确的判断。

三、影响小儿生长发育的因素

1. 遗传因素

遗传因素是影响小儿生长发育的关键因素。小儿生长发育的特征、潜力、限度、趋向,都受父母双方遗传因素的影响。通常在 2 岁以后逐渐体现出遗传因素的影响,青春期后极明显。

2. 性别因素

生长发育情况也因性别的不同而不同。男女小儿生长发育各有特点,一般女孩的平均身高、体重较同年龄的男孩为小。因此,要评价小儿的生长发育情况,男女各有不同的标准。

3. 孕母情况

胎儿在宫内的生长发育情况与孕妇的状况有很大关系。孕妇的生活环境、营养、情绪、疾病等各种因素都会直接或间接地影响胎儿。妊娠早期如患病毒性感染可导致胎儿先天性畸形;孕妇严重营养不良可导致流产、早产和胎儿发育迟缓;孕妇接受某些药物、射线、环境毒物污染和精神创伤等,均可使胎儿发育受阻,因而影响出生后的生长发育。(图1-2)

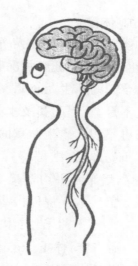

图 1-2　小儿脏腑娇嫩,行气未充

4. 营养因素

营养是小儿生长发育的物质基础。在婴幼儿期,小儿生长发育旺盛,必须提供足够的营养来保障其正常生长。如果营养跟不上,摄入不足,便会导致体重不增甚至下降,如果长期营养不良,则会影响各个系统的正常发育。

5. 疾病因素

不同的疾病常可影响小儿正常的生长发育。一些急性感染性的疾病常可使小儿体重减轻、生长迟缓,但这种情况往往是暂时的,只要在疾病恢复期及时为小儿补充营养,小儿的生长发育是不会受到大影响的。但长期的慢性疾病,如哮喘、免疫系统疾病等,则对小儿的体格发育有一定的阻碍作用。同时,长期服用某些药物,如激素、抗甲状腺药物等,都可直接或间接地影响小儿的生长发育。

6. 生活环境

良好的社会环境、居住环境,如充足的阳光、新鲜的空气、清洁的水源等,能减少小儿疾病的发作,促进小儿的生长发育。反之,有毒的,被污染的环境则会增加小儿疾病的发病率。合理安排生活制度,起居有规律,劳逸结合等对小儿的体格和智力的成长都能起到促进作用。另外,良好的人文环境,如父母的爱抚、优良的教育、和谐气氛的熏陶等对小儿性格、品德的形成,智力的发育具有深远的影响。

四、小儿体格生长常用指标

1. 体重

体重是反映小儿营养状况最常用的指标。新生儿出生时的体重与胎次、性别及母亲健康状况有很大关系,如第一胎较轻,男孩比女孩较重,体弱瘦小孕妇的新生儿较肥胖强壮孕妇的新生儿轻等。小儿在新出生的几天里摄入不足,再因胎粪及水分的丧失,可呈暂时性下降,到第3～4天时体重的减轻可累积达出生体重的6%～9%,一般于生后7～10天又恢复到出生时的体重。此后,则呈持续增长,年龄越小增长越快。前半年每月平均增长700克,后半年平均增长400克。4～5个月时增至出生时的2倍,1周岁时增至3倍。故1岁以内小儿的体重可用以下公式推算。

前半年:体重(kg)＝出生体重(kg)＋月龄×0.7

后半年:体重(kg)＝出生体重(kg)＋6×0.7＋(月龄－6)×0.4

2岁时体重增加到出生时的4倍。2岁以后平均每年增加2kg,可按以下公式推算:

体重(kg)＝(年龄－2)×2＋12＝年龄×2＋8

12岁以后为青春发育阶段,受内分泌因素的影响,体重迅速增加,男孩平均每年增加6kg,女孩平均每年增加5kg。由于女孩青春发育期比男孩早2岁,故女孩在12－14岁时,体重逐渐接近成人,此时体重可暂时超过男孩,至14－16岁男孩青春发育期到来,体重迅速增长,又可超过女孩。小儿体重增长的个体差异较大,生长标准仅有参考价值,当体重增长过快或过慢时应注意有无肥胖或疾病存在。

　　为小儿进行体重测量时,应在小儿空腹、排大小便后、裸体或穿背心短裤进行。小儿可用载重 50kg 的杆秤测量。在家庭中年轻的父母要为小儿用杆秤称重,最好请有经验的长辈在旁指导,不能只为孩子的体重增加而高兴,而忽视了小儿的安全问题。

　　2. 身长(高)

　　身长是从头顶至足底的长度。身长的增长规律和体重一样,年龄越小增长越快。出生后前半年每月平均长 2.5cm,后半年每月平均增长 1.5cm。(列表数据可供参考)2 岁以后平均每年长 7cm,因此 2 岁以后平均身长可按以下公式进行推算:

$$身长(cm)＝(年龄－2)×7＋85$$

　　12 岁以后青春期的阶段,受内分泌的影响,出现身高增长高峰,男孩比女孩晚 2 年。在增长高峰时期男性一年身高平均增加 9cm,女性平均增加 8cm。身高受遗传因素影响大,小儿身高与父母平均身高密切相关。

　　身体的全长包括头部、脊柱、下肢的长度。这三部分的发育进度并不相同。一般来说,头部发育较早,下肢发育较晚。因此在测量小儿身长的同时,有必要分别测量一下上下部量,以检查其发育是否合乎比例。

　　从头顶至耻骨联合上缘的长度称为上部量,表示头和脊椎的生长;自耻骨联合上缘至足底的长度为下部量,代表下肢长骨的生长。两者之间的比值有重要意义。新生儿时期下部量短,上部量长,下部量占全长的 40％,上部量占 60％,中点在脐以上。1 岁时全长中点恰在脐下。6 岁时中点移至脐与耻骨联合之间。12 岁左右上下部量相等,中点恰在耻骨联合上。也就是说,上下部量的比值随身体的增长逐渐减小。身长是反映骨骼发育的一个重要指标。身长显著异常者大都是由于先天性骨骼发育异常或内分泌的疾病所致。身材矮小但上下部量的比例匀称,多见于侏儒症。下部量过短,应考虑是否呆小症或软骨发育不良;下部量过长则见于生殖腺功能不全。

　　测量小儿身长,3 岁以内可用量板于卧位测定。方法如下:小儿仰卧,面向上,一个人将小儿头部固定,头顶接触量板,另一人按直小儿的双膝部,使两下肢伸直,移动足板,使之紧贴足底,读取数据。在家庭中没有量板,可用同样的方法使小儿仰卧,如上所述使身体保持平直,在体侧放上平行小儿的皮尺,读取数据。3 岁以上可用身长计或将皮尺钉在墙上进行测量,方法如下:小儿直立,背靠身长计的立柱或墙壁,使两足后跟、臀部及两肩均接触到,足跟靠拢,足尖略分开,视线向前,两侧耳屏上缘与眼眶下缘的连线构成水平面,读取数据。

3. 坐高

坐高是指由头顶至坐骨结节的长度。坐高的增长代表了脊柱和头长的增长,青春期的长高主要为下肢的增长,故坐高占身高的百分比是随年龄的增长而降低的。一般来说,出生时坐高占身高的 66%,4 岁时为 60%,6−7岁时<60%。坐高与身高的百分比和上下部量的比例有着同样重要的意义,间接反映了肢体的生长情况。

正规测量小儿的坐高,3 岁以下可用卧式测量床,3 岁以上可用坐高计。在家庭中没有这些仪器,可用相似的方法进行大体测量。方法如下:3 岁以下的小儿可采取仰卧位,平直仰卧于水平面(如桌子、硬板床等)上,然后提起小儿的小腿使膝关节屈曲,大腿与水平面呈直角,用皮尺量取顶臀之间的长度。3 岁以上小儿可紧靠墙壁采取坐位,躯干、臀部尽量贴近墙壁,视线平行向前。用皮尺量取顶臀间长度,读取数据。

4. 头围

头围反映了脑和颅骨的发育程度。出生时平均为 34cm,前半年增长很快,约增加 8cm,后半年约增加 4cm。1 岁时平均约 46cm,2 岁时平均约48cm,5 岁时约 50cm,15 岁时接近成人头围,为 54~58cm。如果出生时头围<32cm,3 岁后头围<42cm,称为小儿畸形,大脑发育不全时头围常偏小。头围过大时应注意有无脑积水。

头部的形状或长或短,因于小儿骨质柔韧性大,常可因睡一面而致扁平,因此应当经常调换睡眠体位,以免这种情况的发生。

测量头围,可将软尺零点固定于头部一侧齐眉弓上缘,将软尺紧贴皮肤,绕经枕骨结节最高点回至零点,读取数据。

5. 胸围

胸围是全胸周围的量度,是一个反映胸廓、胸背肌肉、皮下脂肪及肺发育程度的指标。出生时胸围比头围小 1~2cm,平均为 32.4cm。1 岁时胸围与头围大致相等,1 岁后胸围超过头围,其差数(cm)约等于小儿的岁数。新生儿的胸几乎成圆筒状,其前后径与横径相差无几;随着年龄的增长,横径增加较迅速,渐渐似成人胸的形状。肋骨的位置在第一年似是横置,前后几乎在一个平面上,自第二年起,肋骨的前端向下移动而成斜位。营养差者胸围小。显著的胸部畸形见于佝偻病、肺气肿和心脏病等。

要测量小儿的胸围,通常 3 岁以下小儿测量时取卧位(或立位),3 岁以上取立位。方法如下:小儿双手自然平放或下垂,将软尺零点固定于乳头下缘,使软尺接触皮肤,经两肩胛骨下缘回至零点。取平静呼气与吸气时的读数,再取其平均值。

6. 皮脂(褶)厚度

皮下脂肪的厚薄程度直接反映小儿体内的脂肪量,所以与营养状况关系密切,可以作为评价小儿营养状况的参考。通常最常用来测量的皮脂是肱三头肌处的皮脂和肩胛下的皮脂。皮脂厚度受年龄的影响较小,据报道,年龄在 1—5 岁的小儿这两处的皮脂厚度差别<2mm,因此可以作为早期小儿营养不良的诊断指标。

精确测量小儿皮脂厚度,要用皮脂卡尺测量。测量时用拇指和示指捏起皮脂,不要捏起肌肉,也不要只捏起皮肤。在家庭中不必精确测量皮脂的厚度,要看小儿的营养状况,只需大体捏起来感觉一下。另外,要根据小儿的饮食情况、精神状态及其他一些指标相参来做判断。

7. 臂围

臂围是骨骼、肌肉和皮肤及皮下组织的综合测量。这一指标也反映了小儿的营养状况。小儿臂围在 1 岁以内增加速度迅速,1—5 岁间则增加不超过 1cm,而营养良好与营养不良两者相比差别较大,因此臂围的测量也可发现早期小儿营养不良。1—5 岁的小儿臂围通常要超过 13.5cm。

测量臂围通常在左上臂中点处测量。用软尺围绕臂部,紧贴皮肤,但又不压紧组织,软尺边缘与肢体长轴垂直,读取数据。

五、小儿骨骼与牙齿的发育

1. 骨骼的发育

骨骼是运动系统的重要部分。每块骨都由骨质、骨膜、骨髓等构成,并有神经和血管的分布。骨骼的发育成长有干骺端成骨和骨膜成骨两种方式。长骨的生长主要由于干骺端的软骨逐步骨化;而扁骨则是从骨膜周围逐步骨化。骨化的过程较长,自胎儿期开始,直至成年才完成。

对于头颅骨来说,需要观察囟门的大小和骨缝闭合的情况以衡量颅骨的骨化程度。后囟门是两块顶骨和枕骨形成的三角形间隙,出生时有的已闭合或很小,一般生后 6~8 周即闭合。前囟门为额骨和顶骨形成的菱形间隙,出生时 1.5~2cm(对边中点连线),前囟大小各人差异较大,其范围为 0.6~3.6cm。在生后数月随头围增长而变大,6 个月以后逐渐骨化而变小,直至 1—1.5 岁时闭合。骨缝在出生时可稍分开,3~4 个月时闭合。囟门和骨缝的闭合反映颅骨的骨化过程。早闭见于头小畸形,晚闭多见于佝偻病、呆小症或脑积水。前囟饱满见于各种颅内压增高者,是婴儿脑膜炎、脑炎的重要体征。囟门凹陷常见于脱水。

脊柱的变化反映椎骨的发育。在出生后 1 年中小儿脊柱生长比四肢快,以后则相反。新生儿的脊柱是直的,到 3 个月能抬头时,脊柱出现颈部前凸;到 6 个月会坐时出现胸部脊柱后凸;到 1 岁后会行走时,出现腰部脊柱前凸,这样就形成了脊柱的自然弯曲,以保持身体的平衡;到 6—7 岁时这些弯曲才为韧带所固定。

在骨骼发育过程中,正常小儿的成骨中心,按年龄而出现,按年龄而变易其形状,也按年龄而接合,所以有常规可遵循。若以 X 线检查成骨中心的多少以及骺部的接合情况,就可测定骨骼的发育年龄。通常以腕部骨骼的 X 线片来研究观察其发育的程度。正常婴儿在出生 6 个月以后,出现头骨及钩骨,到 2—3 岁时出现三角骨,4—6 岁时出现月骨、大多角骨和小多角骨,5—8 岁时出现舟骨,9—13 岁时出现豆骨。桡骨远端的成骨中心于 6 个月时出现,尺骨远端的则至 6—8 岁才出现。至于肩部、膝部的骨的形状仅在 6 岁以前对于发育的估计有用,6 岁以后则可看肘关节骨状。另外,股骨远端的成骨中心在出生时已经形成,对于可疑的呆小病早期患者可利用此项骨骼检查以帮助诊断。

2. 牙齿的发育

牙齿是人体最坚固的器官。在人的一生中,先后有两组牙发生,即乳牙和恒牙。每颗牙齿的发育,大体来说,有生长期、钙化期和萌出期三个时期。检查牙齿可以知道骨骼发育的大概情况。发育好的小儿能够及时出牙,而且牙质优良,否则出牙延迟,牙质欠佳。在小儿出生时,所有乳牙均在牙囊(牙囊隐伏于颌骨面,为牙龈所覆盖)内,已经钙化完全。恒牙的牙胚此时也在乳牙之下,除第一磨牙(六龄牙)在新生儿期已开始钙化外,其余的恒牙都未钙化。

牙齿萌出的时间,根据小儿个体的不同而早晚不同,早者 4 个月时已见,晚者 9—10 个月方才出来,都在正常范围之内。通常刚开始先长下面的门牙,接着才是上面的门牙,但也有个别差异。一般在 1 岁时出 8 颗牙,2—

3 岁时出 18～20 颗牙。全口乳牙出齐共是 20 颗,2 岁以内小儿出牙数可这样估计:出牙数＝月龄－(4 或 6)。乳牙出生过晚的,多见于呆小症和重性佝偻病的小儿。恒牙在 6 岁以后才出。

牙齿是每个人的健康状况的记录。要有坚固的乳牙,孕期就必须供给胎儿适当而足够的营养。婴幼儿时期更应注意及早防治慢性消耗性疾病及提供给小儿各种必需的营养,尤其要注意供给与骨骼发育有关的维生素和钙、磷等元素,以保证小儿牙齿的正常发育。小儿刚长出的牙齿还未具备咀嚼食物的功能,因此尽管小儿长出牙齿,仍不要给小儿吃太硬的食物。

六、不同月龄段小儿生长发育情况

1. 1－2 月

正常发育的小儿,出生后 1 周至 10 天间,有暂时性的体重减少现象,10 天后体重以每天 30g 的速度迅速增长,满月时体重比刚出生时增加 1kg 左右,在第二个月末,又会增加 1kg 左右。身高的增长要比体重的增长慢些,满月时身高会增长 3cm 左右,第二个月末,又会增长 3～4cm。由于体重增长较快,小儿看上去就显得比初生时要胖。初生时,小儿头围平均为 34cm,满 2 个月时,男婴头围平均为 39.6cm,女婴平均为 39.8cm。胸围出生时往往比头围小 1～2cm,满 2 个月时,男婴头围平均为 39.8cm,女婴平均为 38.7cm。

这时期小儿的活动范围很小,俯卧时会将头抬起 45°,能发 a(啊)、o(喔)等元音;1 个月时喜欢看熟悉人的脸和颜色鲜艳的物体,尤其对红色反应敏感;2 个月时眼睛会追随移动的物体,转头超过 90°。

2. 3－4 月

这时期小儿体重每天增长速度为 25～30g,3 个月时体重可为初生时的 2 倍,达 6kg 左右,4 个月时可达 7kg。身高增长仍然较体重慢,一般 3 个月小儿身高约为 60cm,4 个月时约为 65cm。随着大脑的发育,头围比初生时增加 8～9cm。

3 个月时,经常将手举在眼前,玩弄手指;头能稳定地竖直;能主动抓取桌面物品,虽然总是抓不准确;会随手抓东西放到嘴里;会翻身(仰卧转为侧卧);开始主动微笑。4 个月时能在愉快时大声笑;能够认识母亲的面孔,母亲来到或离开会有高兴或不高兴的表现;能自觉把头转向有响声的地方,能辨别几种不同的声音。

3. 5～6月

这时期小儿的体重增长稍减慢，每天增长 20～26g，5 个月时男婴体重约为 7.79kg，女婴约为 7.24kg；6 个月时男婴约为 8.39kg，女婴约为 7.78kg。身长的增长速度较前 4 个月来说也相对减慢，5 个月时男婴身长约为 66.3cm，女婴约为 64.8cm；6 个月时男婴身长约为 68.6cm，女婴约为 67.0cm。

肌肉发育明显，运动能力有明显的进步，6 个月时翻身动作很灵活，能迅速从仰卧位翻到俯卧位，或从俯卧位翻到仰卧位；两手向前撑住能独坐片刻；随着视觉和运动能力的增加，眼手协调性也增强；会发唇音，并能将元音和辅音结合起来，如 ma（吗）、da（哒）等；能区别熟人和陌生人，开始"认生"，喜欢用手帕做遮脸的游戏，会向镜子里的人微笑；6 个月时，视线可以跟随在水平或垂直方向移动的物体转动，并可改变体位以协调视觉，可以注视远距离的物体，如汽车，火车等。

4. 7～8月

体重增长已不太明显，7 个月时男婴体重大约为 9kg，女婴大约为 8.1kg；8 个月时男婴体重大约为 9.5kg，女婴大约为 8.6kg。身长有较大增加，7 个月时男婴大约为 70cm，女婴大约为 68.5cm；8 个月时男婴身长大约为 71.5cm，女婴大约为 70cm。

运动功能和智力在这一时期发育非常迅速，对周围事物兴趣增加，手能运用自如，手指更加灵巧，能同时拿两件东西；对发出响声的玩具尤其感兴趣；腰变得硬朗，能独自坐得很稳，并学会爬行；8 个月时常重复某一音节，如 ma-ma、da-da 等；能注意周围人的行动与表情，能体会说话人的语调，并可根据语调有相应地高兴、惊恐等表示；当大人问他某种常见常用的东西在哪里时，他会用眼睛寻找、看这个物品。8 个月大时，开始有记忆的萌芽，但只能记一些简单的东西。

5. 9～10月

这时期体重增加近乎停滞，生长曲线平缓，但小儿运动与智能的发育却是突飞猛进，更加活泼可爱，惹人喜欢。9 个月时男婴平均体重大约 9kg，平均身长大约 71.9cm；女婴体重平均大约 8.5kg，身长大约 70.4cm。10 个月时男婴平均体重大约 9.4kg，平均身长大约 73.8cm；女婴体重平均大约 8.8kg，身长大约 72.3cm。

这时期小儿爬行非常快了，相当多的小儿能抓住扶手等站起来，这无疑是成长过程中的一大进步,具有强烈的好奇心,听到任何声响或看到任何人、物,均要好奇地盯着看一番,甚至要付诸行动,用手去摸一摸,或者用嘴舔一舔。喜欢故意往地上扔玩具,然后自己乐得咯咯大笑。这时期对语言的理解能力明显提高,能区别大人说话的语气,对大人的要求有反应,能模仿大人的发音;能模仿成人的动作,会招手表示"再见",对外人表示疑惧;自我意识开始萌芽,满10个月,小儿已有记忆力。

6. 11-12 月

11个月时男婴平均体重大约9.65kg,平均身高大约75.2cm;女婴体重平均大约9.02kg,身长大约73.7cm。12个月时男婴平均体重大约9.87kg,平均身长大约76.5cm;女婴体重平均大约9.24kg,身长大约75.1cm。满周岁时,体重大约为初生时的3倍,身长约为初生时的1.5倍,胸围也比头围稍大一些,前囟门已闭合得很小,有些小儿已完全闭合。

运动功能进一步发展,扶着物体可以走路,甚至尝试着摇摇晃晃地自己走路。眼手协调性加强,手的动作更加灵巧自如,能用拇指和示指捏起小东西,会拿起笔试着在纸上乱涂抹,甚至学会搭积木。能理解日常用品如"灯""鞋""帽"等的名称并能用手指出来,能有意识地喊爸爸、妈妈;有爱憎之分,能配合大人穿衣;有明显的记忆力。

7. 13-24 月

1周岁时头围平均比初生时可增加11～12cm。18～24个月时,头围与胸围数值就几乎相等了。满2周岁时,男婴体重平均12.24kg,女婴体重平均11.16kg。

18个月时能按要求指出身体的各部分,能说10个左右有意义的词;会用语言或手势表示要求,会表示大小便;2岁时能说出身体各部分的名称,会说2～3个词构成的简单句;能自己用小勺子吃饭,动作准确,但吃不干净,基本能控制大小便,能听懂命令,执行简单的任务;已开始学会走路,甚至学会跑,到2岁时,在走跑过程中能很好地控制平衡,但一次走路不会超出10m。

第二节　中医学对小儿生长发育的认识

中国医药学有数千年的历史,是中国人民长期同疾病做斗争的极为丰富的经验总结,是我国优秀文化的一个重要组成部分,为中华民族的繁衍昌盛做出了不可磨灭的贡献。

一、中医学对小儿生长发育的理论认识

1. 变蒸理论

变蒸理论是中国古代医家提出的阐述小儿形态发育和智慧增长规律的理论,符合小儿发育迅速规律的。宋代钱乙在《小儿药证直诀》中进一步阐明了这一生长发育的观点,他认为"小儿在母腹中,乃生骨气,五脏六腑成而未全。自生之后,即长骨脉,五脏六腑之神智也。变者,易也。又生变蒸者,自内而长,自下而上,又身热,故以生之日后三十二日一变。变每毕,即性情有异于前。何者?长生腑脏智意故也。"

2. 纯阳理论与稚阴稚阳理论

这两种理论属中医学阴阳学说范畴,是古代医家用来说明小儿生理特点的,是指导小儿临床的重要理论。"纯阳"形容小儿蓬勃旺盛的生命力,而"稚阴稚阳"则是说明小儿脏腑形气稚嫩,相对成人而言均不充足。

但从生理方面来理解,"纯阳"则是用来说明了小儿时期旺盛的生命力,如同旭日初升,草木方萌,蒸蒸日上,欣欣向荣。"稚阴稚阳"则是对"纯阳"的补充说明,形容了小儿脏腑形气不充足的一面。具体表现在小儿肌肤柔嫩、筋骨未坚、气血未充、神气怯弱等方面。如初生至婴儿期的小儿,身体比例头大颈细,躯干上身长,下身短,囟门未闭,喜怒无常,易惊易啼等,无论身体还是情志都是不完备的。在这里,"阴"是指阴精、津血等人体的物质基础,而"阳"则代表了形体脏腑的功能活动,稚阴稚阳则确切形容了小儿时期无论物质基础还是功能活动都是稚嫩不成熟的。

二、中医学对小儿生理特点的认识

1. 生机蓬勃,发育迅速

小儿时期的生长发育非常迅速,无论是形体,还是功能、智能都是快速增长,有些方面在一定时期内甚至是成倍的发生变化,不断向完善、成熟的方向发展。

2. 脏腑娇嫩,形气未充(图1-3)

从另一方面讲,小儿自出生后,五脏六腑都是娇弱柔嫩的,其形体四肢、筋骨肌肉、气血津液等都是不够成熟而相对不足的。

①肺常不足:肺在五脏六腑中其位最高,故有华盖之称。因肺叶娇嫩,不耐寒热,易被邪侵,故为娇脏。这是肺脏本身的特点。肺主一身之气,外

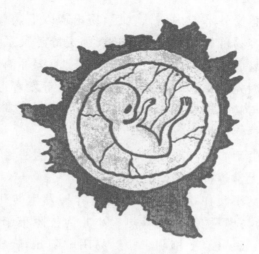

图1-3　妈妈的房子很舒适

合皮毛。外邪侵犯人体，多从口鼻皮毛而入，合于肺脏。小儿肌肤薄弱，卫外不固，易于感邪。故肺气亦弱。

②脾常不足：脾主运化，为后天之本，气血生化之源。小儿不知饥饱，饮食失宜，《幼科发挥》说："太饱伤胃，太饥伤脾。"故小儿常脾胃虚弱。

③肾常虚：肾藏精，为先天之本。肾中阴阳为一身阴阳之根本。小儿脑髓、骨髓、发、耳、齿等身体各部及小儿抗病能力都与肾有关。小儿初生正处于生长发育之时，肾气未盛，气血未充，肾气将随年龄增长而逐渐充盛。故言小儿"肾常虚"。

④肝常有余：《幼科发挥》中这样认为："肝乃少阳之气，人之初生，如木之方萌，乃少阳生长之气，以渐而壮，故有余也。"因此肝常有余是一种生理状态，而非病理现象。

⑤心常有余：心常有余也是一种生理状态，指小儿生长发育迅速，心气旺盛有余。

三、中医学对小儿病理特点的认识

1. 发病容易，传变迅速

中医学认为，疾病的病因主要有外感和内伤两方面。小儿脏腑娇嫩，形气未充，对各种致病因素抵抗力差，故容易感染病邪而发病。在外易为风寒暑湿所侵，在内易为饮食所伤。小儿年龄越小，发病率越高。因为小儿五脏的生理特点,故在感受外邪或内伤饮食后,易出现以下病理表现。

①肺常不足,容易罹患伤风感冒、咳嗽、肺炎等呼吸系统疾病。

②脾常不足,易因饥饱失宜而致食积、疳证、泄泻等消化系统疾病。

③肾常虚,易因先天精气不足而致语迟、行迟等发育迟缓及痿软诸证。

④肝常有余,与其生理状态相反,在病理情况下,尤其在感受外邪后,易引动肝风,产生高热痉挛抽搐等病症。

⑤心常有余,由于心主神明,主火,故小儿易产生心经火热诸症,多表现为烦躁不安、啼哭无常等神志情绪症状。

传变迅速,是指小儿在疾病过程中病情容易发生转化,变化多端,错综复杂。主要表现为易虚易实、易寒易热。小儿为稚阴稚阳之体,一旦感受外邪,则邪气易实,正气易虚。"稚阴未长",易阴虚阳亢,表现热的症候;"稚阳未充",有易阳虚衰脱,出现阴寒之证。

2. 脏气清灵,易趋康复

小儿疾病病因往往较单纯,在疾病发展过程中,较少有情志等外在因素的影响,且小儿秉体纯阳,生机蓬勃,所以虽然疾病传变迅速,寒热虚实错综复杂,但对症治疗后,疾病病程多较短,恢复较快。即使一些病程较长的疾病,只要治疗及时,调理得当,也易早日康复。如明代医家张景岳所言:"其脏器清灵,随拨随应,但能确得其本而撮取之,则一药可愈。"

第三节　小儿心理的发生发展

一、小儿心理活动的产生

心理活动是一个看不见摸不着却能通过行为表现于外而被人感知的东西,我们可以称之为精神活动。从理论上讲,精神与物质是相辅相成的,有了一定的物质基础,精神也随之产生。

一个人生命的真正起点是从父母的生殖细胞相结合形成受精卵的时刻开始的。研究证明,在胎儿期生命便存在心理活动的现象。胎儿3个月时,感觉器官如眼、耳、鼻和触觉器官已经形成,并可对声、光、触等刺激发生反应;6个月后,胎儿活动可随孕妇情绪变化而改变。近年来有研究证实,母亲有节律的心跳声可对初生的新生儿起安抚作用,能使其安静愉快,因此推测在胎儿期已能听到母亲心跳的声音,并有记忆。从母亲妊娠到婴儿出生的 226 天里,小生命在母体内过着一种安全舒适的寄居生活,他的营养、呼吸、排泄等新陈代谢活动都由母体代劳。而出生使小生命的生存方式和生活环境发生了巨大的变化。在出生过程中,都要奋力挣扎,在经历过拖拉挤压等各种磨难之后,才开始自己的人生之路。出生意味着寄居生活的结束,也宣告了一个独立个体的诞生。从此,婴儿必须依靠自己的生理活动来维持生命。与此同时,一个全新的生活空间展现在新生儿面前:湿润的羊水被干燥的空气所代替,温度不再是恒定而温暖的,黑暗和宁静也被打破,各种声、色、光、形也纷纷向他袭过来。婴儿必须适应这种变化,必须独立进行生命活动,必须对五光十色的世界做出反应。新生儿期,是生命生存环境变换的阶段。在这段时间里,新生命在生理上能否适应新的环境,这成为一个主要的矛盾。而个体的心理活动,便在这个生理矛盾的过程中得到了加强。

二、小儿知觉的发育

1. 部分知觉与整体知觉

所谓部分知觉与整体知觉,即小儿在对客观事物的认识过程中,是如何一步步观察认识事物的。心理学家对此做过有趣的试验,他们分别给不同年龄段的幼儿看一些相同的图片,然后问他们看到了什么,图片看起来像什么等问题。这些图片都是组合的,比如用各种水果组合成一个人的图形。如果他们在观察图片时,漏看了部分或漏看了整体,就再问他:"你看还有别的什么?"试验结果表明,71%的 4 岁儿童只看到了图片的部分,比如他们会回答,看到了苹果、梨、香蕉等,只有 11% 既看到了部分,也看到了整体;而在 9 岁儿童中,79%的人能回答出"这是一个水果人"。这个试验揭示了儿童对物体的部分知觉与整体知觉发展的过程。四五岁之前的小儿先是认识事物的个别部分,5—6 岁时开始看见整体部分,但不够确定,7—8 岁时既能看到部分,又能看到整体,但此时小儿往往还不能将部分与整体联系起来。在最后一个阶段,8—9 岁时,儿童一眼就能看出部分与整体的联系,实现了部分与整体的统一。

2. 空间知觉

空间知觉是一种比较复杂的知觉,它是物体的形状、大小、远近、方位等空间特性在人脑中的反映,是由视觉、听觉、运动觉和触觉等多种分析器联合活动来实现的。空间知觉包括形状知觉、大小知觉、距离知觉、方位知觉和立体知觉。

形状知觉和大小知觉与视觉的发育密切相关。研究发现,婴儿对于结构复杂的,多轮廓的,弧线构成的图形等更加偏爱,因此有人说,婴儿是带着对观察复杂的模式超过简单的模式的偏爱而出生的。婴儿时期已具有物体形状和大小知觉的恒常性,也就是说婴儿对于一个物体形状和大小的认识不会因为物体放置距离的远近、放置方式角度的变化等改变。距离知觉辨别远近。方位知觉辨别上下左右前后。立体知觉则是方位知觉和距离知觉的结合。通常小儿先学会分辨上下,然后学会分辨前后,最后才学会分辨左右。不同方位分辨的难易也有差别,即分辨上下比分辨前后容易,分辨前后比左右容易。小儿的空间方位的辨别,是从以自身为中心过渡到以其他客体为中心的。成人在动作示范的时候,特别是左右示范,往往需要以幼儿为中心的方位进行。幼儿空间知觉的形成要依靠教育。成人应该为幼儿创造辨别空间关系的各种实践机会,丰富儿童的空间表象,同时使幼儿掌握各种标示空间关系的词。如"在……上面"、"在……后面""在……左边""在……附近""在……中间"等,用以巩固已有的空间表象。

小儿的空间知觉最初是依靠视觉、运动觉和触觉。儿童只有通过实际的走路(包括滚动、爬行)和触摸,才能辨别物体的方位和距离。后来经过多次学习,视觉也可辨别方位和距离。这是因为视觉长期与动觉和触觉共同作用而建立了暂时的神经联系,视觉的刺激成为动觉和触觉的信号。以后只要用眼一看,就可辨别物体的方位和距离。关于声音来源(声源)的定位,则依赖两耳的相互作用。如果来自右耳的冲动比来自左耳的冲动早几分之一秒,那么脑接受这些冲动时可以理解为"来自右方的声音",因为右方发出的声音当然先到达右耳。

3. 时间知觉

时间是物质存在的一种形式,它是对客观事物运动的延续性和顺序性的反映。虽然每个人都生活在一定的空间和时间之中,但由于时间自身的特殊性,它没有直观的形象,也没有专门感知时间的分析器,往往使人很难感知它。

小儿的时间知觉是如何发育进展的呢?研究发现,小儿5岁时还分不清空间关系和时间关系,往往用事物的空间关系代替时间关系;6岁时开始把时空关系分开,但很不完全,再现时距的准确度仍然受空间关系的影响;7岁的儿童已基本把时空关系区分开来;8—9岁时不仅能把时空关系区分开,还能较准确地再现时距。试验还发现,7岁可能是时间观念发生质变的阶段。对于儿童知觉时间的顺序,一般是:最早感知的是一日中的早中晚,然后是知觉一周中的时序,最后是认知一年四个季节的时序。也就是说,认知具有时序的固定性。

三、小儿思维与记忆的发育

一般认为,思维是从婴儿期开始的。小儿概括地反映客观事物的能力,是逐渐发生、发展起来的。按照瑞士著名心理学家皮亚杰的理论,1岁以前只有对事物的感知,没有思维的存在。最初的婴儿分不清自我与客体,客体对他来说是忽隐忽现的不稳定的知觉图像,他不知道客体可以独立于自我而客观地存在,而认为自己看得见的才是存在的,看不见时就不存在了。在大约1岁时,小儿才建立起"客体永久性"的概念,即当客体在眼前消失,小儿依然认为它是存在的。这个概念的建立标志着小儿已把主客体分化开来,即从以自我为中心变为把自己看成是无数客体中的一个。随着主客体认识的质变,动作也相应由随意动作而变得有目的性,说明小儿对当前知觉到的事物能够施以实际的动作进行思维了。随着语言的发生,婴儿对事物有了概括的反映,出现了人类思维的低级形式。

一般研究认为,小儿刚出生时是没有记忆的。随着最初的条件反射出现,他们的记忆开始发生。但是根据GOPLA的刺激联结理论,孩子的记忆,从胎儿大脑形成,并发挥基本功能时就开始。只是由于没有测定的条件,并且没有能够和概念性的刺激相联系,才体现出没有记忆的现象。

四、小儿情绪的发展

情绪是心理活动的一个重要方面,喜、怒、哀、乐等都是人们表现情绪的形式,利用这些形式来表达自己当前的需要与愿望。小儿有着广泛的情绪反应范围,他们有时候笑脸灿烂、十分高兴,有时候则会闷闷不乐,十分沮丧,有时又会暴躁不安,乱发脾气。那么小儿各种各样的情绪是如何发展的呢?

在新生儿期,情绪只是一种弥散性的兴奋或激动,是一种杂乱无章的未分化的反应。小儿出生时就有原始的情绪反应。最初的情绪反应是无条件反射性质的,同生理需要的直接满足相联系。新生儿对各种引起身体不舒适的情境,例如疼痛、尿不湿、饥饿等,都做出哭喊、乱踢乱动等无方向性的杂乱反应,使人难以分辨其确切的情绪。原始情绪的不分化性与新生儿大脑皮质的不成熟有关。由于神经纤维缺乏髓鞘,大脑皮质尚未形成明显的优势兴奋中心,因此兴奋常常广泛地扩散,情绪反应往往表现为一般性的激动。

随着年龄的增长,在生理上逐渐成熟和向外界不断学习的过程中,小儿的各种不同性质的情绪反应逐渐分化开来。可分为一般性的积极反应和消极反应,即愉快与不愉快。随后在不愉快的情绪中可分出厌恶、恐惧和发怒,在愉快的情绪中可分出喜爱和高兴。一岁半以后,情绪的分化更为明显。据心理学家观察和研究,婴儿在出生时具有五种面部表情的迹象,或者是五种表情的雏形:惊奇、苦恼、厌恶、微笑、感兴趣;3—6周的婴儿在看到人脸或听到高频语声时会产生社会性的微笑;3—4个月时会表示愤怒、悲伤;5—7个月时产生害怕、恐惧情绪;1岁时在新异刺激突然出现时会惊奇;1岁半时在熟悉的环境遇到陌生人会感到害羞,做了不该做的事情会感到内疚、不安。这种不断分化的情绪已由最初的无条件反应性质转为条件反应,而且也不再是单纯的生理上的需要。例如,从两个月开始,婴儿逐渐出现对人脸的积极情绪反应。他们对着人脸微笑,有时甚至手足挥动,这就是"天真活泼"的反应。这种反应是小儿与成人发生交往关系的表现,说明小儿不仅仅有生理上的需要,而且也有了社会性的需要。

真正的健康必然是身体和心理共同的健康良好状态。心理健康在一个人的生命中占有极其重要的地位,如同阳光对于生命。没有了阳光,生命怎会蓬勃地生长呢?同样,没有了健康的心理,即使拥有再健全的体魄,人也会终日生活在阴霾之中,生活质量自然要大打折扣。尤其生活在新世纪,人们在面临许多机遇和挑战的同时,方方面面的压力会接踵而来,要想赢得成功,要想活地快乐,必须拥有良好的心理素质,或者说必须拥有一个高情商,才会活出生命的精彩。良好的情绪是个体心理健康的重要标志,是个体适应现代复杂的人际关系的社会化水平的重要标志。良好的情绪应具有以下特征:正向情绪或积极情绪占主导地位;情绪体验丰富多样;情绪稳定;能控制情绪冲动;以合适的方式表达情绪,悦纳自己,悦纳别人;能及时地宣泄、转移和摆脱不良情绪的困扰。作为成人或是家长,在对小儿的教育中,必须高度重视小儿情绪能力的培养。当教会了小儿如何快乐地生活时,相信我们所给予孩子的不是那块金子,而是那根点石成金的手指。

五、小儿个性的发展

每个人的心理活动总表现为一定的特点和一定的倾向性,这些经常表现出来的稳定的心理特点和心理倾向性的整合就是一个人的精神面貌,是一个人不同于另一个人的独特的表现,也就是一个人的个性。每个人都有自己的个性,尤其在现代的生活中,人们崇尚独特,追求一种与众不同的个性的张扬。个性是逐步形成和发展起来的。那么小儿的个性是怎样形成的呢?为什么不同的小儿会形成不同的个性?做父母的对此应当有所了解。

通常,影响个性形成的主要因素有三个:一个是生物学因素,包括遗传、先天素质和气质、体貌特征和成熟速率;二是社会化因素,主要有家庭、学校、同伴、社会团体组织和机构、各种媒体的宣传等;三是个体的自我意识,即人对自己的状况和活动的意识。

遗传对个性有很大的影响。研究表明,小儿在出生后几周就在气质上表现出明显的个体差异,这些差异与教养方式无关。根据小儿的表现,研究人员将小儿划分为三种气质类型:一种是"容易护理"的小儿,他们的饮食、睡眠、大小便都有规律性,形成了好的习惯,喜欢探究新事物,能很好地适应环境的变化;第二种是"慢慢活跃起来的"小儿,他们的生活节律多变,初遇到新事物或陌生人往往会退缩,对环境的适应较慢,心境带有否定性,表现不积极;第三种是"困难"的小儿,他们的活动没有节律,对新生活很难适应,遇到新奇的事物或人容易产生退缩行为,心境消极,表现紧张,经常大哭、大叫、发脾气等。小儿在最初表现出来的这些气质特点是小儿个性发展的基础,是个性塑造的起跑线,应该说,遗传因素在其中有很大的作用。一个人的体貌特征在个性的形成中也有影响,那么是产生积极的还是消极的影响,取决于小儿所处的环境中的其他人的看法和小儿本人其他的一些个性,如他的能力和理想等。身体成熟的迟早,也就是成熟的速率对个性的发展也有影响,身体成熟的迟或早会使同年龄的儿童招致不同的社会心理环境,从而影响一个人的情绪、兴趣、能力和社会交往。研究发现,早熟者似乎在工作中获得较成功的时间要早一些,还比较注意如何给人留下一个好印象,但有时为了做好这一点,会过分地约束自己,显得有些刻意和古板;晚熟者则在个性方面似乎有较大的灵活性,比较果断,有洞察力,不过容易放纵自己,容易生气。

社会化因素在小儿个性形成中也起着不可忽视的作用,尤其是家庭的影响。家庭是小儿个性实现社会化的主要场所,小儿个性形成的关键几年都是在家庭中度过的。父母的个性特征、社会地位、教育水平、宗教信仰、成就动机、性别的价值标准等都会强烈地影响下一代。每个小儿在最初都带有不同的气质特点,这种气质特点无疑也会影响父母对小儿的态度。另外,小儿的性别、家庭规模的大小、家庭的社会经济地位自然会影响父母对待小儿的态度,父母的教育方式不同,对小儿的影响也不同。小儿之间原先存在的先天差别,随着与家庭成员发生不同的相互作用,进一步扩大了。根据社会调查结果,父母对孩子的管教方式存在很大的差异,其中,民主型的家教模式对孩子的身心成长最为有利。家庭的结构正常对孩子个性的发展有利,单亲或离婚家庭对孩子都有不利的影响。家庭的物理环境,即除人之外的物质条件极其组织和安排,对小儿个性发展有影响,较密切的有玩具、书本、电视、房间布置和生活的条理性等,如安静的家庭和吵闹的家庭,宽敞的家庭和拥挤的家庭,都会对小儿心理产生影响。父母应当为小儿创建一个良好的家庭环境,充满吸引力,能够引导他去探究、发现、了解世界,为进入复杂的人际关系打下良好的基础。

自我意识是个性的一个组成部分,是衡量个性成熟水平的标志,也是推动个性发展的内部动因,在个性的发展中起决定性的作用。自我意识主要包括自我观察、自我监督、自我体验、自我评价、自我教育、自我控制和自我调节,是人类特有的主观能动性的体现。随着自我意识的发展,小儿的心理活动和社会行为越来越多地置于自我的监督与控制之下。到了青少年时期,儿童就能够逐渐按照内化了的社会化目标自觉地改造和重建自己的个性结构,从而加速个性社会化的进程。因此,父母或教育工作者应善于利用这个自我意识的重要作用,要教会小儿自己教育自己,完善自己的个性。

六、小儿交往的发展

小儿从出生后,要受到亲人悉心地照料,然后逐渐从生理上断乳到心理上断乳,对父母的依赖越来越少,与同龄人的关系则越来越密切,最后成为一个从思想到行为完全独立的人。在这一过程中,小儿与同伴交往的能力和水平是衡量个性和社会性成熟的重要标志。

心理学家认为,小儿早期的人际关系如何,即与照料者之间形成的关系的性质对以后小儿交往的发展将有很重要的影响。通常婴儿和照看人之间往往形成亲密的、持久的情绪关系,即婴儿的依恋,这种依恋是婴儿寻求并企图保持与另一个人亲密的身体联系的一种倾向,主要体现在母亲和婴儿之间,也可是与婴儿接触密切的其他人。依恋主要表现为婴儿的啼哭、笑、吸吮、愉快地喊叫、咿咿呀呀的学语、身体的依偎和跟随等行为。依恋的形成和发展分为四个阶段：前依恋期、依恋建立期、依恋关系明确期、目的协调的伙伴关系期。在婴儿期主要表现为前两个阶段。前依恋期（出生－2个月）：宝宝对所有的人都做出反应，不能将他们进行区分，他们喜欢所有的人，喜欢注视人的脸，哪怕一个面具也能使他微笑，对特殊的人（如亲人）没有特别的反应。刚出生时，他们用哭声唤起别人的注意，随后，他们用微笑、注视和咿咿呀呀同成人进行交流。这时的婴儿对于前去安慰他的成人没什么选择性，所以此阶段又叫无区别的依恋阶段。依恋建立期（2个月至7－12个月）：宝宝开始对熟悉的人有特殊的友好关系，能从周围的人中区分出最亲近的人，并特别愿意和他接近。这时的宝宝仍然能够接受比较陌生的人的注意和关照，也能忍耐同父母的暂时分离，但是会带有一点伤感的情绪。

在依恋关系形成中，对婴儿起主要影响作用的是母亲。母亲是否能够敏锐地和适当地对宝宝的行为做出反应，母亲是否能积极地同她的小宝宝接触，是否在孩子哭的时候给予及时的安慰，是否能在拥抱她的小宝宝时更小心体贴，是否能正确认识小宝宝的能力及软弱性等，都直接影响着这种母子依恋的形成。婴儿对母亲和父亲的依恋几乎是同等程度的，尽管通常是母亲和宝宝在一起的时间多。但母亲和父亲在同宝宝的关系上有一些区别，父亲通常更充满活力和体力，母亲则更安静而且语言更多一些。应当说，依恋是婴儿与照料者之间的一种积极的、充满深情的感情联结。它可以激发父母更精心地照料后代，对形成小儿最初的信赖和不信赖的个性特点有重要的影响。小儿的个性是小儿经验的历史与现实活动统一的产物，它既是发展过程中的一个连续体，又具有相对的可塑性，年龄越小可塑性越大，因而必须十分重视早期依恋的形成。心理学研究认为，早期与父母建立了安全依恋的小儿一般都较自信，也信任别人，能发展良好的社会交往能力，有较多友好相处的朋友。如果一个人未能在早期形成与母亲的依恋，他（她）将可能成为一个缺乏来自依恋力量的不牢靠的成人，不能发展成为一个好的父亲或母亲。

在此值得一提的是，如果父母亲能够经常性地为自己的宝宝进行抚触按摩，通过抚触这种方式表达对孩子的爱，那么很快就会建立起孩子的依恋，这种良好的亲子关系将会对孩子今后的情感交往发展奠定良好的基础。在1992年，澳大利亚即进行了这样一项父亲与婴儿参与的专题研究，评估婴儿抚触对父子关系的影响。实验研究分为两组，一组是初为人父的成员在专家指导下给4周大的婴儿抚触并持续一个时期,另一组的父亲们则被监测不对婴儿进行抚触护理。最后发现当婴儿12周大的时候,经常得到抚触的婴儿与另一组婴儿相比,会用更多的眼神、微笑、发声和触摸等来与父亲交流。这一组婴儿对父亲表现出更加主动的反应,而较少回避行为,父亲们也越来越愿意参加护理婴儿的工作。婴儿护理让父亲享受到与宝宝肌肤相亲的乐趣,这是母亲们在哺乳时也能享受到而父亲们不能享受到的乐趣。通过给婴儿抚触,可以使父亲逐步了解自己孩子的活动和所作出的反应,感受到孩子一天一个变化的喜悦。这项研究充分证明,抚触按摩可以增进父子(母子)亲情,建立孩子良好的依恋关系。

同伴在小儿交往发展中同样占有重要的地位。现在的小儿多是独生子女,没有兄弟姐妹,同伴的作用就显得格外重要。同伴是一种强化物,而且可以作为一种社会模式或榜样影响小儿的发展。幼年的小儿生活在家庭的各种宠爱中,往往形成以自我为中心的特点,意识不到别人的存在,只有在与同伴的互动式的交往过程中,才会认识到别人与自己的不同,才会去了解、理解别人,同时约束自己,从而去除以自我为中心的个性特点。同时,与同伴的交往能够给予自己一种稳定感和归属感。小儿与同伴们之间的交往是小儿社会化的一个重要动因。在心理学家的实验中充分体现了这一点,一些自幼被隔离的幼猴产生了许多病态行为,实验者将这些幼猴与比它们小的、正常的幼猴放在一起生活,一段时间之后,实验者发现这些异常的猴子竟恢复了常态。随着小儿年龄的增长,同伴对小儿发展的影响越来越重要。但因为小儿自身认知的有限性,父母在此时应给予正确的引导。中国古代孟母三迁的故事就是一个很好的例证。

游戏在小儿交往发展中的作用也不能低估。它是小儿喜爱的一种活动形式,也是小儿,尤其是婴幼儿与同伴之间互动的主要活动形式。在游戏中,小儿既能在假想的情境中自由自在地从事自己向往的活动,如开火车、烧饭、当医生,又可以不受真实活动中许多条件的限制,如工具、技能、体力的限制,充分展开想象的翅膀,自得其乐。因此,游戏是一种现实与想象相结合的,能满足认识和身体需要的轻松自由的学习活动。通过游戏还可使小儿学会如何在游戏集体里发挥自己的作用,学会如何使自己的行为与扮演的角色以及别的同伴相协调。游戏分为许多种,想象性的游戏对小儿社会能力的发展有重要作用。想象性的游戏首次约出现在1岁半。6岁时是想象性游戏的高峰期。此时小儿想象力已高度协调,能迅速从一种角色转换成另一种角色,从一种情境转化到另一种情境。按社会化的程度来说,游戏分为无所用心的行为、旁观者行为、单独一人的游戏、平行游戏(互不影响的、各玩各的游戏)、联合游戏(一起玩类似的游戏)、合作性游戏(有组织的游戏)等几种。通常,小儿年龄越小,游戏时的同伴越少,互相合作的程度越低。随着年龄的增长,小儿从喜欢独自一人的游戏逐步发展到社会性程度较高的合作性游戏。小儿在游戏中,社会性的能力越来越高。

七、小儿心理是否健康的判断依据

小儿的心理是否健康,是否有心理障碍,可以从小儿在家庭生活的行为表现进行观察分析。一旦发现心理状态与健康行为不符时,要予以及时调适,必要的时候要带小儿去看心理医生,以保证孩子的心理平衡和正常发育、成长。那么,哪些是不正常的心理行为表现呢?

1. 长时间情绪低落

通常小儿总是表现为天真、活泼、欢快,惹人喜爱的,即使出现了情绪上的低落,也是短暂的。若小儿出现长期消沉、抑郁,就应当引起父母的重视了。

2. 不好动,喜欢独处

小儿天生好动,喜欢问这问那,喜欢模仿,什么都想亲自尝试,这些都是属于正常现象。反之,如果一个孩子呆板、沉闷,在一个地方可以待上半天,或对一个无生命的物体翻来覆去地无目的地玩弄,长期喜欢独自一个人玩或不愿意到室外去活动,也不愿意找小朋友一起玩,这样的孩子大多数都有心理障碍,应当警惕孤独症的发生,一定要及时就诊。而很多父母往往误以为是孩子性格内向的缘故而耽误了治疗。也有的孩子不喜欢和小朋友一起玩,不喜欢热闹,经常独自一人玩,与其他孩子一接触就经常吵架,这种孤僻、不合群的现象也要注意。

3. 喜怒无常

俗话说"六月天,娃娃脸",形象地说明了小儿说哭就哭,说笑就笑的极易变化的情绪,为了要糖果或玩具,哭闹不停,而东西要到手后,马上就会破涕为笑。这都是正常的心理表现。随着年龄的增长,波动的情绪会逐渐稳定。若已到了学龄前期,仍然喜怒无常,无缘由地兴奋,总是异想天开,不能控制,就应当引起注意了,这样的孩子往往注意力差、消瘦、睡眠不佳,情绪总是处于大起大落的失控状态,被称为"幼年歇斯底里行为"。

4. 环境适应差

小儿的心理变化与环境有着密切关系。小儿心理状态是通过社会环境逐步调适以趋完善的。能够适应环境,能在不同的环境中生活,是有利于身心健康的。若一个孩子从家到了幼儿园就不吃、不喝、不睡,一个时期以后,明显消瘦,还不断地哭闹着回家,不能适应环境,这样的心理状态较差。应适时教育引导。

5. 执拗任性自私

有些小儿见到什么好玩或爱吃的东西,非要父母给买不可,说要到什么地方去,就非去不可。若要求达不到满足,即大哭大闹,无论家长如何解释如何劝说,就是不听。这样的孩子动不动就发脾气,小嘴一噘,小脸一沉,说什么都不愿意。这都是执拗任性的表现,也有的小儿,自己的东西不让别人动,玩具更不许别人玩,就连小饭碗、筷子之类的用具也不能和别人的放在一起,嫌别人的脏,唯自己为大,这也是极端自私的表现。还有的小儿专横跋扈,什么都要听他的,在家里像小皇帝,控制一切,等等。这些行为表现若不及时纠正,将对小儿今后的成长极为不利。

6. 胆小怯懦

若小儿表现出过分的胆小怯懦、腼腆羞怯,也是不正常的心理行为。如见到生人就害怕,甚至大哭,无论走到哪里,总紧紧扯着妈妈的衣襟,唯恐和妈妈分开。在幼儿园不愿意在众人面前演节目,演节目时脸红,等等,如果父母不正面诱导,反而用恐吓的方法教育孩子,会导致小儿紧张症、恐惧症的发生。

八、小儿心理健康的标志

小儿在以上各方面能够健康发展,则会表现出健康的心理状态,通常会情绪积极、性格开朗、情感丰富、行动活泼、有自制能力,生活习惯良好,善于与人友好相处,能适应集体生活。具体表现在以下几方面。

1. 生活上

一贯情绪愉快,遵守生活制度,起居正常。没有任性的表现,不无理取闹、哭吵、乱发脾气、摔东西等。作息有规律,睡眠快而安宁,无吮指、吮物等坏习惯。平时乐意听从成人合理的嘱咐,遇事能讲道理。

2. 学习上

积极主动,认真好学,肯动脑筋,注意力集中,接受能力和记忆能力较强,语言表达能力符合成长各个阶段的特点,喜欢讲话,发音正确,无口吃,可不依赖别人的帮助而能独立完成学习任务。

3. 爱劳动

愿意自己动手整理玩具及学习用品,并力所能及地帮助妈妈做家务,对自己的能力有信心,责任心强。

4. 人际交往

有礼貌、尊重别人,喜欢交友并能和睦相处,有同情心,乐于助人,能适应集体活动,愿意为大家做事,心地善良、诚实,不打骂人,不说谎,不随便拿别人的物品或损坏他人的东西,做了错事勇于承认错误,并积极改进。

九、早期教育要从小儿一出生就开始

生物学研究揭示,每个动物的潜能都有自己的发达期,而这种发达期是固定不变的。不论哪一种潜能,如果不让它在发达期发展的话,那么也就永远不能再发展。人的能力也是如此,每个人生下来都是有一定潜能的,或者叫作"天赋",而这种天赋并不是随时间的推移得到加强,相反,却在随时间的过去而销蚀,这种现象被称为"儿童潜能递减法则",比如说在最顺其自然的通常环境下,天赋为 80 的孩子可能发挥出 40,天赋为 60 的孩子可能发挥出 30,而要使孩子的天赋发挥出八九成,甚至百分之百,就必须尽早开始教育,这就是美国著名的《卡尔·威特的教育》所带给我们的观点。这已被生物心理学所证实。比如生来具备 100 度能力的人,如果从 0 岁就对他进行理想的教育,那么他就可能成长为具有 100 度能力的人,如果从 5 岁开始教育,即便进行非常出色的教育,也只能具备 80 度能力,如果从 10 岁才开始教育的话,充其量只能具备 60 度能力。

心理学上的许多研究也证实了早期教育的可信性与可行性。心理学家认为,环境对动作能力的发展起着一定的作用,例如不同的教养方式可以影响动作发展的速度,照料孩子的不同方式会造成动作发展的差异。新几内亚的阿拉佩希人的婴儿在独坐之前就能靠两手扶住东西站立,这与母亲经常竖着抱婴儿有关;非洲婴儿在母亲背上的襁褓中,因头缺乏支撑,所以很快就学会了使头直立。有些研究也表明,长期的动作训练可以加速动作发展,例如行走训练,研究人员在婴儿会自然做出行走反射时开始,训练从出生后第二周开始到第八周结束,24 名婴儿被分成积极练习组、消极被动组、无练习组和控制组 4 组。结果发现积极练习组的婴儿在 10－12 个月时就会行走,比常模年龄提早了 2～4 个月。研究者认为,这可能是行走反射在帮助婴儿产生更大的活动性方面起着一定的作用;行走动作的训练有个关键时期,应该积极利用行走反射,不要让其自然消失。心理学家格赛尔从他的实验中得出结论:不成熟就无从产生学习,学习只是对成熟起一种促进作用。在成熟早期是开始学习训练的最佳期或关键期,效果最好;其次是成熟的中期;最次是成熟晚期,效果不佳。因此,应当注重早期教育。

新生儿期是一个关键的时期,我们应当摒弃"婴儿无能"的错误观念,应充分认识到孩子所具有的惊人的潜力,并从这个时期开始对孩子采取一系列积极的教育措施,以使其潜力在将来能够得到最大限度的发挥。

十、早期教育的重点

健康的小儿不单单要有健康的身体,更要有健康的心理。心理健康包括神经精神状态和心理状态两方面,也就是人们常说的智商和情商。现在的父母们往往较看重智商的培养,以小儿能识多少字、背多少诗、能说多少英文、会算多少加减乘除为乐事。智商的培养固然重要,但更重要的还是情商的培养。从长远意义上说,培养小儿良好的心理状态、拥有高情商更为重要,将会使小儿终身受益。现将小儿早期教育的要点分述如下。

1. 积极培养发展小儿的感知觉

感知觉是小儿了解认识世界的窗口。从新生儿起就应该利用小儿睡眠醒来的时间让他们多看各种颜色,各种形状实物、玩具;多听各种声音,包括轻音乐及人的语言,使小儿对日常生活中所接触到的东西能形成初步的认识。在小儿学会走路后,更应经常带他进行户外活动,如散步、游戏或参观,教他们认识触摸各种动植物,观察日月星云等,看看自然现象和社会生活现象,积累丰富的感性经验,发展感觉知觉,为日后培养敏锐精细的观察力打下基础。

2. 及时发展动作

动作决定了小儿视野范围的大小。随着动作的发展,如从躺到坐、从坐到站、从站到走等,小儿视野范围扩大,对各种事物的接触面也随之扩大,从而促进各项心理活动的发展。

3. 及早进行语言的教育和学习

语言是交流的工具,是人们相互了解的桥梁。小儿的语言主要是通过在社会生活实践中与成人的语言交往,以及模仿成人的语言而发生发展的。为了促进语言的发展,成人要及早开始与婴儿说话,经常和他们进行语言交流。获得语言这个工具,就为小儿进一步认识世界打开了一扇大门。

4. 积极促进小儿想象力和思维的发展

想象是理想之翼,思维是理智之始。想象和思维都是在感觉、知觉提供的丰富材料的基础上产生和发展的,因此父母要多为孩子创造条件,让孩子更多地与自然和社会进行密切接触,积极发展小儿的感觉和知觉,奠定扎实的感性基础。以各种生动活泼的行式,大力发展小儿的想象力,促进他们创造性思维的发展。玩具和游戏是启发孩子们智力的一把钥匙,要善于在玩玩具和游戏中培养想象力和思维能力。

5. 顺势引导好奇心、激发小儿求知欲

家长要十分珍视婴幼儿的好奇心,要因势利导,给予正确的帮助,以激发他们的求知欲,切勿主观武断地对待孩子,以免折断孩子的求知欲,给孩子的心灵造成永久的创伤。比如面对被孩子拆成一堆零件的玩具或闹钟,切勿粗暴地呵斥打骂,应当顺势启发孩子弄清玩具或闹钟工作的道理,鼓励孩子重新组装起来。

6. 培养坚强的意志和自信的气质

小儿在初步学会用手拿东西及独立行走以后,随着语言和自我意识的发展,往往会表现出愿意自我服务的独立自主的倾向。要从爱护支持小儿的独立主动性出发,在小儿力所能及的范围内给予锻炼的机会。要从旁给予具体帮助和鼓励,然后提高要求,并适当设置一些困难和挫折,使小儿学习做出一些努力去克服困难,坚持完成某项任务或活动,以培养小儿不怕困难的精神,发展他们的自信心和自制力,锻炼他们独立生活以及坚毅、顽强的意志和性格。

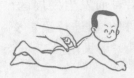

第二章
小儿按摩基础知识

第一节　世界各地的小儿按摩术简介

在世界许多地方,尤其是拥有悠久历史文明的国家和地区,小儿按摩已世代相传了很多世纪。肌肤和身体的接触构成了父母哺育孩子的一个重要部分。(图 2-1)

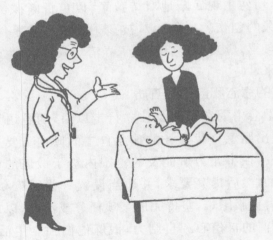

图 2-1　小儿按摩疗法

在非洲,许多地方的婴儿日常护理都有按摩的内容。如在乌干达,母亲通常都在家中分娩,如果她正走在路上而要临盆了,她会在灌木丛中自己把孩子生出来。从孩子一出生,母亲便开始给他轻轻地按摩,精心地爱抚。为他唱歌,给他逗乐。母亲与婴儿始终不分开。白天孩子一般在母亲的吊兜里,紧靠母亲的乳房,可以根据自己的需要吃奶;晚上婴儿和母亲睡在一起。

时刻在身边的孩子一旦出现什么问题,母亲都会及时做出反应来安抚孩子,母亲与孩子心心相连,总是能及时感受到孩子的需要。这些孩子发育良好,既机灵活泼,又安静平和,较少有焦躁哭闹不安的情况。

在尼日利亚,婴儿从出生到 12 个月一直接受按摩。对于大多数母亲来说,按摩自己的孩子是一件极寻常的事情,是照料孩子日常工作的一部分。这个非常古老的传统,是母女相传,代代沿袭下来。通常,婴儿一天洗浴两次,上午 7 点和下午 5 点各一次。然后,在孩子身上涂上橄榄油并给孩子按摩。手法一般是稍稍地用力摩掌。按摩的时候,母亲的手要在炭火或暖气上温热几次。孩子 6 个星期以后,一般要让他坐着接受按摩,以助于舒展他的背部肌肉,使孩子能够自己尽早坐起来。

大多数斐济的母亲都把婴儿放在自己的裙子做成的吊兜里,紧贴自己的身体。常在婴儿每天洗浴后,用椰子油给孩子按摩。按摩常常在夜间进行,以使婴儿安静,有良好的睡眠。

在新几内亚,婴儿都被放在一个绳子编成的托袋中,托袋上有一根像带子一样的长柄缠绕在母亲的额头上,婴儿则被悬挂在母亲裸露的脊背上。婴儿满月后,每逢节日或特别情形,都要给孩子用椰子油揉搓全身。

印度人的按摩术世界闻名。它起源于印度南部,母女或婆媳相传,一代一代延续下来。在印度的大多数地区,婴儿从 1 个月至 6 个月都要接受规范的按摩。有时按摩从婴儿出生第一天就开始了,也有的是在婴儿脐带脱落后开始按摩。按摩往往持续到孩子会走路时为止。传统上,冬天按摩时要使用稀释了的芥子油,因为芥子油可以保暖;夏天则使用椰子油,因为椰子油具有清凉的功能。母亲在为孩子按摩时,通常的姿势是挺直腰身坐着,若有必要,可以背靠墙壁,坐舒服后,就将孩子放在膝盖上,以较拿手的方式按摩。

新西兰的毛利人,用一种从亚麻嫩叶中抽出的丝团把婴儿覆盖起来,很久以前,这种丝团就被他们用作婴儿两三个星期的被子。每天早晨和晚上,母亲掀掉这床"被子"给他洗浴,然后用稍温热的植物油给孩子轻柔地按摩。按摩后再用新鲜温暖的叶子、苔藓和斗篷等物给婴儿轻轻盖上。毛利人深信按摩的重要。母亲用不同的手法要给婴儿按摩数年。按摩中,她们特别注重膝盖和脚腕,所以这些孩子的关节都特别灵活柔韧。直到今天,毛利的女人们仍与她们的孩子保持大面积的身体接触,并经常给她们的孩子按摩。

在俄罗斯,按摩是抚育婴儿的既定内容。无论按摩的理论基础如何,许多母亲都深信它能使身体和四肢更加灵活、舒展,并能增加肌肉和皮肤的弹性,促进婴儿的良好发育。母亲们要学习按摩,并在孩子出生几天后就实施。在关于怎样做母亲的电影和图书中,按摩作为一门技术被特别地演示和介绍。母亲与孩子在一起的大部分时间用于为婴儿按摩。

由此可知,小儿按摩术被世界各地不同种族的人们应用了和应用着。这门古老的技术,必将随着科学的发展和研究的深入,焕发青春,向人们展示出它无穷的魅力与内涵。

第二节 中国传统小儿按摩术的历史

中国传统的小儿按摩与其他地方的按摩术相比,具有非常完备的理论体系,是作为一门治疗小儿疾病的科学流传下来的。它是在中医基础理论的指导下,在中医儿科学及中医按摩学的基础上形成和发展起来的,具有独特体系的防治小儿疾病的治疗方法。它通过采用适当手法,刺激小儿的特定部位,借以改善小儿机体的生理、病理过程,提高小儿自然抗病能力,进而达到预防疾病或促进小儿病体康复的目的。它属于自然疗法或者非药物疗法的一种。科学研究证明,按摩疗法可以改善有关的系统功能,调整生物信息,调节促进小儿形体的发育及治疗许多疾病。(图2-2)

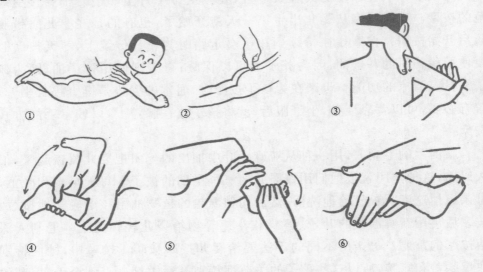

① ② ③

④ ⑤ ⑥

图2-2 小儿按摩疗法各种手法(一)

小儿按摩是按摩术中的一个重要分支。在中国民间,俗称"掐惊""推惊"。中国古代用按摩治疗小儿疾病在史书中早有记载。《西汉·帛书·五十二病方》中记载,用勺匙的周边刮擦患儿病变部位以治疾。晋代的《肘后备急方》介绍用捏脊方法以治疗腹痛。唐代孙思邈的《千金要方》中介绍用膏摩小儿囟上及手足心以祛除风寒,同朝代《外台秘要》中记载用按摩头及脊背以防治小儿夜卧不安。宋代《苏沈良方》中有掐法治疗脐风口撮等症。而小儿按摩真正形成独立的体系,自成一派,却是在明代。

　　明代的按摩术取得了突出的进展与成就,表现在三方面:其一是在文献上开始用"推拿"名称代表按摩术,并出现了以推拿命名的专著;其二是在按摩的手法上更加多种多样;其三是小儿按摩的兴盛发展。记载小儿按摩疗法的最早专著大概是徐用宣编纂的《袖珍小儿方》,可惜已失传。明代的《陈氏小儿按摩经》(收于杨继洲《针灸大成》)可算是现存最早的小儿按摩专著。该书对小儿各种病症的按摩治疗的理论与方法,多以歌诀的形式介绍。例如以歌诀记述了掐、推手指三关(风关、气关、命关)治疗各种病症的方法与适应证。在《手法治病诀》《手诀》《掐足诀》等中,还记述了多种按摩的名称、操作方法与功效等。龚廷贤的《小儿推拿秘旨》是明代重要的按摩专书。作者认为小儿"体骨未全,血气未定,脏腑薄弱,汤药难施。一有吐泻、惊风、痰喘、咳嗽诸症,误投药饵,为害不浅",而唯有按摩一法,"一有疾病,即可医治。手到病除,效验立见,洵保赤之良法也"。亦多用歌诀表述穴位与按摩治法,如所载"十二手法诀",讲述了十二种按摩手法的名称、功效、操作与适应证。具有较大的实用价值,是古代流传后世而有较大影响的小儿按摩专书。周于蕃的《小儿推拿秘诀》是明代又一部著名按摩学专著。作者认为按摩对小儿"其去轻病,如汤之泼雪;其去重病,如苕之拂尘,渐次亦净。用药犹有差池,而推拿毫无差池。"这些著作通过对小儿按摩的特定穴位、按摩手法及治疗适应证的总结论述,使小儿按摩形成了自己独立的理论体系。

　　清代是按摩学比较兴盛的时期。在明代小儿按摩所取得成就的基础上,通过一些医家的发展,小儿按摩体系更趋完善。在诊断方法、按摩部位、手法体系和临床应用方面总结积累了一些新的经验,提出了很多有价值的学术观点。这一时期小儿按摩学成就多反映在小儿按摩专著以及儿科专著中。主要有熊运英的《小儿推拿广意》、骆如龙的《幼科推拿秘书》、张振鋆的《厘正按摩要术》、夏禹铸的《幼科铁镜》和陈复正的《幼幼集成》等(图2-3)。

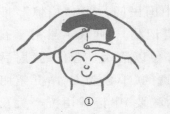
①

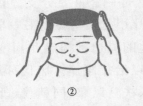
②

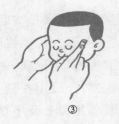
③

图 2-3 小儿按摩疗法各种手法(二)

民国时期的按摩学发展缓慢,医家著述大多是总结明、清两代的经验为主,如陈景岐的《小儿百病推拿法》,是一部内容全面丰富的小儿按摩著作,但多是偏重整理继承,少有创新。新中国成立后,小儿按摩受到重视和推广,得到了进一步发展。出现了江静波的《小儿推拿疗法新编》、李志明的《小儿捏脊》、金义成的《小儿推拿》等著作。其中,《小儿捏脊》以通俗的文字,简要介绍了捏脊的手法和治疗等,提出捏脊法是一种对小儿积滞、疳积等病症的有效疗法。《小儿推拿》全面综合整理了历代小儿按摩文献,是一部较为系统完整的小儿按摩参考书。

自 20 世纪 80 年代以来,按摩教育逐渐兴盛,为小儿按摩的继承发扬提供了大量优秀人才。同时,因其独特的疗效,吸引了世界许多国家和地区的按摩爱好者来中国观摩学习。小儿按摩正逐步走向世界,它也必将会为整个人类的健康事业做出更大的贡献(图 2-4)。

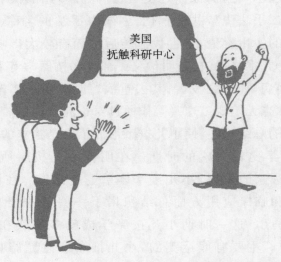

图 2-4 小儿推拿正逐步走向世界

第三节 传统小儿按摩常用手法

一、基本手法

1. 推法(图 2-5、图 2-6)

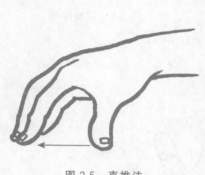

图 2-5 直推法

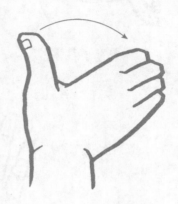

图 2-6 旋推法

[操作方法]

①直推法 以拇指桡侧或指面,或示中二指指面在穴位上做直线推动。

②旋推法 以拇指指面在穴位上做顺时针方向的旋转推动。

③分推法 用两手拇指桡侧或指面,或示中二指指面自穴位向两旁分向推动,又称分法。若从穴位两端向中间推动,称为合推法,又称合法。

[操作要点] 推法是小儿按摩常用的手法,推时,不要单用指关节的活动,应使整个手指伸直,以胳膊和肘部移动,推动时肩及胳膊都要放松,指端微用力,这样可以坚持较长时间,同时推动要有节律,频率为每分钟 200~300 次,用力宜柔和均匀,始终如一,在某些穴位上推动的方向与补泻有关,应根据不同部位和穴位而定。

2. 揉法(图 2-7、图 2-8、图 2-9)

[操作方法] 以拇指、示指或中指指端,或手掌根,或大鱼际,吸定于一定部位或穴位上,做顺时针或逆时针方向旋转揉动,这种手法称为揉法。用手指揉的称为指揉法;用手掌根揉动的称为掌根揉;用鱼际揉动的称为鱼际揉。

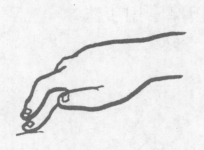

图 2-7　指揉法

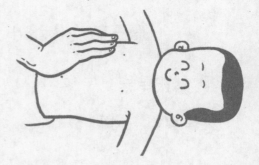

图 2-8　掌根揉法

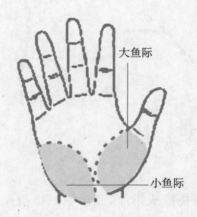

图 2-9　鱼际揉法

[操作要点]　揉法也是小儿按摩常用手法之一,操作时压力轻柔而均匀,按住操作的穴位处后手指或鱼际不要离开所接触的皮肤,应牢牢吸附住,使该处的皮下组织随手的揉动而滑动,不要在皮肤上摩擦。揉法的频率可缓可速,具体应根据施用部位决定。传统小儿按摩中,认为"顺时针"方向为补,"逆时针"方向为泻,左右顺、逆旋转揉之为平补平泻。

3. 摩法

[操作方法]　以手掌面或示、中、环指指面附着于一定部位或穴位上,以腕关节连同前臂做顺时针或逆时针方向环形移动摩擦,这种手法称为摩法。

[操作要点]　摩法在小儿按摩中较为常用,通常多用于胸腹部,操作时手法要轻柔,速度均匀协调,压力大小适当,频率为每分钟 100～140 次。

4. 按法(图 2-10)

［操作方法］ 以拇指或掌根在一定的部位或穴位上逐渐向下用力按压,这种手法称为按法。用手指按压的即指按法;以掌根按压的即为掌按法。

［操作要点］ 按法操作简单,但应注意施力时应把握力度,不宜过大,小儿不能接受时易起反作用。掌按法多用于胸腹部,临床应用时常和揉法配合使用,称为按揉法。

5. 运法(图 2-11)

［操作方法］ 以拇指或中指指端在一定穴位上由此往彼做弧形或环形推动,这种手法称为运法。

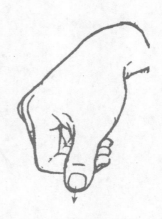

图 2-10 按法

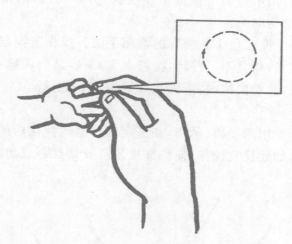

图 2-11 运法

［操作要点］ 运法宜轻不宜重,宜缓不宜急,要在体表旋绕摩擦推动,不带动深层肌肉组织,频率一般每分钟 80～120 次为宜。传统小儿按摩中,认为顺时针运为补,逆时针运为泻。

6. 捏法(图 2-12)

［操作方法］

①用拇指桡侧缘顶住皮肤,示、中指前按,三指同时用力提拿皮肤,双手交替捻动向前。

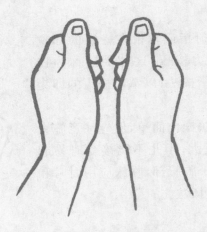

图 2-12　捏法

②示指屈曲,用示指中节桡侧顶住皮肤,拇指前按,两指同时用力提拿皮肤,双手交替捻动向前。

[操作要点]　捏法是小儿捏脊的常用手法。操作时捏起皮肤多少及提拿用力大小要适当,而且不可拧转,捏得太紧,不容易向前捻动推进,捏少了则不易提起皮肤,捻动向前时,需做直线运动,不可歪斜。

7. 捏挤法(图 2-13)

[操作方法]　用两手拇、示指,在选定部位固定捏住后两指一齐用力向里挤,然后放松,如此反复操作,使局部皮肤红或紫红色或黑紫色为度,这种手法称为捏挤法。

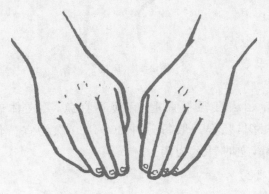

图 2-13　捏挤法

［操作要点］　这种手法刺激较大,使用这种手法,应注意捏住皮下组织,或深层肌肉组织,不可只在皮肤表面层捏挤,不但起不到治疗作用,只会徒增小儿的痛苦。

8. 掐法(图 2-14)

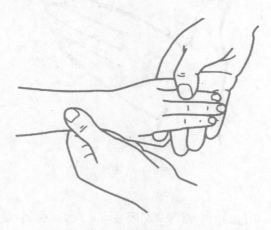

图 2-14　掐法

［操作方法］　用指甲重刺激穴位的方法称为掐法。

［操作要点］　这种手法刺激较强烈,因此掐时要逐渐用力,力达深透为止。对于小儿尤其要注意不要损伤皮肤,掐后应轻揉局部,以缓解不适之感。

9. 捣法(图 2-15)

［操作方法］　用中指指端或指间关节在一穴位上快速叩击,这种手法称为捣法。

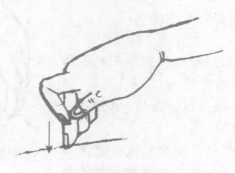

图 2-15　捣法

[操作要点] 这种手法操作时,应放松肩关节,以腕部发力,用弹力叩击体表。要求平稳而有节奏,力量由轻而重,频率每分钟200~250次。

10. 擦法(图2-16)

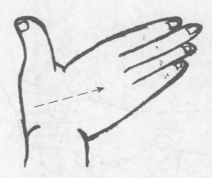

图2-16 擦法

[操作方法] 用拇指外侧缘,或用手掌、大鱼际、小鱼际部等在体表一定部位或穴位上来回摩擦。这种操作方法称为擦法。相应地根据接触部位的不同,擦法可分为掌擦法、大鱼际擦法和小鱼际擦法。

[操作要点] 擦法是一种柔和温热的刺激,进行擦法操作时,应使手的着力部位与小儿体表治疗部位紧密接触,沿上下或左右方向做直线往返运动,动作要均匀连续,如拉锯之状,不能有间歇停顿或跳动。操作时用力要稳,压力适中。频率一般为每分钟100~120次。

11. 拿法(图2-17)

[操作方法] 用拇指指端与示、中二指指端,或用拇指指端与其余四指指端相对用力提掐肌腱或小肌束部位,这种操作手法称为拿法。

[操作要点] 拿法操作时,拇指和其他指用力应协调一致,动作要灵活、缓和、连续,切忌突然用力。频率一般为每分钟80~100次。

12. 摇法(图2-18)

[操作方法] 用左手扶助或托住肢体被摇动的关节附近,右手握住肢体远端做较大幅度转动或摆动,这种操作即为摇法。

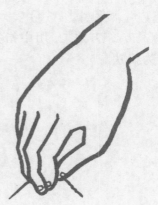

图2-17 拿法

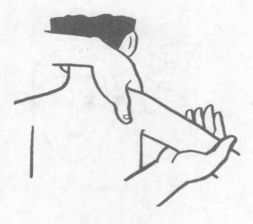

图 2-18 摇法

［操作要点］ 摇法通常是对肢体关节的操作方法，因此摇动方向、幅度等应在关节生理许可范围内进行。尤其对于小儿，摇动要缓和，摇动的幅度应由小到大，速度应由慢到快。摇动用力要平稳，切忌野蛮用力。

二、复式手法

复式手法是在上述基本手法的基础上，将两种或两种以上的手法组合在一起的操作。这些复式手法都有各自的操作部位、程序并各有特定的名称。也是小儿按摩中所特有的操作手法。

1. 黄蜂入洞法(图 2-19)

［操作方法］ 将示指和中指伸入小儿两鼻孔的浅部揉动，这种操作即为黄蜂入洞法。在这里，黄蜂实为按摩者的两根手指，洞即小儿的两鼻孔，这是古人对这种操作的一种形象的比喻。

［功用主治］ 发汗、通鼻窍。主要用于伤风感冒，鼻塞流涕、呼吸不畅等。

2. 猿猴摘果法(图 2-20)

［操作方法］ 用示、中指夹住小儿耳朵向上提 20～50 次再向下拽 20～50 次，这种操作方法称为猿猴摘果。也是

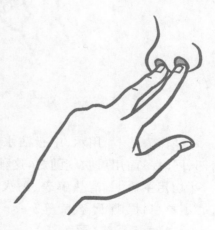

图 2-19 黄蜂入洞法

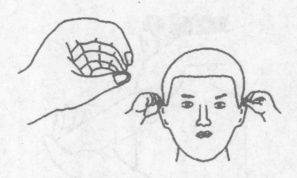

图 2-20　猿猴摘果法

一种形象的命名。

　　[功用主治]　安神定惊、退热。主要用于小儿惊风,发热等病症。

　　3. 打马过天河法(图 2-21)

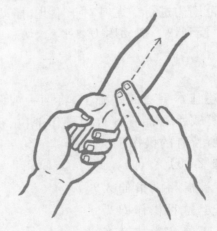

图 2-21　打马过天河法

　　[操作方法]　用示、中指沾水自腕部,一起一落弹打如弹琴状,直至肘弯部,同时一面用口吹气随之,这种操作称为打马过天河。

　　[功用主治]　清热解表、泻火除烦。用于治疗热性病症,如外感发热、五心烦热、口燥咽干、夜啼等。

　　4. 水底捞月法(图 2-22)

　　[操作方法]　用拇指自小儿小手指尖起,沿尺侧缘用运法经鱼际运至手心内劳宫穴处。

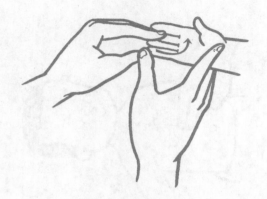

图 2-22 水底捞月法

［功用主治］ 清凉退热。用于小儿烦渴口疮、虚烦内热等。

5. 二龙戏珠法(图 2-23)

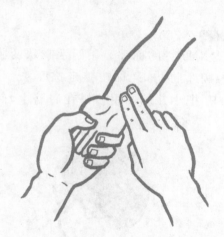

图 2-23 二龙戏珠法

［操作方法］ 用左手扶住小儿的一只手,使其掌心向上,伸直前臂,用右手的示、中指自小儿腕部交替向前按之,直至肘弯部。

［功用主治］ 镇惊定搐,调和气血。用于小儿惊风,四肢抽搐、寒热往来等。

6. 开璇玑法(图 2-24)

［操作方法］ 自胸部璇玑穴开始向下直推,至剑突、脐中。在脐周做揉、摩等,然后继续推至小腹。

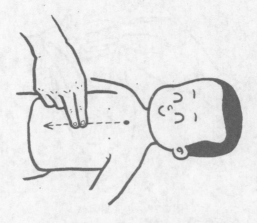

图 2-24　开璇玑法

［功用主治］　调畅气机。用于小儿气机不畅所致的咳喘、食滞、呃逆等。

7. 按弦走搓摩法(图 2-25)

［操作方法］　弦是对肋骨的称呼。用两手掌从两胁腋下搓摩至天枢穴处,这种操作方法称为搓摩胁肋,又称按弦走搓摩法。进行这种操作时,可使一人将小儿抱在怀中,把小儿的两手抄搭在肩膀上,然后按摩者对小儿两胁从上搓摩至肚角处。

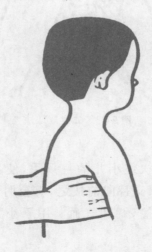

图 2-25　按弦走搓摩法

［功用主治］　顺气、消积、化痰。主要用于胸闷胁痛,腹胀痰喘。

8. 总收法(图 2-26)

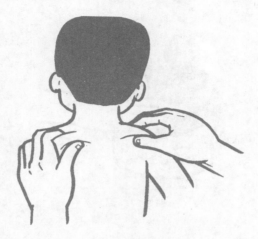

图 2-26　总收法

［操作方法］　这种手法即按肩井法。双手拇指掐按小儿两侧肩井穴,或用一只手拇指与示指相对拿捏肩井穴,另一只手握住小儿同侧的手指,轻轻摇动小儿上肢,然后同样的方法摇动另一侧。

［功用主治］　运行周身气血。这种手法通常用在小儿按摩接近尾声时,是一个收尾的操作。

第四节　传统小儿按摩常用穴位

一、头面部的穴位

1. 百会(图 2-27)

［部位］　在头顶中央,两耳尖直上正中处。

［手法操作］　固定小儿头部,用拇指按或揉,称为按百会或揉百会。

［功用主治］　安神镇惊,升提阳气。主要用于惊风、惊痫、脱肛、遗尿、脾虚泄泻等。

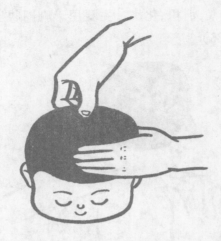

图 2-27 百会

2. 天门(图 2-28)

[部位] 两眉中间至前发际成一直线。

[手法操作] 用双手拇指自下而上交替直推,称为推天门。

[功用主治] 疏风解表、醒脑止痛、镇静安神。常用于小儿外感发热、头痛、精神萎靡、惊惕不安等病症。

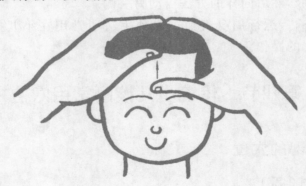

图 2-28 天门

3. 坎宫(图 2-29)

[部位] 自眉头起沿眉向眉梢成一横线。

[手法操作] 用双手拇指自眉心向眉梢分推,这种操作称为推坎宫。

[功用主治] 疏风解表、醒脑明目、止痛。多用于外感发热、惊风、头痛、目赤肿痛。

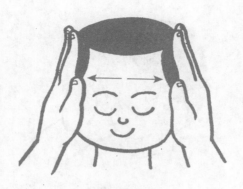

图 2-29 坎宫

4. 太阳(图 2-30)

[部位] 眉后凹陷处。

[手法操作] 用两拇指自前向后直推,称为推太阳;用中指端揉则为揉太阳或运太阳,从理论上讲,向眼的方向揉为补法操作,向耳的方向揉为泻法操作。

[功用主治] 疏风解表,清热,明目,止痛。多用于外感发热、头痛、惊风、目赤肿痛。

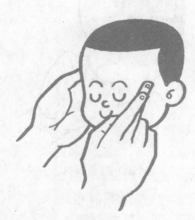

图 2-30 太阳

5. 鱼腰(图 2-31)

[部位] 瞳孔直上,眉毛的中央处。

[手法操作] 按法、掐法,或用针刺出血。

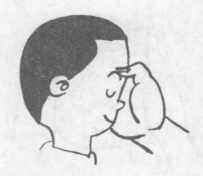

图 2-31　鱼腰

[功用主治]　祛风清热,清脑止痛,明目。主要用于头晕、头痛、目疾。

6. 人中(图 2-32)

[部位]　在鼻唇沟中央上三分之一处。

[手法操作]　多用掐法,用拇指甲掐,称为掐人中。

[功用主治]　醒脑开窍。主要用于急救,如惊风、昏厥、抽搐等。

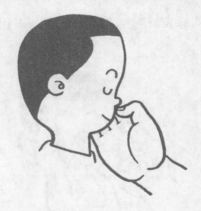

图 2-32　人中

7. 迎香(图 2-33)

[部位]　在鼻翼两侧。

[手法操作]　用示中二指按揉,称为揉迎香。

[功用主治]　宣肺气,通鼻窍。多用于外感或慢性鼻炎等引起的鼻塞
流涕。

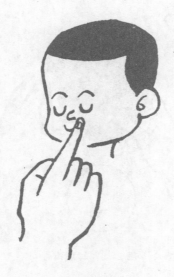

图 2-33　迎香

8. 牙关(图 2-34)

[部位]　耳下一寸、下颌骨陷中。

[手法操作]　用拇指按或中指揉,称为按牙关或揉牙关。按牙关多用于牙关紧闭,揉牙关多用于口眼歪斜。

[功用主治]　疏利关节。多用于小儿牙关紧闭,口眼歪斜。

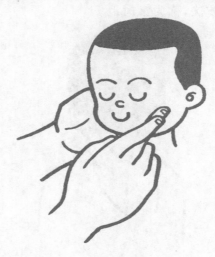

图 2-34　牙关

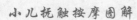

9. 耳后高骨(图 2-35)

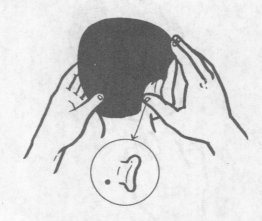

图 2-35　耳后高骨

[部位]　耳后入发际高骨下的凹陷中。

[手法操作]　用双手拇指或中指端揉,称为揉耳后高骨。

[功用主治]　疏风解表,安神除烦。多用于感冒头痛、惊风、烦躁不安。

10. 风池(图 2-36)

[部位]　后头项部,枕骨之下,在两筋(胸锁乳突肌与斜方肌上端)之间的凹陷处。

[手法操作]　用拿法,称为拿风池。

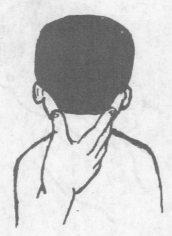

图 2-36　风池

［功用主治］　祛风解表,清利头目。多用于外感、头痛、发热、目眩、颈项强痛。

11. 天柱骨(图 2-37)

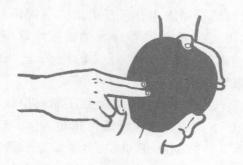

图 2-37　天柱骨

［部位］　颈后发际正中至大椎穴成一直线。

［手法操作］　用拇指或示、中指自上向下直推,称为推天柱。也可采用刮痧的方法,用汤匙的边缘蘸水自上向下刮,至局部皮下有轻度淤血即可。

［功用主治］　降逆止呕,祛风散寒。用于呕吐、恶心和外感发热、咽痛、项强等证。

二、上肢部的穴位

1. 脾经穴(图 2-38)

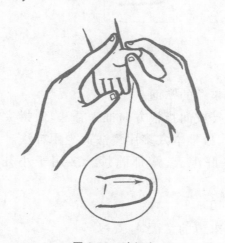

图 2-38　脾经穴

[部位] 在拇指末端的掌面。

关于脾经穴的位置,夏禹铸在《幼科铁境》中明确指出,大拇指推侧面是错误的,因为画家不好画拇指推拿法,画在了侧面,推脾经应该推大拇指指腹,关于究竟是顺时针旋推指腹为补还是由指尖直推指根为补,李华东教授为此做过深入研究,得出如下结论:推脾土的临床疗效与操作方向等因素无关,而与受术对象"脾脏"的虚实状况;手法的频率、轻重等因素有关。这只是南北两派不同的习惯手法。

[手法操作] 将小儿拇指伸直,由指尖直推向指根或者顺时针旋推指腹为补,由指根直推向指尖或者逆时针旋推指腹为泻,来回推为平补平泻即我们常说的清补脾经。本穴对体虚肌瘦、食欲缺乏和脾虚泄泻有很好的疗效。由于小儿先天脾常不足,因此在临床操作中常用补法或者清补。

[功用主治] 用于小儿消化不良,泄泻,疳积,痢疾,惊厥,黄疸,便血及小儿隐疹不透等。

2. 肝经穴(图2-39)

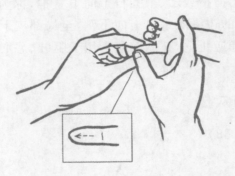

图2-39 肝经穴

[部位] 在示指末端的掌面。

[手法操作] 旋推或向指根方向推为补法,向指尖方向推为泻法,或称清法。小儿肝常有余,故推本穴多用泻法而少用补法。

[功用主治] 平肝泻火,解郁除烦。多用于小儿惊风,抽搐,烦躁不安等。

3. 心经穴(图2-40)

[部位] 在中指末节的掌面。

[手法操作] 旋推或向指根方向推为补法,向指尖方向推为泻法,统称

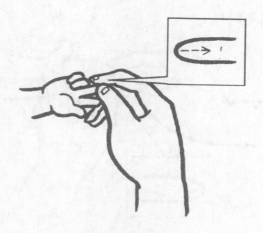

图 2-40 心经穴

推心经。本穴亦多用泻法而少用补法,恐动其心火之故。

[功用主治] 清热退心火。主治高热神昏,五心烦热,口舌生疮,小便赤涩,心血不足,惊惕不安。

4. 肺经穴(图 2-41)

[部位] 环指末节的掌面。

[手法操作] 旋推或向指根方向推为补法,向指尖方向推为泻法。临床应根据具体症状表现,肺气虚损的用补法,肺经实热的用泻法。

[功用主治] 补法可补益肺气,泻法能宣肺清热,疏风解表,化痰止咳。用于感冒,发热,咳嗽,胸闷,气喘,虚汗等。

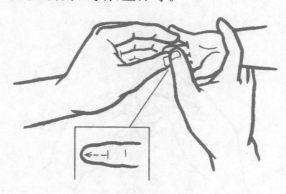

图 2-41 肺经穴

5. 肾经穴(图2-42)

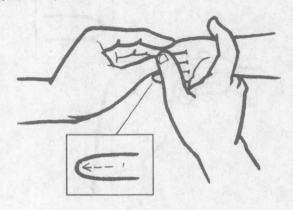

图 2-42　肾经穴

[部位]　小指末节的掌面。

[手法操作]　本穴的补泻方向与其他相反,从指根向指尖方向推为补法,从指尖向指根方向推为泻法。统称推肾经。

[功用主治]　补法能补肾益脑,温养下焦;泻法能清利下焦湿热。由于肾先天不足,临床多用补法。常用于久病体虚,肾虚腹泻,遗尿,虚喘,膀胱蕴热,小便淋沥涩痛。

以上五个穴位也称为五经穴,临床应用时,可令小儿俯掌五指收拢,按摩者将拇指放在小儿手背上,另外四指并拢向指端做推法,称为推五经。推五经对小儿发热有较好的疗效。

6. 肾顶穴(图2-43)

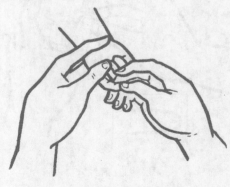

图 2-43　肾顶穴

［部位］　在小指顶端。

［手法操作］　用指端按揉,称为揉肾顶。

［功用主治］　收敛元气,固表止汗。对自汗、盗汗或大汗淋漓不止等症有一定的疗效。

　　7. 肾纹穴(图 2-44)

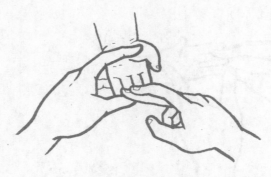

图 2-44　肾纹穴

［部位］　手掌面,小指第 2 指间关节横纹处。

［手法操作］　用指端按揉,称为揉肾纹。

［功用主治］　祛风明目,散瘀结。本穴善能引内热外散,主要用于目赤肿痛,鹅口疮,或热毒内陷,瘀结不散所致的高热而手脚凉,呼气冷的内热外寒证。

　　8. 大肠穴(图 2-45)

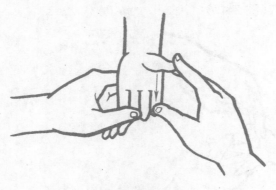

图 2-45　大肠穴

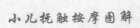

[部位] 示指外侧缘,自示指尖至虎口成一直线。

[手法操作] 从示指尖直推向虎口为补法,称补大肠,反之为泻法,称泻大肠,亦称清大肠。

[功用主治] 补法能涩肠固脱,温中止泻;泻法可清利大肠,除湿热,导积滞。用于腹泻,脱肛,痢疾,便秘。

9. 小肠穴(图 2-46)

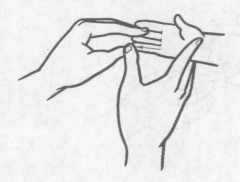

图 2-46 小肠穴

[部位] 小指外侧(尺侧)边缘,自指尖至指根成一直线。

[手法操作] 从指尖直推向指根为补法,称补小肠;反之则为泻,称清(泻)小肠。补、泻小肠统称为推小肠。

[功用主治] 补法可温补下焦,收敛止遗;泻法可清利下焦湿热,泌别清浊。多用于心火亢盛下移小肠而致的小便短赤不利,尿闭或下焦虚寒性的多尿,遗尿等。

10. 内劳宫穴(图 2-47)

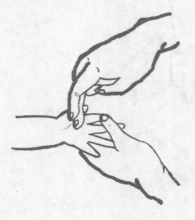

图 2-47 内劳宫穴

［部位］　在手掌心中,屈指时中指、环指之间的中点。

［手法操作］　用指端揉称为揉内劳宫;自小指根部起,运经掌小横纹、小天心至内劳宫穴,称为运内劳宫,即水底捞月的复式手法操作。揉内劳宫可清除心经实热,而运内劳宫则对心、肾两经的虚热证疗效较佳。

［功用主治］　清热除烦。多用于发热,烦渴,口疮,牙龈肿痛,虚烦内热等。

11. 内八卦穴(图 2-48)

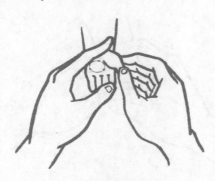

图 2-48　内八卦穴

［部位］　在手掌面,以掌心为圆心,从圆心至中指根横纹约 2/3 处为半径所做的圆周。

［手法操作］　用运法,顺时针方向掐运,称为运内八卦。

［功用主治］　宽胸利膈,理气化痰,导滞消食。主要用于痰结咳嗽,乳食内伤,胸闷,腹胀,呕吐及食欲缺乏等。

12. 四横纹穴(四缝穴)(图 2-49)

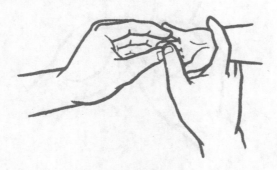

图 2-49　四横纹穴

　　[部位]　手掌面,示、中、环、小指的第1指间关节横纹处。

　　[手法操作]　用拇指甲掐揉,称为掐四横纹;四指并拢从示指横纹处推向小指横纹处,称推四横纹。临床也可用三棱针点刺放血治疗疳积等,效果也很好。

　　[功用主治]　掐法能退热除烦,散瘀结;推法可调中行气,消胀满。临床多用于疳积,腹胀,气血不和,消化不良等症。

　　13. 小横纹穴(图 2-50)

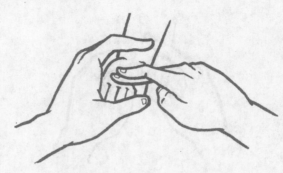

图 2-50　小横纹穴

　　[部位]　在掌面,示、中、环、小指的掌指关节横纹处,即指根横纹处。

　　[手法操作]　用拇指甲掐,称为掐小横纹;用拇指侧推,称推小横纹。

　　[功用主治]　退热,消胀,散结。主要用于脾胃热结,口唇溃烂及腹胀等症。

　　14. 板门穴(图 2-51)

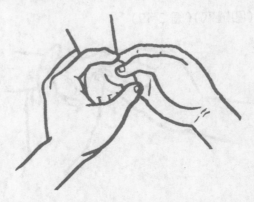

图 2-51　板门穴

[部位] 手掌大鱼际的平面。

[手法操作] 多用揉法或推法。用指端揉,称为揉板门或运板门。这种手法可通达上下之气;用推法自指根推向腕横纹,称为板门推向横纹,可止泻;反之为横纹推向板门,可止呕吐。

[功用主治] 健脾和胃,消食导滞。多用于小食积,腹胀,食欲缺乏,呕吐,腹泻,嗳气等。

15. 小天心穴(图 2-52)

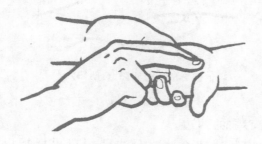

图 2-52 小天心穴

[部位] 大小鱼际交接处的凹陷中。

[手法操作] 用指端揉,称为揉小天心;用拇指甲掐,称为掐小天心;用中指尖或屈曲的指间关节捣,称为捣小天心。掐法和捣法主要用于小儿惊风抽搐,夜啼。安神定惊效果佳。

[功用主治] 揉法能清热,镇惊,利尿,明目;掐法和捣法镇惊安神。主要用于惊风,抽搐,烦躁不安,夜啼,小便赤涩,斜视,目赤肿痛,疹痘欲出不畅等。

16. 运土入水、运水入土穴(图 2-53)

[部位] 在手掌面,大指根至小指根,沿手掌边缘成一条弧形曲线。

[手法操作] 自拇指根(脾土所在指)沿手掌边缘,经小天心推运至小指根(肾水所在指),称为运土入水;反之,称为运水入土。

[功用主治] 运土入水能清脾胃湿热,利尿止泻;运水入土能健脾助运,润肠通便。多用于

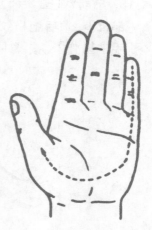

图 2-53 运水入土法

小便赤涩,腹胀,吐泻,便秘,食欲缺乏等。

17. 分阴阳、合阴阳穴(图2-54)

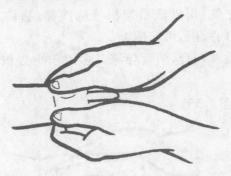

图2-54　分阴阳、合阴阳穴

[部位]　小天心穴的两边。

[手法操作]　用分法或合法。分法即用双手拇指以小天心穴为起始点,同时向两侧做分推,称为分阴阳;合法正相反,从两侧向中心(小天心穴)推,称为合阴阳。

[功用主治]　分阴阳能平衡阴阳,调和脏腑。多用于小儿惊风,癫痫抽搐,昏迷,泄泻,痢疾,黄疸,咳嗽,发热等病症;合阴阳能利痰散结,主要用于痰涎壅盛的病症。

18. 总筋穴(图2-55)

[部位]　掌后腕横纹的中点。

[手法操作]　按揉本穴称为揉总筋;用拇指甲掐称为掐总筋。

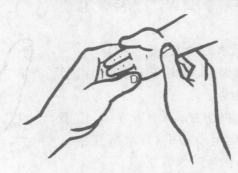

图2-55　总筋穴

［功用主治］ 清热散结,调畅气机。临床多用于小儿惊风,抽搐,夜啼,口舌生疮,牙痛,潮热等。治疗惊风抽搐多用掐法。

19. 老龙穴(图 2-56)

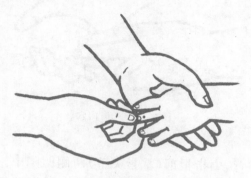

图 2-56 老龙穴

［部位］ 中指甲后一分处。

［手法操作］ 用掐法,称为掐老龙。

［功用主治］ 醒神开窍,本穴主要用于急救,如急惊风。

20. 端正穴(图 2-57)

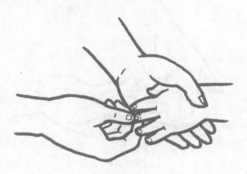

图 2-57 端正穴

［部位］ 中指甲根两侧的赤白肉际处,俯掌位左侧为左端正,右侧为右端正。

［手法操作］ 用拇指甲掐或用指端揉称为掐、揉端正。

［功用主治］ 揉右端正能降逆止呕,主要用于胃气上逆而引起的恶心呕吐等症;揉左端正有升提的作用,可用于泄泻、痢疾等症。掐端正多用于小儿惊风。

21. 二扇门穴(图 2-58)

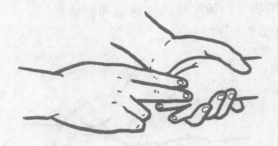

图 2-58　二扇门穴

[部位]　手掌背,中指根部(掌指关节)两侧凹陷中。

[手法操作]　用拇指甲掐,为掐二扇门;用拇指端揉,为揉二扇门。揉法要稍用力,速度宜快。

[功用主治]　发汗解表,退热平喘。多用于外感风寒。

22. 精宁穴(图 2-59)

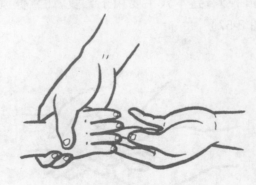

图 2-59　精宁穴

[部位]　手背第 4、5 掌骨歧缝间。

[手法操作]　用掐法,称为掐精宁。

[功用主治]　行气化痰。多用于痰食积聚,痰喘,干呕,疳积等症。

23. 二人上马穴(图 2-60)

[部位]　手背环指和小指掌指关节后凹陷中。

[手法操作]　用拇指端揉称为揉上马;用拇指甲掐称为掐上马。

[功用主治]　滋阴补肾,利水通淋。本穴用揉法为多,多用于虚热咳

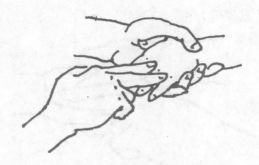

图 2-60　二人上马穴

喘,潮热烦躁,牙痛,小便淋沥涩痛,腹痛等。

24. 外八卦穴

[部位]　在手掌背,与内八卦相对。

[手法操作]　用拇指做顺时针方向掐运,称为运外八卦。

[功用主治]　宽胸理气,通滞散结。多用于胸闷,腹胀,便结等症。

25. 外劳宫穴(图 2-61)

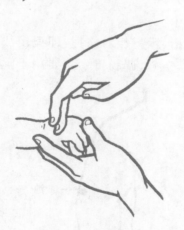

图 2-61　外劳宫穴

[部位]　在手掌背,与内劳宫相对。

[手法操作]　用揉法,称为揉外劳;用掐法,称为掐外劳。

[功用主治]　温阳散寒,升阳举陷,兼发汗解表。本穴性温,且多用揉法,适用于一切寒症,如外感风寒,鼻塞流涕或脏腑积寒,肠鸣腹泻、腹痛、疝气等病症。

26. 一窝风穴(图 2-62)

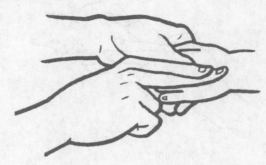

图 2-62　一窝风穴

[部位]　手腕背侧,掌根凹陷中(与小天心相对)。

[手法操作]　用揉法,称为揉一窝风。

[功用主治]　发散风寒,宣通表里,温中行气,利关节,止痹痛。主要用于伤风感冒,腹痛,关节痹痛等。

27. 曲泽穴(图 2-63)

[部位]　在肘横纹中。

[手法操作]　用拇指、示指相对挤捏,即捏挤法。

[功用主治]　清热,宁心,调肠胃。主要用于呕吐,腹痛,泄泻,热病。

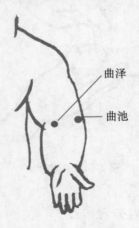

图 2-63　曲泽、曲池穴

28. 曲池穴(见图 2-63)

[部位]　屈肘,在肘横纹的外侧端。

[手法操作]　用掐法或揉法,称为掐曲池或揉曲池。

[功用主治]　清热活血,祛风通络,止痹痛。主要用于风热感冒,火热便秘,上肢的麻木、疼痛和手指拘急不能屈伸。

29. 上三关穴(图 2-64)

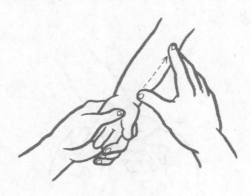

图 2-64　上三关穴

[部位]　前臂的外侧(桡侧)面,从肘部(曲池穴)至手腕根部,成一直线。

[手法操作]　用拇指或示、中指面自腕部推向肘部,称为推三关;将小儿拇指屈曲,自拇指外侧端推向肘部称为大推三关。

[功用主治]　温阳行气,补虚散寒。推三关性温热,主要用于气血虚弱、病后体弱、四肢厥冷、腹痛、腹泻、斑疹透出不畅及感冒风寒等一切虚寒病症。

30. 下六腑穴(图 2-65)

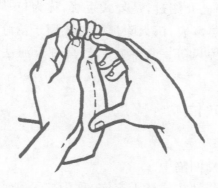

图 2-65　下六腑穴

[部位]　与上三关相对,在前臂的内侧(尺侧)面,从腕根部至肘部成一直线。

[手法操作]　用拇指或示、中指面自肘部推向腕,称为退下六腑或推六腑。手法操作方向与上三关相反。

[功用主治]　清热,凉血,解毒。推六腑性寒凉,主要用于高热、烦渴、惊风、口疮、咽痛、面肿、便秘等一切实热病症。

31. 天河水穴(图 2-66)

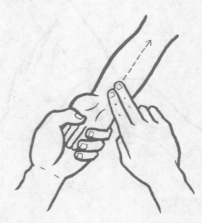

图 2-66　天河水穴

[部位]　前臂正中,总筋至肘弯(曲泽)成一直线。

[手法操作]　用示中指面自腕部推向肘部,称为推(清)天河水;用示中指蘸水自总筋开始,一起一落弹打如弹琴状,直至肘部,同时一面用口吹气随之,这种手法在前面已介绍过,是复式手法,称为打马过天河。

[功用主治]　清热解表,泻火除烦。主要用于治疗热性病症,如外感发热、潮热、内热、烦渴、惊风等一切热症。打马过天河法清热之力较强,多用于高热、实热证。

三、胸腹部的穴位

1. 天突穴(图 2-67)

[部位]　胸骨上窝凹陷中。

[手法操作]　用指端按或揉天突穴,称为按天突或揉天突。

[功用主治]　理气化痰,降逆平喘,止呕。主要用于痰涎壅盛导致的气

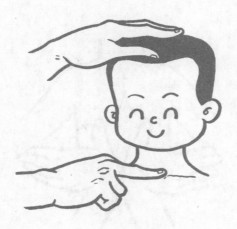

图 2-67 天突穴

急、咳喘胸闷、恶心呕吐等。

2. 膻中穴

[部位] 前胸部正中线上,两乳头连线的中点,平第 4 肋间。

[手法操作] 用两手拇指自穴中向两旁分推至乳头,称为分推膻中(图 2-68);用指端揉,为揉膻中(图 2-69);用示中指自胸骨切迹向下推至剑突名推膻中。其中,分推膻中偏于宽胸理气,而揉膻中则偏于化痰的功效。

[功用主治] 宽胸理气,止咳化痰。主要用于各种原因引起的胸闷、吐逆、咳喘等。

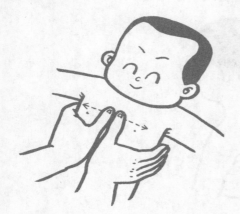

图 2-68 分推膻中穴

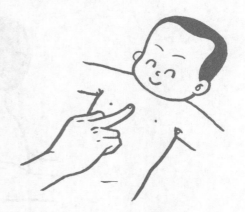

图 2-69 指揉膻中穴

3. 乳根穴(图 2-70)

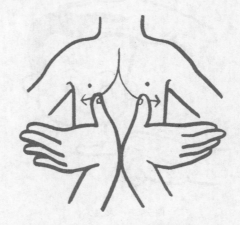

图 2-70　指端揉乳根穴

［部位］　乳头直下,肋骨间隙凹陷中。

［手法操作］　用指端揉,称为揉乳根。在操作时,可用拇指按住该穴位,示指或中指按住乳头旁(乳旁穴)揉,宽胸化痰的效果更好。

［功用主治］　宽胸理气,止咳化痰。可用于胸闷、咳喘、呕吐等病症。

4. 胁肋(图 2-71)

［部位］　从腋下两胁至天枢穴处。

［手法操作］　按弦走搓摩。见上节复式手法介绍。

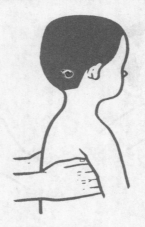

图 2-71　按弦走搓摩胁肋

[功用主治]　顺气化痰,消积除胀。用于小儿食积、痰壅等所致的胸闷、腹胀等病症。

　　5. 中脘穴(图 2-72)

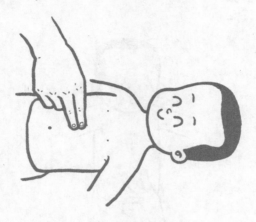

图 2-72　指揉中脘穴

　　[部位]　剑突与脐连线的中点。

　　[手法操作]　用指端或掌根按揉称为揉中脘;用掌心或四指摩称为摩中脘;自喉往下推至中脘称推中脘,又称推胃脘。揉摩中脘能健胃消食,而推中脘对呕恶等胃气上逆的病症效佳。

　　[功用主治]　健运脾胃,消食和中。用于小儿腹胀、食积、呕吐、泄泻、食欲缺乏、嗳气等消化系病症。

　　6. 神阙穴(图 2-73)

　　[部位]　肚脐。

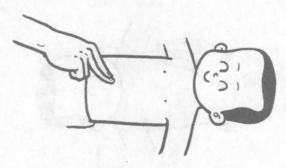

图 2-73　指揉神阙穴

［手法操作］ 用指端或掌根揉,称为揉脐;用手指或手掌摩称为摩脐。

［功用主治］ 健脾和胃,消食导滞,补益气血。多用于腹胀、腹泻、食积、便秘、肠鸣、吐泻等。

7. 天枢穴(图 2-74)

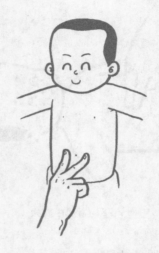

图 2-74　指揉天枢穴

［部位］ 脐旁 2 寸处。

［手法操作］ 用揉法,称为揉天枢。临床上多与脐同时操作,可用中指按脐,示指与环指各按两侧天枢穴同时揉动。

［功用主治］ 疏导大肠,理气消滞。多用于小儿腹泻、便秘、腹胀、腹痛、食积。

8. 丹田穴(图 2-75)

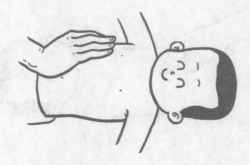

图 2-75　掌揉丹田穴

[部位]　小腹正中。

[手法操作]　多用揉法或摩法,称为揉丹田或摩丹田。揉丹田对小儿尿潴留效果较佳。

[功用主治]　培肾固本,温补下元,分清别浊。可用于小儿腹泻,腹痛,遗尿,脱肛,疝气,尿潴留,先天不足而致发育不良等。

9. 肚角(图 2-76)

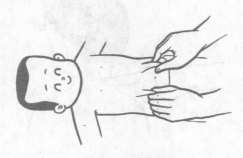

图 2-76　拿肚角

[部位]　脐下 2 寸旁开 2 寸大筋。

[手法操作]　用拇、示、中三指做拿法,为拿肚角;用指端按称为按肚角。按、拿肚角是止腹痛的要法。这种手法刺激较强,故拿 3~5 次即可。为防止小儿哭闹影响手法操作的进行,可在其他手法操作完毕后,再进行这种手法治疗。

[功用主治]　止痛止泻。多用于小儿腹痛、腹泻。

四、项背部的穴位

1. 肩井穴(图 2-77)

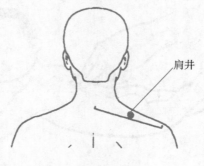

肩井

图 2-77　肩井穴

[部位]　在大椎与肩峰连线的中点,肩部筋肉处。

[手法操作]　用拇指与示中指用力提拿,称为拿肩井;用指端按或揉称为按肩井或揉肩井。临床中多用于治疗结束后的手法,即总收法。

[功用主治]　宣通气血,发汗解表。用于感冒,惊厥,上肢抬举不利。

2. 大椎穴(图 2-78)

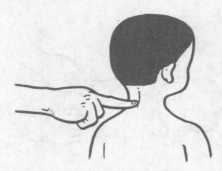

图 2-78　大椎穴

[部位]　在第 7 颈椎脊突下凹陷中。(低头时项部的突出隆起下)

[手法操作]　用指端揉,为揉大椎;或用屈曲的示、中两指蘸清水在穴位上提捏,至局部皮下出现轻度淤血为止,这种手法为提捏法。

[功用主治]　清热解表。多用于外感发热、项强、咳嗽。

3. 脊柱(图 2-79)

[部位]　大椎穴至长强穴(尾骨端)成一直线。

[手法操作]　用示、中二指面自下而上直推,称为推脊(图 2-79),这种手法有清热功效;用捏法自下而上称为捏脊。小儿捏脊是临床中较为常用的保健手法操作。在捏脊前一般先在背部轻轻按摩几遍,使肌肉放松。捏脊一般捏 3～5遍,每捏三下再将背脊皮提一下(增加刺激强度),称为捏三提一法。

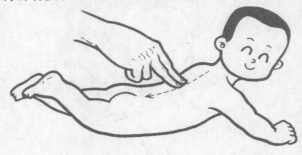

图 2-79　推脊

[功用主治] 调和气血,平衡阴阳,疏通经络,强身健体。用于小儿疳积,腹泻,腹痛,惊风,夜啼,发热等病症。

4. 七节骨(图2-80)

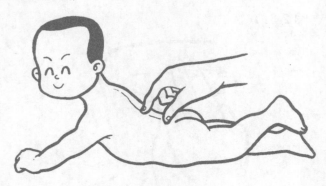

图2-80 推七节骨

[部位] 第4腰椎(平髂脊)至尾椎骨端成一直线。

[手法操作] 用拇指桡侧面或示中指面自下而上做直推,称为上推七节骨,相反,自上而下称为下推七节骨。

[功用主治] 上推温阳止泻,下推泻热通便。用于腹泻、便秘、痢疾等。

5. 龟尾(图2-81)

[部位] 尾椎骨端。

[手法操作] 用拇指端或中指端揉,称为揉龟尾。

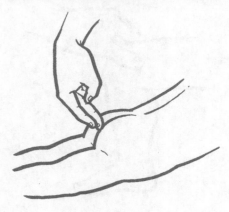

图2-81 揉龟尾穴

[功用主治] 通调督脉,调理大肠。用于泄泻、便秘、脱肛、遗尿。

五、下肢部的穴位

1. 箕门穴(图 2-82)

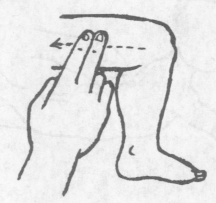

图 2-82 直推箕门穴

[部位] 在大腿内侧,膝盖上缘至腹股沟成一直线。

[手法操作] 用示、中指自膝盖上缘向腹股沟做直推,称为推箕门。

[功用主治] 利尿。多用于小便赤涩不利,尿闭等症。

2. 百虫窝(图 2-83)

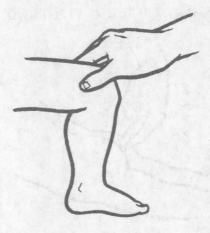

图 2-83 拿百虫窝

［部位］ 膝盖上内侧的肌肉丰厚处。

［手法操作］ 用拿法或按法,称为拿百虫或按百虫。

［功用主治］ 通经活络,止痹痛。多用于下肢抽搐、瘫痪或痹痛。

3. 膝眼(图 2-84)

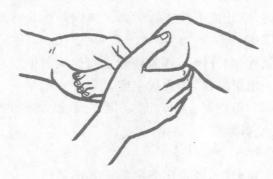

图 2-84 按膝眼

［部位］ 膝盖上的凹窝中,内侧的为内膝眼,外侧的为外膝眼。

［手法操作］ 用按法,称为按膝眼。

［功用主治］ 活络定惊。多用于小儿惊风抽搐或下肢的痿软无力。

4. 委中(图 3-15)

［部位］ 膝盖后弯,即腘窝中,腘横纹的中点。

［手法操作］ 用拇示指端提拿钩拨腘窝中的筋腱,称为拿委中。

［功用主治］ 活络定惊。多用于小儿惊风抽搐或下肢的痿软无力。

5. 足三里(图 2-85)

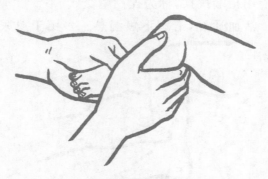

图 2-85 指揉足三里

[部位]　小腿前外侧,外膝眼下三寸(小儿手指并拢,约三横指宽),距胫骨前缘一横指。

[手法操作]　用按法或揉法,称为按足三里或揉足三里。

[功用主治]　调理脾胃,调和气血,通经活络。多用于消化系统疾病,如腹胀,腹痛,泄泻,呕吐或下肢痿软无力。本穴是小儿保健要穴。

6. 丰隆(图 3-15)

[部位]　小腿外侧,外踝与膝盖外侧之间连线的中点。

[手法操作]　用指端揉,称为揉丰隆。

[功用主治]　和胃化湿。本穴是运化痰湿,祛痰湿的效穴。主要用于痰涎壅盛,咳嗽气喘等病症。

7. 阴陵泉(图 3-15)

[部位]　在小腿内侧,胫骨内侧髁后下方凹陷中。

[手法操作]　用按法或揉法,称为按阴陵泉或揉阴陵泉。

[功用主治]　健脾利水,通利三焦。多用于腹胀,泄泻,痢疾等肠胃疾病和小便不利,失禁等病症。

8. 承山穴(图 3-15)

[部位]　小腿肚,腓肠肌腹下凹陷中。

[手法操作]　用拿法,称为拿承山。

[功用主治]　疏筋活络。主要用于腿痛转筋,下肢痿软。

9. 三阴交(图 2-86)

[部位]　小腿内侧,内踝上三寸(小儿自身约三指宽)。

[手法操作]　用指端按揉,称为揉三阴交。

[功用主治]　活血通经,清利下焦湿热。多用于遗尿,癃闭,小便淋沥

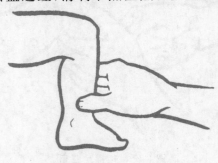

图 2-86　指揉三阴交穴

不畅,惊风,消化不良等病症。

10. 解溪穴(图 2-87)

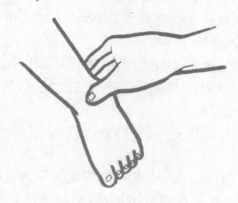

图 2-87 指端揉解溪穴

［部位］ 踝关节前横纹中,两筋之间的凹陷中。

［手法操作］ 用指甲掐或指端揉,称为掐解溪或揉解溪。

［功用主治］ 活络定惊。主要用于小儿惊风,吐泻不止,踝关节屈伸不利。

11. 昆仑穴(图 3-15)

［部位］ 外踝后缘和跟腱内侧的中间的凹陷中。

［手法操作］ 用掐法,称为掐昆仑。

［功用主治］ 定惊。用于小儿急慢惊风。

12. 涌泉穴(图 2-88)

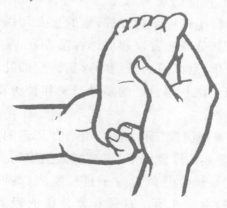

图 2-88 指揉涌泉穴

[部位]　足底部,屈趾时,足掌心前正中凹陷中,相当足底2、3趾趾缝纹头端与足跟连线的前1/3与后2/3交点上。

[手法操作]　用拇指面向足趾方向推,称为推涌泉;用指端揉,称为揉涌泉。

[功用主治]　推法能引火归元,退虚热。主要用于五心烦热,烦躁不安等症;揉法能治吐泻,从理论和临床中看,揉左可止吐,揉右可止泻。

第五节　西方抚触疗法的兴起与发展

抚触,源于英文的 Touching,也译为按摩。作为一种新的婴儿护理技术,它始于20世纪50年代的西方国家,开始时是针对早产儿,因其良好的功效而在临床推广应用,在欧美等发达国家已成为医院日常护理的一部分。1991年,美国成立了世界上第一个抚触科研中心。近年来传入中国,2001年中国第一家获得美国抚触科研中心、中华医学会儿科分会和中华护理学会,以及卫生部权威认证的强生标准抚触室在北京妇产医院挂牌。这一新的护理技术在中国蓬勃发展起来。目前全国省会城市的妇幼保健院均建立了强生婴儿抚触室。

我们可以通过几位当时较为有名的医务工作者的临床实践和研究,来了解抚触疗法在西方的发展史。

最初,美国一位叫威尔汉姆·里奇的人通过对人体能量场的研究发明了人体疗法。他还发现了一个有趣的现象,即将骨盆和肩膀前屈,使身体呈弓形,这样身体便处于兴奋的反射状态。这些发明和发现后来为其长女所接受并在此基础上进行了进一步的发挥,他的长女即医学博士伊娃·里奇。伊娃·里奇是美国自然分娩教育家和群体疗法专家,早年她是私人开业、帮助家庭分娩的乡村医生,后来成为纽约哈莱姆医院的儿科住院医生,而本身她自己也是一位母亲。她利用自己的多种身份和经历积累了丰富的临床经验(图2-89)。

1952年,她在哈莱姆医院工作期间,她结合父亲的人体疗法,利用人体反射状态的理论,为婴儿按摩发明了一种"蝶式抚摩",并将其称为生物体能医疗法。其基本方式是让婴儿侧过身子自然蜷曲,类似于在子宫中的胎儿姿势,然后对其进行轻微的抚摩。这种抚摩动作的轻微程度以不能拂去蝴蝶双翼上的鳞屑为标准。伊娃·里奇认为,在婴儿处于身体或情绪上欲有

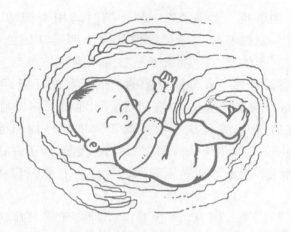

图 2-89　骨盆和肩膀前屈，身体处于兴奋的反射状态

所反应的状态时，周围环境给予他及时的回应，可以使婴儿感受到来自外环境的关爱，可防止婴儿形成孤僻冷漠的性格。她认为，大面积的身体接触是最好的自然疗法，例如可以把婴儿抱在臂弯里轻轻晃动。而在为婴儿进行按摩时，充满感情、温柔亲切是非常重要的，同时可以柔声地同孩子进行交谈。伊娃·里奇每天为许多羸弱的早产儿进行这样的抚摩。她惊喜地发现，在她的按摩下，这些早产儿没有一例死亡，像肺炎等并发症也极少发生，相反却一天天地变得活泼，体重逐渐增加，发育状况甚至超过了顺产的小儿。大量的临床实践证明了伊娃·里奇按摩术的神奇效果。于是在工作中她倡导早产儿保育箱应当放在母亲的床边，使母亲与小儿能够时时进行交流，并教母亲们按摩的方法，以使她们在出院后仍能继续为婴儿按摩。后来她奔走于世界各地，积极宣传和推广自然分娩和婴儿按摩术。

　　伊娃·里奇博士的婴儿按摩术引起了西方许多从事理疗工作的医务人员的兴趣，于是在临床上广为推行。但这种疗法开始时只是针对早产儿，应用范围很局限。后来通过许多人的实践和研究，发现按摩对于那些身体有残疾或发育迟缓的婴儿，或者过于敏感或者神情冷漠、反应迟钝的婴儿等都有很好的疗效。他们比接受常规护理的婴儿神经系统发育更快，体重增加，智商也较高。于是，婴儿按摩术，即通称的抚触疗法开始扩大了应用范围。

　　1975 年，美国的女医生露丝·赖思博士研究并发明了赖思婴儿感觉运动刺激技术，也被人称为"爱心触动方案"，即在柔和按摩的基础上，增加了摇摆等环节，以更好地对婴儿的各种感觉进行刺激，使其运动功能、身体的协调性得到更好的锻炼。她说"花一刻钟的时间用来摇动、抚摩或轻拍婴儿,每天只要 4 次,就能够极大地帮助他发展协调运动的能力,从而提供学习的机会。"澳大利亚的理疗专家亚奎·叔维尔则将按摩与其他的一些技术协调应用,如为婴儿提供一些他所熟悉的类似子宫的环境,可以把他放在弹性垫子上玩耍,或在温暖的浴盆中洗浴等。他通过对多动症及西方孩子常有的腹绞痛病症的研究,发现这些孩子对于周围的环境和他们自己的身体过于敏感,因此建议父母在孩子有紧张症状时,抱起孩子并让他采取蜷曲姿势,头低垂贴向胸部,膝盖弯曲贴紧腹部。这样可有效减轻孩子的肌肉紧张症状。

　　随着临床实践的深入研究,医务工作者们发现抚触疗法对于患有自身免疫疾病、皮肤病、哮喘、病毒性肝炎等疾病的婴儿亦有意想不到的疗效,而应用于健康的婴儿呢?结果发现,接受抚触的婴儿在各方面的发育指标明显超过了没有接受抚触的婴儿。抚触疗法逐渐为西方各国的人们所接受和应用,人们很清醒地意识到了抚触对于小儿身体和心理发育的重要意义。抚触早已不再限于早产儿或身体及精神存在问题的婴儿,而是扩大到任何健康的婴儿;而且接受抚触的小儿亦不仅仅限于新生儿,而是包括婴幼儿在内甚至学龄期的儿童。目前在许多国家抚触疗法已被认为是对婴儿健康最有益、最自然的一种医疗技术,并开展了多方面的研究。在欧美诸国,它已经成为新生儿日常护理的一部分。1991 年,美国成立了世界上第一个抚触科研中心——迈阿密大学医学院抚触科研中心(TRI),专门对抚触按摩这一疗法进行基础和临床应用的研究。多年的研究表明,按摩有利于婴儿的发育,能增强婴儿免疫力和应激力,促进食物的消化和吸收,并减少婴儿的哭闹等。

　　西方国家的这种抚触疗法作为一种新的婴儿护理技术,随着东西方文化的交流,逐渐传播到东方。1995 年,美国强生公司率先把婴儿抚触这一婴儿护理概念引入中国,并得到中华儿科学会、中华医学会、中华护理学会的认可和推荐,在全国范围内积极推广和应用。2001 年,中国第一家获得美国抚触科研中心、中国权威部门认证的强生标准抚触室在北京妇产医院挂牌。标志着这一新的护理技术在中国蓬勃发展起来。目前全国重点省会城市的妇幼保健院均建立了强生婴儿抚触室。并在全国近百座城市对相关医护人员、新妈妈们进行了培训和指导,使这一护理观念深入人心。

第六节 小儿抚触按摩的意义

综观传统按摩与新兴抚触这两种名称相似的治疗方法,我们会发现许多异同点:相同的都是运用手法与小儿的皮肤接触,给予一定的刺激。不同的是,传统小儿按摩是在中医学脏腑经络等基础理论的指导下进行的防病治病的方法,强调手法及部位的准确性;而抚触疗法没有这些,更强调一种情感的交流和促进心理的健康发育。二者的侧重点不同。本书所介绍的按摩方法对二者进行了有机结合,强调了倾注情感的按摩,摒弃了通常抚触法中一把抓、无重点的按摩方式,吸取了中医学经络腧穴的理论优势,并结合了中国传统小儿按摩的特色。我们可以称这种集中二者优点的按摩方法为抚触按摩法,她对于小儿身心的健康发展,将起到更为积极的作用。

一、身体按摩——防治疾病,促进身体的健康发育

比较强调部位手法的传统中医按摩学认为,按摩可以舒筋通络,活血祛瘀,滑利关节,缓解疼痛;能够运行气血,平衡阴阳;能够调整脏腑功能,健脾和胃,健脑安神等,而保健性质的按摩则可以扶助正气,明显增强人体抗病能力。按摩的适应证也非常广泛,在 20 世纪 50 年代后期,按摩的临床应用范围便涵盖了骨伤科、儿科、内科、外科、妇科等,能够治疗的疾病有 70 多种,其中儿科病症有小儿腹泻、惊风、脊髓灰质炎后遗症、脑瘫等。随着临床实践的发展,按摩的适应证范围不断扩大,到现代临床各科病症已多达百种,而可以治疗的儿科疾病有 80 种以上。

在对家兔的按摩实验研究中可发现(图 2-90),家兔两侧的跟腱被剪断后,再用丝线缝好,术后两周,左侧做揉捏法按摩,右侧不按摩作为对照。八周后,在电子显微镜下观察到,按摩侧的细胞成分多于对照侧,异物肉芽肿包裹较好,说明按摩可加速创伤组织的修复,促进愈合。现代实验还表明,按摩的摩法、擦法、搓法,均可清除衰老的上皮细胞,改善皮肤呼吸,有利于皮脂腺和汗腺的分泌,增加皮肤的弹性和光泽度。而对于小儿按摩的研究则表明,可以促进和调节小儿形体的发育等,例如应用现代科学技术对小儿捏脊法进行研究,证明捏脊能使大脑皮质自主神经活动过度得到改善,使消化液消化酶分泌增加,血清蛋白氮存留率增加,活跃造血功能,并能调节机体酶活力,改善小肠吸收功能,提高人体免疫力。再如"摩腹"手法,它在小

儿按摩临床中应用也很广,研究认为这种腹部的按摩手法不仅具有调理脾胃之功效,而且能对全身各个组织、器官起到调整和促进作用,是整体的治疗方法。其机制绝不是局部受到机械刺激所致,而是通过神经、体液因素,反射性地提高机体的防御功能,同时与经络的传导作用也有一定的关系。

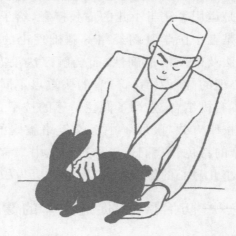

图 2-90 家兔的按摩实验研究

传统按摩术比较注重按摩手法和按摩部位,实验与临床实践都证明,在治疗相同的疾病时,使用不同的按摩手法或者按摩不同的部位,其治疗结果是不相同的。而在传统中医学的经络脏腑等理论指导下,按摩穴位区与按摩非穴位区相比,前者所带来的疗效要远远高于后者。例如按摩足三里穴对胃运动和分泌功能的影响远较足三里周围非穴区大。

在西方兴起的抚触疗法中,科研人员也做了大量的研究工作,表明抚触有镇静作用,能改善婴儿睡眠,能刺激和有助于血循环、心脏功能、呼吸,并能增强消化功能,增加迷走神经的活动,增加机体的体液和细胞的免疫功能,提高婴儿免疫力,促进婴儿的健康成长。中国北京儿童医院儿童保健中心主任刘纪平教授的研究结果则表明,抚触可促进婴儿生长及智能发育,并且起始的月龄越早,效果越好。这一成果在世界儿科大会上做了介绍。研究人员把 300 多个 0—6 个月的健康婴儿随机分成两组,其中 1 组的婴儿家长接受了抚触培训。家长第一次抚触在抚触中心完成,以后在家中进行,每个月到医院的抚触室面授一次。他们每天在家中给婴儿做 2～3 次抚触,每次 15～20 分钟,连续 3 个月。医务人员定期为这些小孩子测智力、身高、体重、头围和胸围,6 个月时则测血红蛋白和微量元素。结果发现,接受抚触的 0－2 个月的小儿,智能发育指数平均分比没有接受抚触的小儿高 74 分,心理运动发育指数高 58 分。抚触过的孩子体重和胸围也增长快,睡眠状况好,反应更灵活;没有接受抚触的孩子贫血发生率高,而贫血恰恰是影响智力发育的因素。

　　总之,通过对身体的抚触按摩,能够防治疾病,促进身体的健康发育(图2-91)。

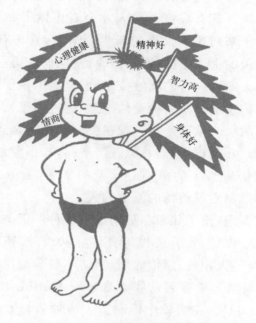

图 2-91　抚触按摩的益处

二、心灵按摩——交流情感,促进心理的健康发展

　　人生活在这个世界上,除了有一定的物质需求外,还有精神上的需求。从某种意义上说,人之所以为人,精神上的需求要远胜于物质上的需求。正像世界卫生组织对于健康所下的定义一样,所谓的健康,不单单是躯体的一种健康无病状态,还包括心理健康:能够积极适应社会(人际交往),与外部世界保持协调,充分发挥人的社会功能,无心理社会发育偏离,无情绪和行为障碍及心理疾病。在实际生活中,我们认为一个人的心理健康要远比躯体健康的意义更为重大。随着社会经济的发展,越来越激烈的竞争环境,使得人们心理压力越来越大,相应产生的心理问题也越来越多,甚至有学者提

出,现代社会中 80% 以上的疾病都与精神因素密切相关。毫无疑问,21 世纪,心理疾病将成为影响人们生活质量的罪魁祸首,而心理医生将成为新世纪热门职业的说法也毫不夸张。以往对于下一代的培养,父母们往往非常重视孩子技能、智商的培养,在孩子的教育上花费很大的人力、物力、财力,从物质上尽可能地满足孩子,但却在对孩子的性情、为人处事、人生观的教育上有所忽略。而生活中大量的事实告诉我们,人的情商是给人带来快乐、带来成功的关键因素。具有高情商的人才会真正懂得如何面对生活,如何享受生活。所以对于来到这个世界的新生命来说,真正有意义的是我们教给他们一种乐观积极的生活态度,换句话说,使他们获得一个高情商。而从新生命呱呱坠地那天即可进行的抚触按摩,不但能给孩子一个健康的身体,我们温柔的手更会传递给孩子一种爱的信息,促进孩子情感的健康发育,成为培养孩子高情商的一个重要手段。现在我们在网络杂志等传媒中经常可以看到这样一个词,"心灵鸡汤"。看似诙谐不羁,却形象地说明了某种行为或对生活含义的领悟带给人的精神心理上的享受,类似于一种精神食品。抚触按摩恰恰就是煲制心灵鸡汤的温柔的火。

曾有学者研究发现,孩子如果在早期由于种种原因与母亲分离,除了会出现拒食、消化紊乱、夜惊、发育缓慢等身体症状以外,还会出现个性孤僻、脾气古怪、不容易与他人相处、感情脆弱、情绪不稳等情绪障碍和个人异常。1958 年,美国威斯康星大学著名动物心理学家 Harlow 博士著名的实验震惊了心理学界(图 2-92)。在实验中他制造了两种假母猴以代替真母猴,一个是由金属丝构成的圆筒,称为"金属母猴",另一个是在圆筒的外面盖上一层柔软的毛巾的"布母猴",这两个母猴都装有可供幼猴吸吮的奶瓶。笼子的设计可以让幼猴自己在两个"母猴"间自由选择接近哪一个。实验的结果是,不论布母猴是否供应食物,幼猴大部分时间都是与布母猴在一起度过的。当 Harlow 将一个上满发条的玩具熊放进笼内,那只单由布母猴抚养的幼猴会立刻逃回布母猴那里,并紧紧地抓住它。然后,它会大着胆子去探索这个"不速之客"。而那个单由金属母猴抚养的幼猴,一看到"怪物"不是逃向金属母猴,而是猛力地想把怪物推开,或是靠着笼子去摩擦身子。当将两只幼猴都与代理母猴分离一段时间后再放回原处,此时会发现,那只由布母猴抚养的幼猴回到原处似乎感到了一种安慰,依然保持对布母猴的依恋,而由金属母猴养大的幼猴并无类似的表现,也并未因见到"母亲"而安静下来。实验当中代理母猴抚养的其他条件都相同,唯一的区别是布母猴身上披着一层柔软的毛巾。于是 Harlow 博士推断,身体接触的舒适对心理行为的养成比食物起着更重要的作用。

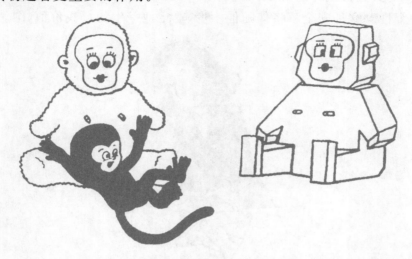

图 2-92 身体接触对行为的养成起重要作用

由此可见,母亲对孩子身体的爱抚有着积极重要的意义。实际上,根据科学家的研究结果,孩子从出生后就应该由母亲随身带着并经常喂奶。他们对动物的母乳成分研究发现,外出觅食时把后代留在巢穴里的哺乳动物,其母乳含的蛋白和脂肪比例较高,这样只能每 2～15 个小时给它的后代喂一次奶。随身带者后代外出的哺乳动物,奶的蛋白和脂肪含量要低些,能随时给他们的后代喂奶,也就是说,每 2～4 小时喂一次。他们同样又对人类母乳成分进行了研究,根据成分结果,他们得出结论,我们的孩子应随身带着和经常喂奶。

在非洲,婴儿几乎 90％ 的时间都是在妈妈身上度过的。而在西方国家,孩子仅有 16％～23％ 的时间在妈妈身上度过。在美国的孩子中,平均每 3 个就有 1 个是哭闹的。本不应常见的婴儿绞痛也成了他们所习以为常的小儿疾病。这些孩子经常会有一些如脚趾抓握、双臂扩展、手指攥成拳头等动作和受惊反应。实际上这都是小儿天生所具有的反射,旨在帮助小儿紧紧抓住妈妈的身体。那么这种与孩子经常性的亲近抚摩是否会使孩子养成过分依赖父母,抱住父母不放的习惯呢?美国弗吉尼亚大学玛丽·安斯沃斯博士的研究却发现,绝大多数与妈妈身体接触感到愉快的孩子,并不依赖于妈妈,被携带很久的宝宝,让他躺下休息,也会十分满足。这种孩子在

1岁大时,最能顺利离开妈妈开始独立活动。实际上,婴儿期最需要被珍惜和被爱,对其进行充分的抚触,会使孩子感觉安全、自信,进而养成独立、不依赖的个性。这种安全感将伴随他一生,奠定他一生的自我价值(图2-93)。

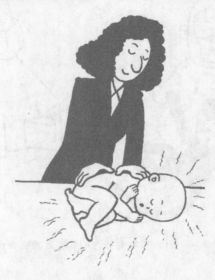

图2-93 抚触有助于养成独立个性

前文提到的美国自然分娩教育家和群体疗法专家伊娃·里奇曾充满深情地说,"抚摩就是一种爱,通过手、通过肌肤、通过所有的感觉器官的接触所获得的一种人类之爱。"而长期从事婴儿护理工作的爱梅拉·奥克特则在临床中观察到,通过按摩,孩子会变得欢快活泼、面色红润,充满幸福和自信。而母亲也会心情舒畅,像欣赏艺术品一样欣赏自己的宝宝,对自己的宝宝更加关爱。在触摸的过程中,母子间直接的身体接触和情感的传递增进了母子间的感情,培养育儿的信心。对于那些剖腹产的婴儿,抚触还可以帮助消除剖宫产后的隔阂,建立更加深刻的亲子关系。在抚触按摩中,当父母看到和理解孩子的反应时,心里会感到无比欣慰并做出响应,而孩子又会报以回应,这样双方会由此建立起亲情互动的关系。她认为,"父母与婴儿之间,一旦通过按摩建立了亲密的关系和稳定的感情交流,那么在大多数情况下,药物就可以被按摩所取代。直接表达父母之爱的抚摩,能够促进孩子的平和放松,激发孩子的生长发育和自我恢复的潜力。处于发育阶段的孩子能从按摩中得到益处颇多,其效果甚至可以延续到他的整个一生。""早期所建立起的温暖和谐的母子关系及母子间的亲体维系,为孩子在以后生活中与他人真诚相处打下了基础。"德国的医学教育人士和体育理疗师巴巴拉·阿勒认为,"拥抱抚摩等身体接触都会给孩子以安全感,而这种基本的家庭温暖,对孩子的原始信任及其精神发育具有决定性的意义。""按摩不仅是治疗手法、皮肤接触的增强形式,也是对身体、智力和精神的一种刺激。"心理学专家的研究亦显示,在婴儿期即得到充分抚触的孩子,成长以后有强烈的自我意识感,更能应付情绪上的打击,通常都有较高的情商。

　　总之,抚触按摩对小儿的身心发育有着重要的意义。国内外专家多年的研究和临床实践证明了抚触按摩不仅仅是一种身体的按摩,有利于小儿的生长发育,它更是一种心灵的按摩,为孩子的健康成长浇灌了丰富的营养,对孩子的未来也必将起到不可估量的作用。

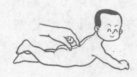 第三章
小儿日常保健抚触按摩法

第一节　抚触按摩的准备

一、环境（图 3-1）

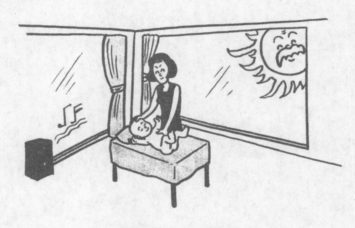

图 3-1　环境条件

抚触按摩应选择良好的环境。房间内应保持一定的温度（室温不低于22℃），不能过冷或过热，最佳的温度往往是人在房间里穿着短袖衣而感到足够暖和的时候；太阳好的时候尽量拉开窗帘，让日光照射进来，使室内保持良好的透明度。抚触按摩尤其是全身性抚触按摩，应是连续的过程，应尽量避免外界因素的干扰。保持清静、安宁的氛围，也会使按摩者与小儿充分享受抚触按摩所带来的乐趣。因此，可预先关好房门，关掉手机等通信设施。当然，为使按摩过程进行得平和愉快，也可低音调播放一些恬静轻松的

乐曲,能收到预想不到的效果。在炎热的天气,也可以在室外阴凉处进行抚触按摩,将小儿放在凉席上或垫有毛巾的稳固的平台上。当然,家中的地板也是按摩的好地方,因为按摩者可以坐下来,而且四周开阔,可以随意翻动小儿身体。

二、介质

小儿的皮肤尚未发育完全,皮肤中尚未形成足够的色素来抵御阳光的照射,皮肤的酸性护膜不稳定,皮肤的热调节功能亦不健全。另外,小儿皮肤比成人的要薄,缺乏角质层的保护,分泌的油脂也少,显得细腻娇嫩,故在接受抚触按摩尤其是全身性的抚触按摩时最好使用一定的介质,润滑的介质有助于按摩者的手掌平滑地在小儿身体上移动,以防粗糙地抚摩可能带来的不适感受,甚至损伤。在进行长距离的、稳定的、连续的按摩时也可以减少摩擦力。另外,一些油性质地的介质还可以滋润皮肤,防止皮肤干燥和减轻干燥症状。

可选择使用的介质种类很多,一般分为普通保健性介质和治疗疾病性介质两种。普通的介质通常为润肤油一类的护肤品或者天然油料,护肤类产品市场上很多,但最好使用香味不太浓、无色素的中性护肤品,如专为婴儿设计的强生婴儿润肤油。天然植物的油料往往味轻,易被皮肤吸收,能够滋养皮肤。与合成油料相比,对皮肤的刺激也要小得多。治疗性的介质通常有按摩乳、红花油、滑石粉、葱姜水等,可根据疾病性质的不同而进行不同的选择。由于小儿对寒热比较敏感,故在按摩前,按摩者要搓热双手,使用介质时应尽可能加温。如果抚触按摩过程中使用了按摩油,小儿身体会很润滑,因此在按摩结束后提起小儿时,一定要防止小儿从手中滑脱。可将小儿放在柔软的毛巾上进行抚触按摩,这样在结束后可直接用毛巾将小儿包裹好再抱起。

有些小儿为过敏体质,可能会对使用的介质发生不良反应。为防止意外的发生,可在抚触按摩前为小儿做介质的皮肤试验。方法是,在小儿手腕内侧或踝关节内侧涂少许准备使用的介质,20～30分钟后,观察是否出现皮疹或红斑等不良反应。为确保使用介质的安全性,了解是否有发生过敏的可能,可观察24小时。若经观察没有出现过敏反应和炎症,便可以使用这种介质进行抚触按摩。在抚触按摩的过程中,若出现斑疹或炎症等,要立刻停止使用。

三、体位

通常进行的抚触按摩可根据按摩部位的不同,而选择不同的体位。例如小儿可采取仰卧位、俯卧位等,按摩者则可采用盘腿坐、伸腿坐、跪坐等不同的姿势,主要应以小儿及按摩者的舒适方便为度。按摩者可以准备一个靠垫,或坐着或倚着,总之一定要保持自身的舒适。

四、时间

按摩时间应根据小儿健康状况、发育阶段的不同而不同。全身抚触按摩可每天进行 1~2 次,每次时间为 20~30 分钟;局部的抚触按摩可不拘时间,在小儿状态较好,不饥饿不哭闹的情形下随时进行。一天中的任何时候都可以进行抚触按摩,但在两次喂食之间,或喂食一小时后,往往是小儿按摩的最佳时间。因为刚喂食完即进行按摩,易引起小儿呕吐,而接近喂食时间按摩,则容易使小儿感到饥饿而不配合。通常的全身按摩可选择在小儿洗浴之后,此时小儿全身放松,准备好换的衣物、尿垫等放在一边开始按摩。抚触按摩可以滋润肌肤,因此浴后按摩是很自然的事情。小儿在满 1 周岁后,可选择在每晚睡觉前进行按摩,可有效提高小儿的睡眠质量。

五、按摩顺序

全身抚触按摩通常要按照一定的顺序进行。原则是由上而下、左右对称。依次顺序为头面、颈项、上肢、胸腹、腰背、下肢。抚触按摩时一定要左右对称,兼顾身体两边可促进小儿的感知平衡发展,若只按摩一边,会让人感觉不平衡,一边轻松,一边沉重,产生没有结束的错觉。具体操作可根据情况适当变通,以小儿最喜欢的部位开始,以他不喜欢的部位结束,但大原则不能变。

六、按摩力度

对小儿抚触按摩的力度,应根据小儿的年龄及按摩部位来定。新生儿的抚触手势一定要轻柔,而年龄大些的婴幼儿则要适度用力。如果小儿从未接受过抚触按摩,他会有一个适应过程,最初按摩时要轻柔,给其一个适应时间,待其适应后,则要适当用力。另外,不同的部位力度也不同,如新生儿的头部按摩应是摩挲而过,而肌肉丰满的部位如四肢、腰背则要有适当按摩力量。轻的按摩往往只是在皮肤表面轻轻抚摩，即通常说的摩挲，而真正意义上的按摩则是能够柔和推动皮下肌肉的活动。有力的手法按摩往往会为小儿带来自信。整体上，抚触按摩的动作应该保持和缓的节奏，以进行很好的情感交流。

第二节　抚触按摩注意事项

抚触按摩不是机械的操作，按摩的过程无论对于小儿还是按摩者（母亲、父亲等亲近的人或是医务护理工作者）都应该是一种惬意的、愉悦的享受过程。本章介绍的抚触按摩法，实际操作的方法简单易学，除了几处重要的按摩技巧外，不存在技术上的"对"与"错"之说，因为简单的抚触按摩包涵着不简单的意义——你的爱、理解和关怀，而这才是它的精髓所在。抚触按摩更注重与小儿的相伴一处，与他（她）保持身体的接触和情感的交流。因此，为了使按摩过程进行顺利，应该注意以下几点。

一、按摩者自身的情绪要保持愉快平和

研究与临床实践证明，按摩过程是一种微妙的能量传递的过程，这种能量虽然肉眼看不到，但却能实实在在地感受得到。按摩者与被按摩者在能量场中还可以相互影响。因此，按摩者应持有一种平和愉悦的心情去触摩孩子，满怀关心与爱心，这样会将正面的良好的信息传递给他，自然会使其安静而舒适。相反，若按摩者情绪不佳，处在疲倦不堪或焦躁不安状态的时候，不应当去给予孩子抚触按摩。孩子对于按摩者的情绪是极其敏感的，这种负面的不良的信息会直接通过按摩者的手传导给孩子，使其也变得不安。事实证明，愉快的抚触按摩的过程不但会给孩子带来舒适，也会给按摩者带来心灵的安宁与舒适。二者是互通、互动的。因此，对于那些因为孩子哭闹不已、因为烦琐地料理孩子而身心疲惫的年轻父母们，在心情平静的时候，不妨试着去给孩子做一下抚触按摩，相信会由此给你们的心情带来一个大转变。在为小儿开始抚触按摩之前，建议父母们先花点时间放松一下自己，松弛肌肉，消除杂念，以便全身心地投入按摩工作中。可采用以下放松练习。

1. 盘腿而坐，双手合十，闭上双眼，深吸一口气，待腹部鼓起后屏住气几秒钟，然后缓缓呼气。

2. 睁开双眼,解除合十状态,双肩向后旋扭几次,再向前旋扭几次。全身放松,双臂自由甩动几下。

这里需要特别提出的是按摩者的休养问题。因为小儿自出生后就应当给予经常的抚触按摩,而母亲与孩子有着先天的能量联系,出生后的一定时间,小儿仍处在母亲的能量场中。因此,母亲是担当这一任务的最佳人选。而喂养料理孩子常常导致母亲睡眠不足,处在疲倦及精神不佳的状态。换句话说,母亲自身的能量场处在削弱状态,她自身也需要补充能量。只有母亲精力充沛,才能更好地去照顾关爱孩子。因此,母亲的休养也是很重要的问题。除了合理充足的膳食营养外,应得到及时的休息。泡泡热水澡、听听轻松的音乐或是美美地睡一觉都是很好的选择。而丈夫及家人给予妻子的关爱则显得尤为重要。疲倦的妻子需要身体的休息,更需要精神感情的支持与爱抚。按摩在此时,又可发挥重要作用。丈夫或家人可以经常适时为妻子按摩,缓解肌肉紧张,使其全身心地放松,为妻子实施按摩实际也是间接地输送能量给孩子。

二、初次为小儿抚触按摩应选择最佳时机

小儿的初次按摩体验很重要。当我们第一次为小儿进行全身抚触按摩时,应当选择一个最佳时机,尽可能地使小儿感到舒适惬意。这样做的目的是为了使小儿能将抚触按摩与轻松愉快的感觉联系在一起,形成一种本能反应。为以后日常要做的抚触按摩奠定良好的基础,也能够使其在哭闹不安的时候,很快平静下来。因此,第一次的按摩通常选择在小儿清醒和高兴的时候进行。因为是初次,所以按摩者应注意手下的力量,要尽量轻柔,不可因用力过大引起小儿的反感情绪。按摩的同时,应密切注意小儿的表情,以了解我们手下的刺激程度,从而适时调节。通常,按摩者与小儿对于抚触按摩都有一个适应过程。刚开始可以连续试做三四天,逐渐地大人感到信心十足、小儿也感到舒适了以后,就可以将抚触按摩作为日常护理的一部分而坚持做下去了。

三、抚触按摩要灵活

小儿不会像成人一样做事情懂得如何配合。在抚触按摩的过程中,他(她)极有可能要活动自己的身子,甚至伸展四肢,要翻转过来。这时可不必教条固执,非要按原来的顺序按摩。可以顺势调节到小儿意愿的姿势,继续

按摩最方便接近的部位,但仍要掌握一个从上而下的顺序。待到完成这一部分按摩后,可再回过头来补上刚才遗漏的部分。

抚触按摩的过程是一个双方都身心愉悦的交流过程。按摩者应当尽可能地与小儿保持眼神交流,愉悦地凝视他(她)。这样可以消除小儿的顾虑,增强孩子的自尊心。小儿向你微笑时,一定要用微笑回应,小儿欲啼哭时,一定要及时抱起来安抚。眼睛是心灵的窗户,通过灵活闪动的眼睛来达到内心世界的交流。这是按摩中灵动的部分,用慈爱欣喜的目光告诉孩子我们有多么爱他(她)。这种充满爱的目光如同无形的温暖的手,轻轻抚摩小儿的心灵。我们也很赞成在抚触按摩的同时,同小儿进行适时的交谈,可以告诉他(她)正在按摩部位的名称,可以问他(她)的感受如何等。这样令人愉快的按摩过程的结果,必然会是小儿健康活泼地成长。

全身抚触按摩应当与局部按摩有机结合。在小儿身体不适于全身按摩时,可实施局部按摩。如几个保健要穴的按摩或是特定部位如耳、手掌、足底的按摩。

四、特殊小儿的抚触按摩

抚触按摩适用于每个小儿,无论他是健康的还是存在生理上的障碍。每个小儿都有每个小儿自己的特点和需求。因此,建议年轻的父母们多与小儿进行交流,以了解孩子的所需。小儿有与人交往的强烈愿望。即使他(她)还很小,也会对你的声音和抚触做出反应,你要用声音和抚触把你对她的感情传达给他(她)。一旦小儿知道你在做什么,就会以他自己的方式做出回应,等你了解到小儿的反应并做出回应时,就和孩子建立了"交流",这远远要早于孩子使用语言的交流。为了鼓励小儿发展交流技巧,父母们可以经常与孩子进行"交流"练习,如发出声音、做出表情、进行抚触等,让他做出反应,并不断地对孩子的反应做出回应。这样做,父母与孩子都会获益匪浅。在密切关注照顾孩子的过程中,父母往往会了解到小儿的活动节律,什么时候需要安静,什么时候需要刺激;在日常抚触中,孩子喜欢什么样的手法,是轻抚还是稍有力的按抚等。由此可以根据小儿的反应做出相应的回应,以满足小儿不同的需要。

有些小儿从一开始就喜欢被人抚触按摩,有些要经过几天才能习惯,而有些小儿几个星期都不会适应,尤其是新生儿。新生儿因为刚出生不久,在出生过程中,头部通常会受到产道的强力挤压而有不同程度的损伤,在出生后一定时间内,会有不适的感觉。难产、产伤、脐带绕颈的小儿尤其如此。因此,新生儿应避免头颈部的按摩。抚触时如果小儿表现出不高兴或哭泣,可以改用别的手法,如果还不行,就要停止,用毛巾将小儿包裹后抱起来,轻轻安抚,使其安静下来。可以在小儿放松后再试,或改天再试。

有的小儿很敏感,而有的则反应较慢一些。他们会根据自己的感觉系统有不同的要求,或需轻抚,或需重按。存在感觉障碍的小儿,无论是听觉障碍、视觉障碍还是触觉障碍,为了让他们最有效地发挥天赋能力,都应该多进行抚触以刺激使其产生反应。对于触觉反应迟钝的小儿尤其要用重压手法。对于听觉障碍的孩子,在抚触过程中一定要不停地与他(她)说话以刺激听觉能力。告诉孩子你在做什么,帮助孩子把语言声音联系到动作上。而对于视觉存在障碍的小儿来说,抚触按摩则显得尤其重要。因为触摸是这些孩子与外界进行交流的一条重要途径。通过抚触,让孩子感到舒适与安全,使其了解自己的手脚有多长,自己的身体是什么样子的,在被抚触的同时,孩子也学会了主动触摸来与别人进行交流,从而来了解周围的世界。为视觉障碍的小儿进行抚触按摩时,应尽可能地保证总有一只手与孩子的身体保持接触,并和他(她)说话以使其安心。

五、按摩者应注意的细节问题

小儿皮肤娇嫩,因此按摩者应注意勤修剪指甲,在按摩时应摘除戒指等首饰物,以防在抚触按摩过程中划伤小儿。如果因为某种原因要留长指甲,在按摩时则要尽量用指腹接触小儿。

全身抚触按摩往往要暴露大部分的皮肤。裸露的小儿很容易丢失体温,使用按摩油往往也会降低体温。因此,应注意保持房间的温度,尤其在冬季。对于身体素质比较柔弱的小儿,应适当遮盖不按摩的身体部位。而对于比较健壮的小儿,可使其皮肤暴露。在日本的幼儿园阶段的教育中,就有耐寒训练的内容。事实也证明,经过耐寒训练的小儿,其体格发育较温室生长的孩子健壮,同样的气候环境中,患病概率较小;同时其心理发育也较成熟,吃苦耐劳的精神要优于别的孩子。

第三节　日常保健全身抚触按摩

全身抚触按摩是在小儿状态良好的情况下,在相对较长时间内,运用各种抚触按摩手法为小儿进行的连续的全身按摩。通常在洗浴后进行,既是身心保健的一个重要手段,也为对小儿全身情况进行观察提供了良好时机。全身抚触按摩的时间是母子共度的美好时光。

一、全身放松抚摩

在全身的抚触按摩之前,可先对小儿进行全身的放松抚摩,即轻柔地摩挲。同时可温柔地同孩子对话,告诉他(她),我要为你按摩了,你喜欢吗？抚摩由上而下,从头面而至上肢、肩部、胸腹、下肢和足部。这种全身的由上而下地泛泛抚摩可使小儿从潜意识中形成一种适应和准备,亦可使按摩者从小儿的表现反应中了解小儿目前的情况,如是否很乐意接受按摩。如果小儿表现不耐烦或是开始啼哭,应停止按摩,弄清楚小儿啼哭的原因,是饥饿还是别的身体不适等造成的。若小儿看上去很惬意的样子,则是一个良好的可以开始按摩的信号。

二、全身抚触按摩

(一)头部按摩

1. 方法:以百会穴为圆心,用一只手掌轻轻摩挲头顶,做环形运动(图3-2)。按摩者可以感觉到手掌心有热感。然后以两手拇指分别按住两侧攒竹穴,轻微施力按压几秒钟,其余四指分散头侧部,由两侧攒竹穴开始,拇指分别交替推向额头前发际处。再由攒竹穴开始同时横向推向两侧太阳穴,并在太阳穴稍停留按压几秒钟,亦可轻轻揉动太阳穴(图3-3)。

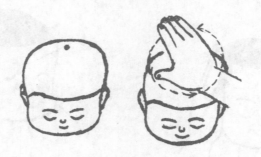

图 3-2　头部按摩

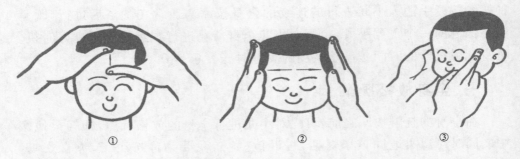

①　　　　　　　　　②　　　　　　　　　③

图 3-3　按摩头部其他部位

2. 重点部位:太阳穴。头顶施力适当,百会穴的圆心位置在按摩时应当定准,至少不能偏差太大。

(二)面部按摩

1. 方法:面部按摩以揉法为主。

①眼周部的按摩:双手拇指分别按压睛明穴几秒钟,然后由睛明穴开始,拇指同时先沿眉毛方向由内而外推向两侧(图 3-4),止于太阳穴。再沿下眼眶方向由内而外推向两侧,亦止于太阳穴。整个按摩环绕眼周,一上一下,如同眼保健操的做法。做完后,可单用拇指或示指轻揉或按压眼周部的穴位(图 3-5)。

②颊部口唇按摩:以双手托住两腮,拇指从睛明穴开始,沿鼻梁根部纵向下按摩,经鼻翼外侧(迎香穴)至口角部(地仓穴),然后双掌心轻揉双颊,掌根部从下颌中央沿下颌骨向两侧推摩至耳根(图 3-6)。

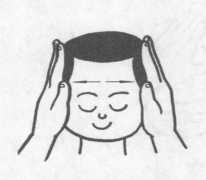

图 3-4　推坎宫

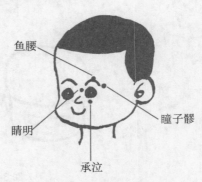

鱼腰

睛明

承泣

瞳子髎

图 3-5　眼周穴位

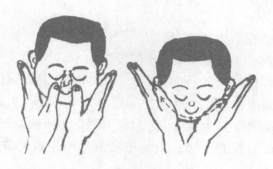

图 3-6　颊部唇部按摩

2. 重点部位:睛明穴、迎香穴、颊车穴。点揉鼻翼两侧的迎香穴可很好地预防小儿感冒,而沿下颌经颊车穴至耳根的按摩,即沿小儿牙床的按摩可有效减轻小儿牙齿发育时的疼痛不适感。

(三)颈肩部按摩

1. 方法:双手由耳部顺势而下,轻抚脖颈,然后过渡到双肩部。肩部按摩以揉捏为主(图 3-7)。由内向外侧按摩至胳膊。在按摩肩关节的时候,可一只手轻抬该侧胳膊,另一只手揉捏肩关节。应注意抬胳膊及用力以轻柔、小儿舒适为度,不可用蛮力(图 3-8)。

2. 重点部位:肩井穴。可以双手拇指分别按揉两侧肩井。肩井穴的行气活血力量较强,按揉之可促进小儿全身血液循环,增强代谢,促进小儿生长发育。

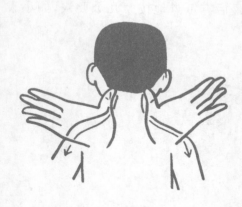

图 3-7　推肩胛骨

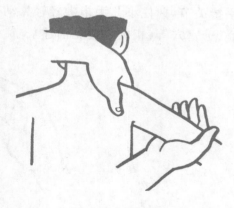

图 3-8　揉捏肩部

（四）上肢按摩

1. **方法**：上肢按摩以揉捏、搓动为主。

①手臂：双手轻轻抚摩小儿胳膊，缓慢由肩关节向下移动至指端，然后返回，搓滚胳膊由上而下至手掌根部，如此对搓数遍后，用拇指或示指点揉臂臑穴（在垂臂屈肘时，肱骨外侧三角肌下端）、尺泽穴（微屈肘，在肘横纹上，肱二头肌腱外侧缘）、曲池穴（屈肘时，肘横纹外侧端凹陷处）、手三里穴（曲池穴下一指）（图 3-9）。之后用拇指和示指捏住腕关节轻揉。

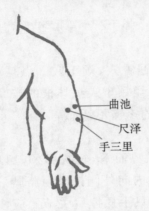

　　　　　　　　　　　　　　曲池
　　　　　　　　　　　　　　尺泽
　　　　　　　　　　　　　　手三里

图 3-9　肘部穴位

②手部（图 3-10）：用拇指和示指捏住小儿手掌根部，向远端开始轻揉每一根手指，在每一个手指尖处停留，轻轻揉动手指肚片刻。然后揉捏每一个手指关节，握住小儿手指尖轻轻晃动。最后有重点地按摩几个要穴，如小天心、劳宫穴等（相关穴位见前述）。

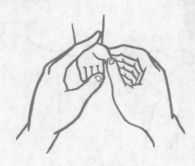

图 3-10　手部按摩

2. 重点部位:手部按摩。在大脑中手指所占的功能区远远超过了手臂,因此手的按摩应当精细,面面俱到。在按摩揉捏每一根手指时,最好的做法是同时用清晰的语言告诉小儿你所揉捏的手指名称。例如捏拇指时,就说"拇指、拇指,这是拇指,知道了吗?"这样做的好处是对小儿皮肤进行刺激的同时,促进其深感觉的发育,可让其对自身各个部位有个大概的了解,了解其形状、大小以及这部分与那部分存在什么联系。语言功能尚未完全发育的小儿可能不会完全理解你说话的意思,但在潜意识中却打下了良好发育的基础。

（五）胸腹部按摩

1. 方法:胸腹部的按摩以摩法为主。以小儿身体前正中线为纵轴线,用双手掌根部从胸部中央顺肋骨间隙斜向下外侧滑动,直至腋下。如此依次向下(图 3-11)。然后以肚脐为圆心,沿顺时针方向做环形按摩,不断扩大圆圈(应当注意的是,环揉腹部必须是在脐带结痂脱落后进行)。最后点揉膻中、乳根、中脘、天枢、丹田等穴(图 3-12)。

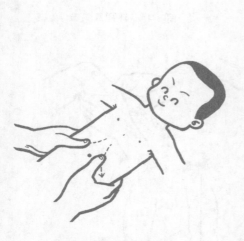

图 3-11　胸腹部按摩

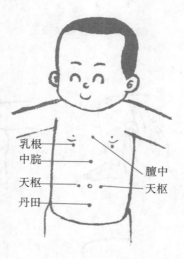

图 3-12　胸腹部穴位

2. 重点部位:胁肋部、中脘、脐周。胸部按摩可促进小儿呼吸系统的发育,增进呼吸运动,必然有益于全身的健康成长。腹部的按摩可有效促进胃肠的蠕动,帮助消化和吸收。现代社会中小儿饮食过度或是因挑食而致营养不良的现象很普遍,最直接导致的后果便是小儿脾胃的虚弱,最终形成恶性循环。腹部的保健按摩可改善脾胃功能,增进消化吸收,促进小儿健康成长。

（六）下肢按摩

1. **方法**：如上肢的按摩一样，下肢按摩以揉捏和搓搓为主。

①腿部：双手由大腿根部开始向下揉握至足，然后由上而下搓搓每条腿，一只手握住小儿的一只脚使小儿做腿部的屈伸运动，另一只手轻轻揉捏膝关节（图 3-13）；再用一只手握住小腿肚，另一只手握住足底轻轻环摇踝关节（图 3-14）。最后点揉箕门、百虫、膝眼、足三里、委中、三阴交等穴（图 3-15）。

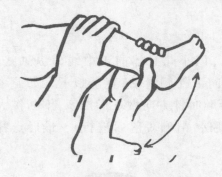

图 3-13　揉捏膝关节

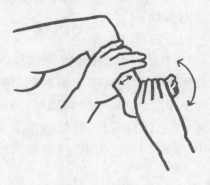

图 3-14　环摇踝关节

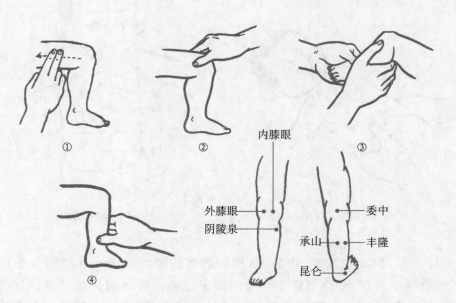

图 3-15　腿部穴位

②足部：足部按摩先足背、后足底。用拇指揉捏足背，其余四指握住足底，由踝部沿跖骨向趾端揉捏，每个足趾及趾关节都揉完后，拇指换到足底，由足跟部用力向前按揉，至足趾部如前揉捏每个足趾及趾关节。点揉足部穴位，如解溪、涌泉等穴。

2. 重点部位：膝关节、踝关节、足三里穴、涌泉穴。小儿身体发育迅速，但较之成人骨肉薄弱，不耐外力。因此在活动各个关节时力度应轻柔适中。但对于足底的按摩则赞成用力，因其肉敦厚，若不用力摩掌，会使小儿痒而不适，起不到保健治疗作用。

以上抚触按摩均为身体正面的按摩，在正面按摩结束后，可再由上而下泛泛抚摩一遍，对于生殖器可在泛泛抚摩中自然触及，不必刻意关照。然后将小儿翻转，使其处于俯卧位。若小儿趴着感到不舒服，可使小儿横卧在按摩者腿上，或趴在肩头。

（七）项背部按摩

1. 方法：用双手拇指按揉风池穴（图3-16），垂直向下按揉至腰部（图3-17）。然后行传统按摩法，即小儿捏脊。双手示指屈曲，示指中节与拇指末端相对，拇指在前，示指在后，或拇指末节与示、中指的末节相对，示、中指在前，拇指在后，捏住皮肤，由长强穴开始止于大椎穴。双手交叉向前捻动，随捏随捻，随捻随放（图3-18）。捏脊应注意以下几点：①捏起皮肤的多少及用力大小均要适度均匀，且要捏捻，不可拧转，否则小儿会有极强的疼痛感。②捻动推进时要直线向前，不可歪斜。捻动向前2～3个动作后，可向上稍用力提一下，若做得熟练规范，可听见皮下响声。

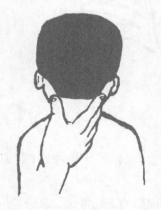

图3-16 按揉风池穴

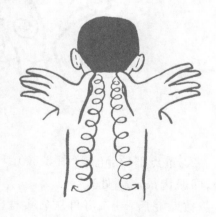

图3-17 颈背部按揉

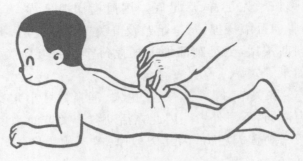

图 3-18　捏脊

2. 重点部位：风池穴、脊柱。小儿捏脊是中国近代按摩医家李志明首创的按摩方法，大量的临床实践证明，这种按摩方法有促进消化吸收，调节神经功能之效，可以强筋壮骨，通补五脏，从而增强小儿免疫力，更好地促进小儿身体的健康发育。

（八）臀部按摩

1. 方法：臀部是肌肉最为丰厚的部位，按摩者可适当加力，按、揉、搓均可。也可做臀部的旋揉，即将双手分别放在小儿臀部上，同时向外旋转双手（右手按顺时针旋转，左手按逆时针旋转），画圈按摩几次（图 3-19）。每次旋转时，可使双手在臀部上稍稍移动位置来按摩。

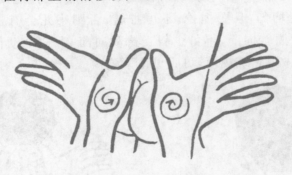

图 3-19　臀部按摩

2. 重点部位：龟尾（图 3-20）、环跳穴（股骨大转子与骶骨连线的外 1/3 处，即肌肉最丰满处）。

按摩完后背后，可再从后头枕部开始经项部、背部、臀部、大腿、小腿、足底至趾尖，由上而下泛泛抚摩一遍，然后拍拍小儿的臀部，愉快地告诉他（她）：小宝宝，功课做完了，咱们该穿衣服啦！

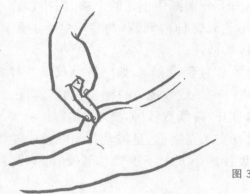

图 3-20　龟尾

三、抚触按摩后的伸展运动

　　小儿进行完全身的抚触按摩后，肌肉已经发热而放松，情绪往往也愉快而高兴，此时全身处在一个轻松的状态，可以较为安全地为小儿伸展肢体、活动关节。这套伸展运动能够极好地锻炼小儿的肌肉关节，增强肌肉的力量、增加关节的柔韧灵活。做这套运动时，让小儿平躺处于仰卧位，并与小儿面对面，小儿的被动伸展运动都是以小儿平躺的平面为操作台。可以穿上衣服进行，也可做完再穿衣服。当然，裸露进行运动较佳，因为可以使按摩者更好地观察小儿关节状态，能最大限度地确保运动的安全性。在实际操作中，大多数的小儿都很乐意进行伸展活动，尤其是伴随着嬉笑地游戏性时，小儿更是乐不可支。

　　(一)简单伸展运动

　　1. 上肢伸展运动(图 3-21)

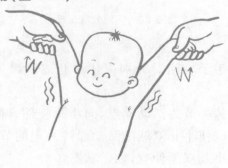

图 3-21　上肢伸展运动

①伸展双臂：双手手心向上分别握住小儿的手腕，拇指按在小儿手腕内侧或按在小儿手心里。将小儿双臂伸向两侧，与肩平齐，与躯干呈直角，应尽量使小儿手臂伸平并保持数秒钟。

②收拢双臂：以小儿肘关节为活动支点，如同折叠尺子一样收拢小儿双臂至肩前。可以同时收拢或一前一后收拢，保持一定的节奏性。

③伸展双臂：再将双臂打开，持续数秒钟，要求如①。

④交叉双臂：将小儿双臂交叉至胸前，呈被动抱肩状态。这时按摩者的手臂也呈交叉状态。持续数秒后小儿上下手臂位置交换，再持续交叉状态数秒钟。

⑤伸展双臂：再将双臂打开，要求如①。

⑥上旋双臂：保持上臂位置不动，以肘关节为活动点，将前臂弯向头部，应保持前臂与上臂呈直角状态，持续数秒钟。

⑦伸展双臂：再恢复①状态。

⑧下旋双臂：保持上臂位置不动，以肘关节为活动点，将前臂向下肢方向弯曲，同样使前臂与上臂呈直角，保持数秒钟。

2. 下肢伸展运动(图 3-22)

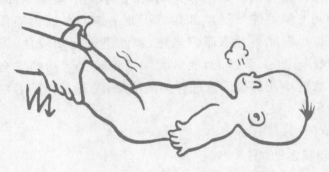

图 3-22　下肢伸展运动

①伸展双腿：双手手心相对分别握住小儿双腿踝关节，使双腿并拢，尽量伸直，保持数秒钟。

②弯曲双腿：以膝关节为活动支点，向小儿腹部弯曲双腿。可以同时也可一前一后弯曲，但应使小儿双腿的活动保持一定的节奏性。

③伸展双腿：将小儿双腿伸直，如①状态。

④交叉双腿：将小儿双小腿交叉，然后只用一只手在交叉处握牢，将膝

关节向上推向腹部,尽量使小儿脚趾靠近臀部。持续数秒钟后再使上下小腿位置交换,如此可反复这个动作数遍。

(二)复合伸展运动

1. 右臂左腿伸展运动(图 3-23)

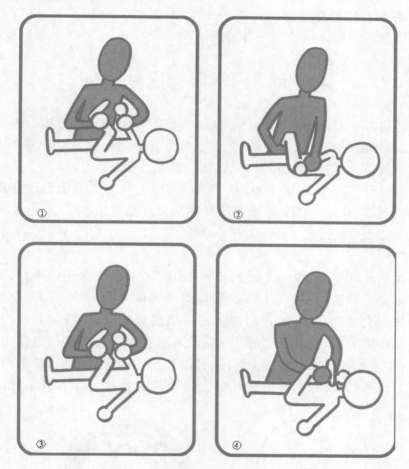

图 3-23　右臂左腿伸展运动

①伸展对角线肢体:右手握住小儿左腿踝关节,左手握住小儿右手腕关节,轻轻向相反的方向拉住使上下肢体保持一条斜线状,持续数秒钟。

②收拢对角线肢体:如同折叠尺子一样向内收拢上下对角线肢体,使小儿右臂内收右手尽量到达左胯部,弯曲左腿内收使左脚脚心向上,脚跟尽量到达右胯部。持续数秒钟。

③伸展对角线肢体：伸展开肢体，如①状态。

④交叠对角线肢体：再次收拢肢体，加大难度，使小儿右臂内收右手尽量到左臀部，左腿内收尽量使左脚脚跟到达右肩部。但一定不要勉强，必须在确保安全的前提下做这个动作。

2．左臂右腿伸展运动

将以上运动肢体换成另一对角线——左臂右腿，重复以上伸展运动。

第四节　日常局部抚触按摩

在任何零碎时间内，局部按摩可随时进行，只要小儿没有表示出太反对的情绪，都可随时按摩其方便的部位，也就是局部的抚触按摩。通常应该经常按摩的部位有耳部、面部、肩部、腹部、背部、手掌、足底，以及全身一些大的关节，如腕关节、肘关节、肩关节、膝关节、踝关节等。前面已经介绍的不再赘述。下面，介绍一些比较重要的局部抚触按摩方法。

一、耳部按摩

耳朵从外形上看，像一个倒置的胎儿（图 3-24）。在中医学中，耳部望诊是一个重要的诊法，从观察耳部的色泽、形态等的变化来推测探知全身健康状况。按照全息理论，身体各部都可在耳部找到对应点，换句话说，耳朵就是一个缩小的人体，全身各部的信息变化都可在耳的相应部位反映出来（图 3-25）。古代人们就对此有所认识，并有以耳治病的记载。如《黄帝内经》中就有十二经脉、三百六十五络之气都上达于耳的论述，称"耳者宗脉之所聚

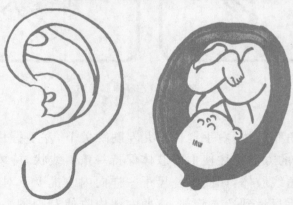

图 3-24　耳部外形

也"。《苏沈良方》中说,"摩润耳目,以助真气",将耳视为保健按摩的一个重要部位。重要的外治法专著《理瀹骈文》中用"手摩耳轮,不拘数遍……此法也治不睡",亦属耳部按摩的治疗方法。耳既然是全身情况的晴雨表,那么经常按摩耳部,从外表给予一定的刺激,则可通过反映点的联系给予相应部位相应系统一定刺激,从而达到保健或治疗疾病的目的。对于小儿来说,一定的适当的刺激则可以促进全身各个系统的良好发育。

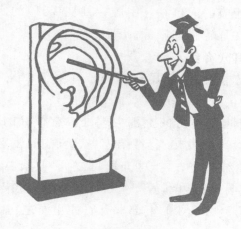

图 3-25　耳穴反应点作用

(一)耳穴分布简介(图 3-26)

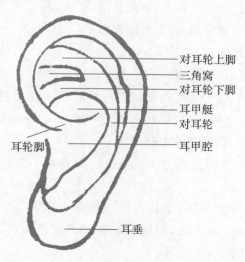

图 3-26　耳穴分布

耳穴数目众多,1957年法国医学博士 P. Nogier 通过研究整理,发表了形如胚胎倒置的较为完整的耳穴图,在这之后,中国医学人员也加强了耳穴的研究与应用,使耳穴增加到 90 多个,在临床中的适应证也由几十种发展到百余种。耳穴在耳郭的分布有一定规律,正如一个倒置在子宫中的胎儿,头部朝下臀部朝上。其分布规律,与面颊相应的穴位在耳垂部;与上肢相应的穴位在耳舟部;与躯干相应的穴位在耳轮体部;与下肢相应的穴位在对耳轮上、下脚;与胸腔相应的穴位在耳甲腔;与腹腔相应的穴位在耳甲艇;与消化系统相应的穴位在耳轮脚周围等。

(二)几个重要耳穴介绍

1. 耳中:又名膈中穴,位于耳轮脚处。可用于小儿呃逆、荨麻疹、皮肤瘙痒等证。

2. 耳尖:在耳郭向前对折的上部尖端处。有很好的清热功效。按摩或点刺放血可用于治疗小儿发热、急性结膜炎、睑腺炎(麦粒肿)、扁桃体炎等。

3. 风溪:在耳轮结节前方,指区与腕区之间,具有祛风止痒的功效。小儿体质较弱,往往容易外感风邪后产生过敏等症状,可按摩此穴。

4. 神门:在三角窝后 1/3 的上部。有安神止痛之功。多用于小儿啼哭,烦躁不安等症状。

5. 缘中:又名脑点、遗尿点,在对耳屏游离缘上、对屏尖与轮屏切迹之中点处。按压此穴对于小儿遗尿有很好的效果。

6. 脾:在耳甲腔的后上部。小儿饮食失宜,易发生腹胀腹泻等消化系统疾病,按摩此穴,可起到健运脾土的功效。

(三)耳部按摩方法

1. 体位:可与小儿采取面对面姿势(小儿可躺可坐)或同向怀抱姿势。

2. 方法:按摩从上耳根部开始,双手拇指与示指分别捏住双侧上耳根,力量要适中,由上而下轻揉耳郭 1～2 分钟,然后可用示指抵住耳甲腔,轻揉 1～2 分钟,最后捏住耳垂轻揉 5 分钟。

3. 技巧:可先从抚摩头部开始,渐过渡到耳部,以免小儿感到不适而极不配合(图 3-27)。

为调动小儿的兴趣,可跟小儿玩拽拽小耳朵的游戏,一边轻轻拽拽小耳朵,一边轻唱:小耳朵,小耳朵,拽拽宝宝的小耳朵呀,宝宝快快长大,宝宝快快长大。此时,也可教小儿儿歌。

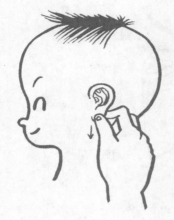

图 3-27　耳部按摩

歌词：

> 小白兔，
> 白又白，
> 两只耳朵竖起来，
> 爱吃萝卜和青菜，
> 蹦蹦跳跳真可爱。

二、肩关节按摩

（一）肩关节简介

肩关节由肩胛骨关节盂和肱骨头构成（图 3-28）。肱骨头大，关节盂小而浅，周缘有纤维软骨构成的盂唇加深，但它们只与 1/4～1/3 的肱骨头关节面相接触。因此肩关节可做较大幅度的运动。肩关节的关节囊薄而松弛，囊的上部、后部和前部都有肌肉和肌腱跨越，并且这些肌腱的腱纤维和关节囊的纤维层紧密交织，从而加强了关节囊。但关节囊的前下部肌肉和肌腱较薄弱，因此，若出现肩关节脱位，则以前下方脱位为多见，此时肱骨头移至喙突的下方。

肩关节是人体运动最灵活的关节。它可以绕冠状轴（呈左右方向，与垂直轴相交的轴线）做屈和伸运动，屈大于伸；可以绕矢状轴（呈前后方向，与垂直轴相交的轴线）做外展和内收运动，展大于收；可以绕垂直轴做旋内和旋外的运动，旋内大于旋外；亦可做环转运动。若加上肩锁关节、胸锁关节的运动和肩胛骨的旋转，则上肢的运动范围将明显扩大。

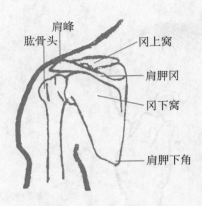

图 3-28　肩关节大体结构

(二)肩关节按摩方法

按摩肩关节,可与小儿对坐,也可使小儿背对按摩者,通常可一手搭在小儿一只肩膀上,另一只手按摩另一只肩膀。按摩肩关节可用拇指与示指分别放在肩头两侧,采用揉法;也可用拇指、示指与中指采取拿法操作。用这些手法按摩时,都应从颈项根部开始向肩关节移动,到肩关节后顺势向下按摩一下大手臂。肩关节处有一些重要的穴位如肩井穴,在总的按摩完毕后,应将重点放在这些穴位的按摩上,按摩穴位可用按法、揉法、拿法等。按摩完一只肩膀换另一只肩膀。

按摩肩关节,也不能忽略了肩关节的运动。可在按摩过程中或按摩结束后,为小儿做被动的肩关节运动,如向前、向左右、向后等各个方向做伸展运动、内旋或外旋运动、环转运动等。在运动过程中,使肌肉、肌腱、关节被动活动,增强其协调性、灵活性等。但应注意,小儿骨肉柔嫩,正是旺盛的生长发育状态,关节不像成人那样坚固,如果操作幅度过大,运动过猛,可引起小儿肩关节脱位,造成不必要的人为的损伤,与促进小儿健康发育的愿望背道而驰。因此,小儿的被动运动一定要适度,不急不缓,各个方向的活动保持在正常生理范围内,还要根据小儿的具体情况量力而行。

三、肘关节按摩

(一)肘关节简介

肘关节由肱骨下端和桡、尺骨上端构成(图 3-29),包括 3 个小关节,这些小关节包在一个共同的关节囊内,关节腔相互通连,关节囊的前、后壁薄而松弛,两侧有韧带增强。关节囊纤维层的环形纤维,于桡骨头处较发达,形成一个坚韧的桡骨环状韧带,包绕在桡骨头的环状关节面,两端分别连于尺骨。幼儿的桡骨头尚未发育完全,环状韧带松弛,因此,若在肘关节伸直位时猛力牵拉前臂,常可发生桡骨头半脱位。

肘关节可做屈、伸运动,也参与前臂的旋前、旋后运动。

(二)肘关节按摩方法

按摩肘关节时,可使小儿略微屈肘,以使肘部放松。按摩时,一手托住小儿前臂,另一只手

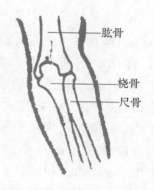

图 3-29 肘关节大体结构

用拇指、示指为主按摩肘关节,也可只用拇指按摩,其余四指起固定支撑作用。按摩多用按法、揉法。应注意肘部穴位的点按。小儿肘关节骨肉娇嫩,尚不稳定,按摩时一定要轻柔,不可用力过大。按摩完后可使小儿被动屈、伸手臂以活动肘关节。

四、手部按摩

(一)手部按摩穴区(图3-30)

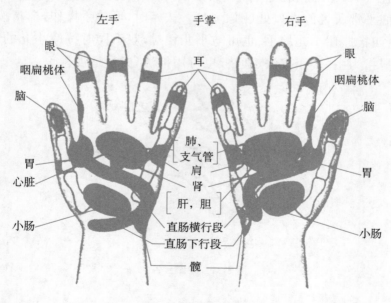

图 3-30 手部按摩穴区

(二)手部按摩方法

手部按摩是很方便的,只要小儿配合,可随时随地进行。按摩手部时,多用示指和中指夹住小儿的手腕,用拇指进行按摩操作;也可用双手,一只手握住小儿的小手,另一只手以拇指为主进行操作。操作以按法、揉法为主,对某些穴位或反射区可适当采用掐法。按摩时,按手背、手心、手指的顺序进行。各个掌指关节、手指小关节都要按摩到。按摩的力度视小儿的承受力而定,但按揉时还应以柔和、舒适为佳,掐法可适当用力。小儿身体状况良好,可为小儿进行完整的手部按摩,各部都按摩到;若小儿生病,处于某种疾病状态,则可单按摩相应的反射区或有针对性治疗作用的穴位。

1. 合谷穴按摩

合谷穴是手部一个重要穴位,在经络理论中属于手阳明大肠经,是大肠经的原穴。所谓原穴,按照经络理论,属特定穴位,是指相关脏腑元气经过和留止的腧穴。合谷穴有解表退热、理气止痛、活血开窍等作用,可用于多种疾病的治疗,如感冒、小儿惊风、头痛、牙痛、急性扁桃体炎、呃逆等,亦可用于妇女催产,调理肠胃功能。现代研究证实,合谷穴的镇痛作用很强,并有消炎、加速伤口愈合的作用。

合谷穴取穴容易,在手背上,第1、2掌骨间,第2掌骨桡侧的中点处。亦即人们平常所说的虎口处(图3-31)。按摩时,可单手操作,拇指按在穴位上,其余四指握住小儿的手;也可与小儿相对,双手同时按摩小儿的两只手。按摩以拇指为主,多用按法、揉法,也可用掐法,力量适度。

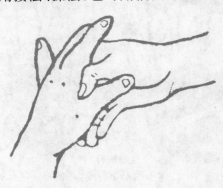

图 3-31　按摩合谷穴

2. 劳宫穴按摩

劳宫穴是手心里一个重要的穴位,在经络理论中属于手厥阴心包经,是心包经的荥穴,也是一个特定穴位。劳宫穴有开窍泻热、清心安神的作用。可用于鹅掌风、口疮、口臭、小儿惊厥、癔症等病症的治疗。

劳宫穴位于手掌心,当第 2、3 掌骨之间偏于第 3 掌骨,握拳屈指时在中指尖处(图 3-32)。按摩劳宫穴也是既可单手按摩,又可左手拿左手,右手拿右手,双手同时按摩。按摩以拇指为主,其余四指握住小儿的手。多施以按法、揉法,也可适当根据具体情况采用掐法。

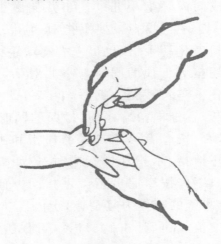

图 3-32　按摩劳宫穴

(三)手部按摩小游戏

1. 洗洗小手按摩

告诉小儿"洗洗小手吧",让小儿手指并拢,双手对掌,然后一前一后像洗手一样搓洗。父母在指导小儿时,可手把手地握住小儿的两只手腕,适当帮助小儿加力,以增加小儿双手间的摩擦阻力,从而增强对手部各穴位、反射区的按摩力度。摩擦的同时可问小儿的手有什么感觉,有没有热的感觉,舒服不舒服等。因为手的大鱼际肌肉丰厚,对掌时很容易摩擦到,父母在握住小儿手腕加力时,可有意识地增加鱼际间的摩擦阻力,以使鱼际部位得到更充分更有力的摩擦。鱼际部位是呼吸系统的反射区,经常对这一部位进行按摩,可有效维持呼吸系统的正常功能,增强呼吸系统的抗病能力,提高小儿的免疫力。尤其对于体质较弱,呼吸道疾病易感儿,更加适用。

在玩洗洗小手的游戏时,父母可教唱小儿如下的儿歌。

歌词:

我有一双小小手,	我有一双小小手,
一只左来一只右,	能洗脸来能漱口。
小小手,小小手,	会穿衣,会梳头,
一共十个手指头。	自己事情自己做。

2. 拽拽手指按摩

可与小儿对坐,或同向怀抱小儿。让小儿伸出小手,将小儿的手指从拇指开始依次拽一拽(图3-33)。拽手指时,应以所拽小儿手指的掌指关节为支点,上下适度晃动手指,也可左右摇动手指,但动作一定要轻柔,不可角度过大或用蛮力。拽的同时与小儿对话,"这是拇指,这是示指,这是中指……记住了吗?"拽完一遍后,再从小儿的拇指开始依次揉捏,揉捏从手指根部起,逐渐向指端移动,揉捏的同时可适当采用搓搽的动作,旋转向指端移动。按摩者可用自己的拇指和示指为主进行操作,也可像捏东西一样,用拇指、示指和中指同时来操作。依次揉捏完每一根手指后,再换另一只手。按摩完可指着手指问一问小儿手指的名称,答对了可给小儿一个甜蜜的吻作为奖励;对于语言功能尚在发育中的小儿,与他(她)多进行交流,不断地讲解、口授,可促进小儿语言功能的发育,并在小儿头脑中形成一个手指的明确的概念,虽然说不出来,但心里是很明白的。

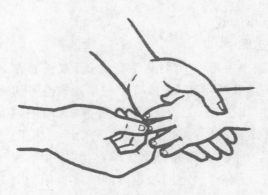

图3-33 拽手指

拽手指或按摩手指的同时,可伴随着唱儿歌。

歌词:

小小手儿伸出来,

数数我家几口人。

大拇指像爷爷,

示指像奶奶,

中指像爸爸,

无名指像妈妈,

小拇指就是我。

一二三四五,

全家五口人。

3. 手心摩圈圈

与小儿对坐,左手拿起小儿的左手,略伸展开小手,使其掌心向上;用右手拇指的螺纹面,以小儿手掌心为圆点,半径不断扩大的方式推运手掌。随着拇指的环形运动,所画的圆环越来越大,逐渐覆盖小儿整个手掌(图 3-34)。如此反复推运。按摩完左手换小儿的右手。这一按摩方式类似于传统小儿按摩学中运内八卦穴。因为按摩面积较大,所以整个手掌的穴位、反射区都能得到有效刺激,从而调节促进小儿的生长发育。

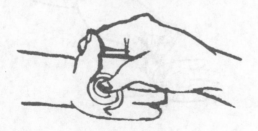

图 3-34 按摩手心

摩手掌心时,可伴唱儿歌。

歌词:

两个小娃娃,

正在打电话,

喂,喂,喂,

你在干啥呀？

哎，哎，哎，

我在摩圈圈。

摩圈圈，干啥呀？

摩圈圈，身体棒，

爸爸妈妈乐哈哈，

爷爷奶奶把我夸。

4. 敲小锤子式

左手握住小儿的一只手，右手将拇指与示指屈曲附于中指上，中指的远端关节稍屈曲，然后如同用锤子敲东西一样垂直敲击在小儿手腕腕横纹的中点上，敲击频率保持在每分钟 30 下（图 3-35）。也可单将示指或中指屈曲，以示指或中指的指骨间关节为施力点和接触点，垂直敲击。腕横纹中点即大陵穴，是手厥阴心包经的原穴，这个穴位有宁心安神、宽胸和胃的作用，尤其安神作用很强，敲击该穴对小儿神志不安引起的疾病，如夜啼、梦魇、癫痫等有很好的治疗作用；对于正常的小儿，在临睡前点敲一下该穴，也可镇静安神，帮助小儿尽快入睡，提高睡眠质量。

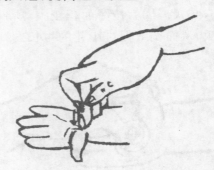

图 3-35　敲击腕横纹

入睡前点敲大陵穴，可伴唱如下儿歌。

歌词：

敲啊敲，

敲啊敲，

我的宝宝要睡觉。

小花被，要盖好，

两只小手要放好。

敲啊敲，

敲啊敲，

我的宝宝睡着了。

五、腹部按摩

（一）腹部介绍

人体整个体腔分为胸腔、腹腔和盆腔三部分，以膈肌为分界，膈肌之上为胸腔，膈肌之下、骨盆之上为腹腔，骨盆之内为盆腔。腹腔内主要为消化系统的脏器，右胁内有肝胆，膈肌下正中偏左为胃，以下小肠、大肠等（图 3-36）。

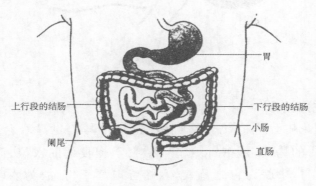

图 3-36　腹部脏器

（二）肚脐按摩

肚脐在经络理论中是一个重要而特殊的穴位，历代有脐中、丹田、神阙等不同的穴名，其中"神阙"，顾名思义，是神所居之所，可见其重要性。脐是任脉的一个穴位，通过奇经八脉与十二经相通，又通过经脉络脉等与五脏六腑相通。在经络敏感人身上针刺神阙穴而出现向各个方向感传的现象证实了这一点。因此，可以说脐与全身经络相通。神阙具有温中止泄、回阳救逆等功效，临床应用中多用艾灸、拔罐或药物外敷，可以治疗内外妇儿各科的多种疾病，如慢性腹泻、痛经、产后尿潴留、皮肤瘙痒、荨麻疹等。从现代医学观点看，刺激神阙可能通过神经体液的作用而调节神经、内分泌和免疫系统，从而改善各组织器官的功能活动，促进其恢复正常。临床和实验都证明,艾灸神阙能够抗炎、灭菌、增强机体的免疫功能,因此艾灸肚脐是一个很好的养生保健、延年益寿的途径。古代善于养生的人多采用这种方法。

按摩肚脐时,以手掌大鱼际为接触点按在肚脐上,即以脐为吸附点做顺时针方向按摩(图3-37),多用揉法,用力要适中,不可仅在肚皮表面摩擦,应牵动皮下组织、甚至腹壁肌肉的活动。具体用力大小可根据不同小儿的身体状况和接受程度而定。揉的速度宜缓慢,可每分钟30次,应使手下有热感。

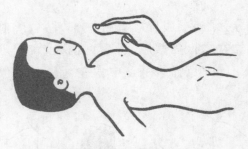

图 3-37　揉法

(三)中脘穴按摩

在经络理论中,中脘穴属于任脉,是胃的募穴,也是八会穴之一的"腑会"穴。所谓胃的募穴,是指胃腑精气结聚于胸腹部的穴位;而腑会是六腑精气会聚的穴位,中脘为胃之募穴,六腑皆取禀于胃,故为六腑之会。中脘穴有宽中、和胃、消食的功用,主要用于脾胃疾病的治疗。小儿易患脾胃诸疾,故可常按摩中脘穴,对于脾胃功能正常的小儿,按摩中脘可有效维持脾胃功能的正常状态,防止腹胀、腹泻、食欲缺乏等消化不良性疾病的发生。

按摩中脘穴主要以手指按摩为主(图3-38),多采用按揉法。力量适中,揉的速度也不宜太快,以小儿感觉舒适为度。

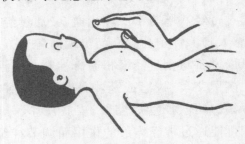

图 3-38　按摩中脘穴

六、膝关节按摩

（一）膝关节简介

膝关节是人体最大、最复杂的关节（图 3-39）。膝关节囊广阔而松弛，各部厚薄不一。膝关节囊的周围有韧带加强，前方有髌韧带，外侧有腓侧副韧带，内侧有胫侧副韧带。两侧的副韧带在伸膝时紧张，屈膝时松弛。膝关节腔内也有连接股骨和胫骨的前交叉韧带和后交叉韧带。在股骨与胫骨相对的内外侧髁之间有纤维软骨性的内侧半月板和外侧半月板，板的周围较厚，越向中心越薄，呈半月状，下面平而上面凹陷。半月板加深了关节窝的深度，从而加强了膝关节的稳固性，同时在跳跃和剧烈运动时

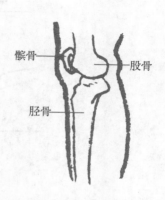

图 3-39　膝关节大体结构

可以起缓冲作用。膝关节囊的滑膜层附着各关节软骨的周缘。在膝关节的周围，特别是在肌腱附着处有许多滑膜囊，有的并与关节腔相通，囊内充满滑液，可减少肌腱与骨的摩擦。

膝关节的运动主要是围绕冠状轴做屈、伸运动，在屈膝状态下，在垂直轴上又可做轻度的旋内和旋外运动。

（二）膝关节按摩方法

按摩膝关节，可先用掌摩，以髌骨处为中心，用手掌紧贴膝关节做环形摩擦。摩擦至手下有热感，再以拇指为主按揉膝关节各处，尤其要注意膝关节周围穴位的按摩。

按摩完膝关节，可为小儿做膝关节的被动运动，可让小儿仰卧，双腿平放位，然后一只手握住小儿踝部，另一只手置于膝关节处，在前后方向上为小儿屈腿，若小儿能接受，可尽量使屈起的膝盖碰到小儿腹部，然后再使腿伸平，如此反复被动运动后，再换另一条腿；也可以双腿的被动运动同时进行，即按摩者左手握住小儿右踝，右手握住小儿左踝，同时屈腿，压向腹部，再伸开，如此反复（图 3-40）。进行这项被动运动时，一定要注意速度缓慢，动作轻柔，切不可速度过快，用力过猛，否则容易造成小儿肌肉韧带拉伤。

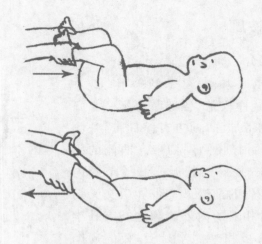

图 3-40　膝关节被动运动

为小儿做被动运动时,可伴唱儿歌。

歌词:

小宝宝,来做操,

屈屈腿,屈屈腿,

压压肚子受得了,

伸伸腿,伸伸腿,

长大能跑又能跳。

(三)足三里穴按摩

在经络理论中,足三里穴是足阳明胃经的合穴,也属特定穴之一。所谓合穴,是经络之气由此深入并进而会合于脏腑的部位,如同江河水流汇入大海。因此,是很重要而关键的穴位。足三里穴具有调理脾胃、通经活络、化痰开窍,调补气血的作用,既能治疗各种疾病,又是一个保健的要穴。古人常用艾灸足三里的方法养生保健。现代研究证实,针刺足三里,对胃蠕动具有双向良性调节作用,胃蠕动亢进可使其减慢,胃蠕动过缓可使其加快;对唾液淀粉酶、胃酸、胃蛋白酶等的分泌也具有双向良性调节作用。针刺、艾灸足三里穴对免疫异常也有调整作用,可明显提高人的免疫功能。

足三里穴在小腿前外侧,外膝眼下 3 寸(膝眼至外踝以 16 寸计),距胫骨前缘一横指(见图 2-85)。按摩足三里以拇指为主按摩,采用按揉法。适当用力,按揉缓慢,使力量能缓缓渗入透达内部。足三里穴是调理脾胃的要穴,小儿脾胃较弱,常因饮食无节度而损伤脾胃,带来一些腹胀、腹泻、便秘或食欲缺乏等消化系统的病症。因此,经常按摩足三里不失为一个很好的选择。另外,中医学有"胃不和则卧不安"之说,是很有道理的。睡前按摩足三里,可有效调理胃肠状态,胃肠功能良好,可促进小儿平稳入睡。

七、足部按摩(图 3-41)

相对而言,足部按摩是人们较为熟悉的一个名词。大大小小的"足浴""足疗"的广告牌让人们对足部按摩不再陌生。追本溯源,足部按摩是中国传统医学中按摩学的一个分支,最早记载的是东汉末年的名医华佗,他通过对脚部穴位按摩精心研究,著有《足心道》,流传后世。在后来几千年的世代相传中,足部按摩这一医疗手段,还相继传入了亚洲其他国家如日本、朝鲜等,后来随着文化的交流又传入了欧洲。21 世纪以来这一按摩法受到世界各国医学界的重视,日本平泽弥一郎教授著文称颂"脚部按摩是中国传统医学的结晶,有病祛病,无病强身,是独一无二的健身法。"

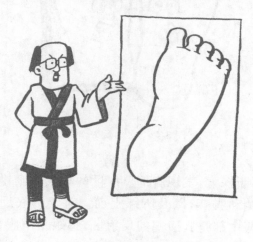

图 3-41 足

(一)足部反射区

人体的表面和内部,到处都有丰富的、敏感的感受器。如果身体内外环境发生变化,都会被感受器捕捉到,从而引起神经冲动,神经冲动沿传入神经到达中枢神经系统,中枢神经经过协调整合,发出相应的"指令",这个指令由传出神经传出,到达效应器——肌肉、腺体等,引起机体有意义的反应,这个过程就是反射。反射是对刺激的一种不自主的生理反应。脚内有丰富的神经末梢,按照印度医学的说法,有 72 000 个。经这些神经末梢,信息和能量流从身体所有器官和部位传到脚底的一定区域,即反射区。反射区是神经聚集点,这些聚集点,都与身体各器官相对应。每个器官的神经末梢,在脚部都有一个固定的位置。身体右半部的器官与右脚的相应区域有联系,身体左半部的器官与左脚的相应区域有联系。当一个人身体的某个脏器或体表的某处发生病变,都会在脚的相应反射区出现一定反应。例如对患肺炎患者,在脚部肺的反射区按压时,患者会有刺痛的感觉。如果一个人左肾出现问题,按压左脚肾的反射区患者会有相应反应,而按压右脚肾的反射区往往患者没有什么特殊的反应(图 3-42)。

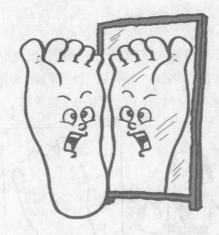

图 3-42　足的反射作用

随着人们的不断探索,发现脚部反射区的数量逐渐增多,这些反射区分布在脚底、脚的两侧和脚背,以及脚踝上面。对于脚底反射区来说,脚趾是头部的反射区,脚底中部是胸腹部的反射区,脚跟是下腹部的反射区。脚是人体健康的一面镜子,当身体某部发现疾病时,按摩相应的脚部反射区会治疗疾病,促进身体的康复;反过来,当按压足部反射区出现刺痛等异常感觉时,那么反射区相对应的器官或部位,必然有了某种异常的病变,这种病变有时是不为人发觉的。因此,脚部反射区有助于人们及早发现病情,可以协助诊断疾病。当身体处于良好的健康状态时,经常按摩脚部,给予相应的脏器一个良好的信号刺激,可以促进、维持相应脏器的良好状态,也就是说,有保健、预防疾病的作用。

(二)足部按摩的基本原理和作用

俗话说,"树老根先竭,人老脚先衰"(图3-43)。脚是距离心脏最远的部位,承担身体全部重量,这个部位有无数的毛细血管密集在一起,人体解剖学也表明脚上的血管和神经比其他部位多,无数的神经末梢与头、手、身体内部各组织器官有着特殊的联系。足部与全身脏腑经络关系密切,有人观察到足与整体的关系类似一个胎儿平卧在足掌面。头部向着足跟,臀部朝着足趾,脏腑即分布在跖面中部。我们都知道,心脏是一个"血泵",血液从心脏泵出,沿血管流动到全身各处,要流到距离心脏最远的脚部,自然要比其他部位困难一些。只有借助于脚的走路、运动,使肌肉收缩,加速血液循环,从而促进了心脏发挥"泵"的作用,故有人称足是人类的"第二心脏",是很有道理的。根据以上原理和规律,刺激足部的穴位、反射区能够促进血液循环;疏通人体能源管道的障碍;可以调整人体全身功能,治疗脏腑病变,促进器官、各部位正常功能的维持和各器官系统间的协调。通过脚部反射区的按摩刺激,唤起了人体各个生理系统,使之发挥出人体自然愈病的能力,达到治疗与保健的效果(图3-44)。

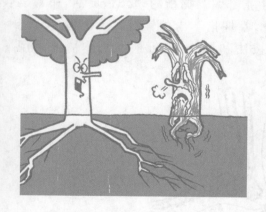

图3-43 "树老根先竭,人老脚先衰"

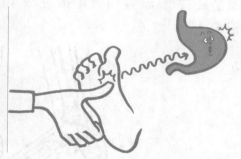

图3-44 足底按摩调节全身

(三)足部按摩的方法

单纯为小儿进行足部按摩,可采取随意的姿势,小儿或仰卧或俯卧,只要舒适就行。按摩时,可先用拇指和示指揉捏跟腱两侧的凹陷处,然后过渡到足背,最后重点按摩足底。足背的按摩重点放在穴位上。足底按摩方向可以灵活选择,通常在由前到后或由后到前按摩完几遍后,重点按摩涌泉穴,也可根据小儿的身体状况选择相应的反射区进行按摩。在这其中,小儿的每一个脚趾必须按摩到,对于脚趾,可以像搓丸子一样用拇指和示指揉搓每一个胖胖的趾肚儿,然后用适当的力量掐一掐脚趾根部(图 3-45)。

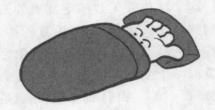

图 3-45　脚趾按摩

与成人不同,小儿的身体处于一个旺盛生长发育阶段,很多系统尚未发育完全。对于足部来说,皮薄柔嫩,肌肉、关节和韧带甚至骨骼还不稳定,很容易变形。足弓的形成也需要一定阶段地生长发育来稳定并保持必要的张力(图 3-46)。因此,对于小儿的足部按摩,应当注意按摩力量的掌握,不能像成人按摩那样施加很大的力。小儿的足部按摩,通常用拇指进行操作,因为拇指第一关节的运动角度,比其他手指都大。拇指的动作最灵活,非常柔软,感应最灵敏,最能控制力量的收放,掌握指下力的轻重。无论是足背还是足底按摩,最好用拇指指腹,采用按法和揉法,也可根据具体情况采用掐法。

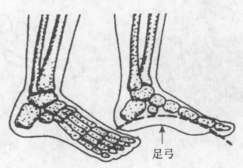

足弓

图 3-46　足弓

(四)涌泉穴按摩

涌泉穴是人体部位最低的一个穴位,也是人体周身几个重要的大穴之一。要为小儿进行足底按摩,一定不能忽略了这个穴位。自古以来,擅长养生的人们都将按摩涌泉作为一个重要的保健方法。在中医学经络理论中,涌泉是足少阴肾经的第一个穴位,古书记载按摩涌泉有醒脑开窍、安神定志、泻热等作用。现代研究证实,针刺、按摩涌泉穴可以治疗许多疾病,如膈肌痉挛、癔症、偏头痛、心绞痛、高血压、小儿高热惊厥等,对呼吸道疾患易感儿则有良好的预防作用。实验中还发现,将利尿药物呋塞米静脉注射于深度麻醉的狗,引起它持续而强的利尿,针刺一侧的涌泉穴时可引起对侧肾为呋塞米利尿作用的深度抑制。

涌泉穴的定位很容易,在足底部,卷足时足前部凹陷处,约为足底二、三趾趾缝纹头端与足跟连线的前 1/3 与后 2/3 的交点上。按摩涌泉穴非常方便而随意,可以赤脚按摩,也可穿着袜子按摩;可在与小儿的嬉戏中进行,也可在睡前小儿洗完脚后进行等。为小儿按摩涌泉穴来说,可单手进行,多用拇指,采用按法、揉法或掐法(图 3-47)。若为小儿进行保健性质的按摩,多采用比较柔和的按揉法;若以治疗疾病为目的,可适当采用刺激较强的掐法。

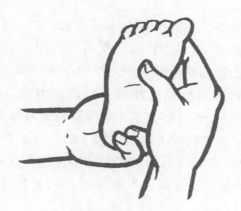

图 3-47　按摩涌泉穴

(五)足部按摩小游戏

1. 脚趾抓握游戏

将一个手指放到小儿的脚趾根下,静止不动或来回摩擦,会出现这样一个动作:小儿的脚趾会向下屈曲,自动抓握手指。这时候用另一只手抚摩小儿的脚背,小儿的脚趾便会伸展开(图 3-48)。不断交替这两个动作,就是脚趾抓握游戏。这个游戏通过人为地刺激,使小儿的脚部产生被动运动,能很好地锻炼脚部肌肉组织,也可反射性地使小儿的大脑处于活跃状态,从而促进神经心理的发育。父母在陪小儿玩耍时,可经常做这个游戏,双脚可交替进行,小儿也很乐意接受,相信在看到自己的宝宝可爱的小脚丫一动一动的时候,父母一定开心极了。

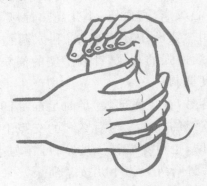

图 3-48　脚趾抓握游戏

2. 拽脚趾按摩

这个游戏也很简单。一只手托住小儿的脚,另一只手用拇指和示指挨个向上提拽小儿的脚趾(图 3-49),可同时告诉宝宝大脚趾、二脚趾……,老大、老二、老三……提拽几遍后再挨个儿捏揉小儿的脚趾,包括脚趾肚、脚趾小关节,反复几遍后,再用拇指按揉每一个脚趾根部。按摩完后换另一只脚。在整个过程中,与其说是在为小儿进行脚趾的按摩,不如说是按摩者自己在享受乐趣。看着宝宝胖嘟嘟的小脚丫,都会忍不住地乐。脚趾和脚趾根部是眼和耳的反射区,做父母的可经常与宝宝进行这一游戏,在玩乐与享受的过程中,为宝宝进行了眼耳的保健按摩。宝宝获益,父母享受,何乐而不为呢!

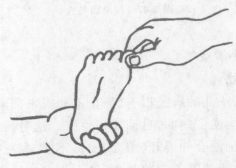

图 3-49　拽脚趾

在这一按摩过程中,可伴唱儿歌。

歌词:

一二三四五,

上山打老虎。

老虎没打到,

打到小松鼠。

松鼠有几只,

让我数一数,

数来又数去,

一二三四五。

3. 足底摩圈圈

这一方式是对小儿进行面积较大的足底按摩(图 3-50)。一只手托握住小儿的一只脚,另一只手进行足底的按摩。方法是拇指按在足底上,其余四指平铺于足背上,拇指以环形方式进行按摩并逐渐移动,方向可由脚趾根部开始向下移动,也可由足跟部开始向上移动。进行按摩操作时,若所画的圆圈较大,直径能达到小儿足底的宽度,使按摩操作能覆盖整个足底,可进行同方向的反复的摩圈按摩;若所画的圆圈较小,可顺同一方向按直线按摩下去,到达足端后平移一点再逆向按摩,与开始的按摩直线平行。这样反复按摩几遍,使整个摩圈操作能覆盖足底,也就是说,整个足底都能得到按摩。这就是与小儿进行的足底摩圈圈的游戏。玩这一游戏时,可尽情与小儿逗乐,告诉小儿要在他的脚底画圈圈,问小儿喜欢不喜欢,画圈圈的感受如何等。通常小儿在感受到舒适时,会很好地配合。在这个游戏中,小儿的足底得到最大限度的按摩,各个反射区几乎都能按摩到,对小儿的保健与疗疾都会起到不可低估的作用。

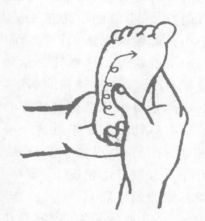

图 3-50　足底摩圈圈

按摩足底时,可伴唱以下儿歌。

歌词:

怎么走,瞧一瞧。

兔子走,跳一跳;

小猫走,轻悄悄;

鸭子走,拐一拐;

白鹅走,嘎嘎叫。

小宝宝,别着急,

摩摩脚,长得高,

长高了,跑一跑。

4. 小勇士走健身毯(图 3-51)

健身毯是保健器械市场推出的一种健身器材,花样品种有很多,但都是一个道理——模仿石子路。将各种材料做成类似鹅卵石的小东西镶嵌于一条长方形的毯子上,看上去,便是一条人工的石子路。经常在健身毯上赤脚行走,可有效刺激脚底的反射区,会对全身相应的各脏器、各部位有一个良性的信号刺激,对全身进行"按摩",是一个有病治病,无病健身的好的途径。健身毯适合各个年龄段的人用来健身。如果家中有健身毯,可鼓励小儿在毯子上赤脚行走,一方面是一种足底按摩,有利于小儿的健康成长;另一方面可锻炼小儿的勇气,培养小儿的毅力和吃苦耐劳的精神。毕竟健身毯对足底的刺激不像人用手进行的按摩那样轻柔,让小儿经受较强的刺激,可锻炼其忍耐力。在日本幼儿园,赤脚走石子路是对小儿进行身体与心理训练的一个常见项目,对小儿的心身成长极有好处。在家中玩这一游戏时,可在毯子的另一端摆上对小儿具有诱惑力的奖品,鼓励小儿从这一端走到另一端。如果家中没有健身毯,可在天气较好的情况下,带小儿到公园等场所,这些地方通常都有用鹅卵石铺成的小路,让小儿赤脚在石子路上行走,是一样的。但值得一提的是,小儿肌肤娇嫩,容易受伤。因此,建议 3 岁以上的小儿进行这种游戏训练,3 岁以下的小儿还是接受父母的按摩较好。在室外进行时,应确保小儿的安全,石子路上没有尖锐物体如碎石、碎玻璃等,以防小儿划伤。

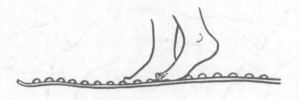

图 3-51 小勇士走健身毯

八、踝关节按摩

(一)踝关节简介

踝关节由胫骨、腓骨的下端的踝关节面与距骨滑车构成(图 3-52)。踝关节囊前、后壁薄而松弛,内侧韧带较坚韧。外侧韧带包括距腓前韧带、距腓后韧带和跟腓韧带。外侧韧带较薄弱,常可因猛力使足内翻过度而损伤,造成韧带"扭伤"。距骨滑车呈前宽后窄状,当背屈时,滑车前宽部被内、外踝夹紧,比较稳固;当跖屈时,滑车后窄部进入关节窝内,故可有轻微的侧方(收、展)运动,此时踝关节松动而稳定性较差,易受扭伤。

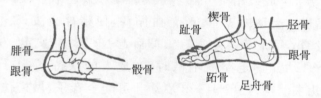

图 3-52 踝关节的大体结构

踝关节在冠状轴上可做背屈(伸,足尖向上)和跖屈(屈,足尖向下)的运动。当跖屈时,距骨滑车较窄的后部进入较宽大的关节窝,故可以在矢状轴上做轻微的收、展运动。

(二)踝关节按摩方法

按摩踝关节时,可先用手掌大鱼际绕外踝尖做环形擦摩,再用拇指、示指分别捏住小儿足后跟腱两侧揉捏,然后点按踝部的穴位(图 3-53)。按摩完踝关节,可适度为小儿做踝关节的被动运动,如背屈、跖屈、左右摇动等,但方向、力度一定要掌握好,活动度必须在生理范围以内。

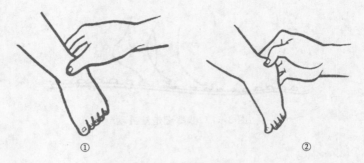

图 3-53　按摩踝关节

九、全身按摩小体操

在前面已介绍的一些伸展运动,主要适用于抚触按摩后婴儿的被动活动。这里介绍的小体操可随时进行,也较适用于大一点的婴幼儿。在按摩过程中或按摩结束后配合、辅佐一些小儿全身各处的运动,更能疏筋活络、通调气血,有利于身体协调性的培养和锻炼。2—6 个月的婴儿适于被动操,每日 1～2 次,由成人给婴儿做四肢屈伸运动,逐渐过渡到主动操,被动运动可促进婴儿大运动的发育、改善血循环,使精神活泼;6—12 个月婴儿大运动开始发育,可训练婴儿爬、坐、仰卧起身、扶站、扶走、双手取物等动作,12—18 个月幼儿学走路尚不稳时,在成人的扶持下,进行有节奏的活动,可称为婴儿主动操;18 个月—3 岁幼儿可配合音乐,做模仿操,即幼儿体操。以下介绍的小体操,可根据小儿不同的年龄阶段而选择被动运动或主动运动。在做被动运动时,引导者动作施力一定要适度,切不可用力过大、活动速度过快,避免给小儿带来不必要的损伤。全身按摩小体操包括上肢运动、腹部运动、脊柱运动、下肢运动、模仿小动物运动等,分别介绍如下。

（一）上肢运动（图 3-54）

1. 双臂伸展,由体侧上抬至水平位;

2. 弯曲肘关节,保持上臂的水平位,然后伸展肘关节;

3. 双臂由体侧放下;

4. 双臂伸展,由身前上抬至水平位;

5. 弯曲肘关节,然后再伸展至水平位;

6. 双臂由身前放下;

7. 双臂伸展,上举至头顶,眼睛仰视上方,双臂以身体正中线为中轴

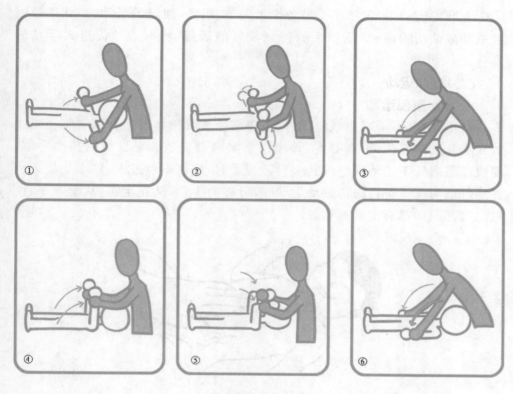

图 3-54　上肢运动

线,如同挥舞一面旗帜样同时由一侧挥向另一侧,再从另一侧挥向这一侧,双手伸展,腕关节亦随手臂的摆动而左右摇摆,动作放松而又保持一定的节奏感。

这个动作可做大幅度活动,往往伴随身体的摇摆。在做这个动作时,随小儿的晃动,可教唱小儿如下儿歌。

歌词:

天上多少星星亮晶晶,

一二三四五六数不清,

一闪一闪好像小眼睛,

我要问你明天天可晴。

天——可——晴。

上肢的运动中,包括了上肢各个大关节、肌肉、肌腱的活动,小儿通过以上主动或被动的运动,便使上肢得到较好的锻炼,将有力地促进大运动的发育。

(二)腹部运动

1. 振动腹部运动

让小儿仰卧,可弯曲双腿,尽量使腹部处于放松状态。按摩者将一只手放在小儿肚脐部位,手指并拢,整个手掌与腹部皮肤相贴。然后振动手掌,使腹部肌肉处于运动状态(图3-55)。振动时,幅度不可过大,以小儿能接受并感舒适为度。进行腹部振动运动时,可移动手掌,从左至右,从上至下,使整个腹部肌肉都能得到运动。

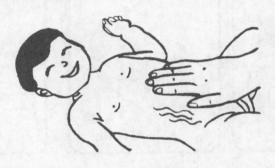

图 3-55　振腹运动

腹部振动运动可在肚脐按摩后进行,能使腹部肌肉甚至内脏都得到较好的放松,有效缓解腹肌痉挛或肠痉挛。

2. 仰卧起坐运动

让小儿仰卧,双手抱头,屈膝,然后抬头上挺,坐起,再仰卧,如此反复,即为仰卧起坐运动。这项运动要有大人的帮助。仰卧起坐运动对于腹部肌肉是一个很好的锻炼方式,可增强腹肌的力量。因其活动力度较大,可增加肺活量,促进体内二氧化碳的排出,从而对呼吸系统有良好的作用。

3. 屈膝压腹运动

左手握住小儿右踝,右手握住小儿左踝,同时屈起小儿膝关节,柔和地压向小儿腹部,停留一会,再伸开,如此反复。这项运动已在膝关节的按摩中介绍过,不多赘述。屈膝压腹时,一定要注意观察小儿的表情,来判定他的接受程度,从而适当调节屈膝压腹的力量。这项运动对于腹部有很好的放松作用,也可治疗某些腹部痉挛疾病。

（三）脊柱运动

1. 爬行运动

　　小儿在 6 个月会坐以后便逐渐学会爬行，甚至在小儿能够抬头后，就可训练其爬行。随着爬行本领的与日俱增，往往会试着扶住一定的物体站立起来，然后逐渐学会迈出人生的第一步。在小儿尚未站立起的阶段，是小儿重要的爬行训练期。"孩子还没学爬就会走了！"生活当中不少年轻的父母都会为孩子迈出的第一步而惊喜，把孩子早早学会走路看成是健康聪明的表现。但实际上，孩子没有很好地爬行，会为日后的健康成长埋下了隐患。爬行对于小儿的身体发育有着重要的意义。

　　首先，爬行时，头上抬，腹部下垂，有助于小儿脊柱生理曲度的形成（图 3-56）。统计资料表明，在婴儿期有过很好地爬行训练的小儿长大后患腰椎疾病，如腰椎间盘突出症的概率远远低于没有很好地爬行过的小儿；其次，爬行中因为全身体重落在手和膝上，手和膝不停地先后运动，不但使四肢肌肉变得结实，而且使身体运动的协调性得到很好的锻炼，因为小儿可以自由地看周围的东西，受到各种刺激的机会多起来，会大大促进小儿大脑的发育，增强神经系统的反应能力，对于日后小儿的成长是大有裨益的；最后，爬行的时候小儿头仰起来，可以使前庭受到刺激，而前庭是平衡的基础。如果小儿跳过爬行这一关直接就学会走，日后的平衡性就比较

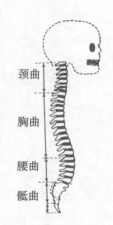

图 3-56　小儿脊柱

差，比如画线画不直，写字老是出格子，脾气暴躁，甚至出现"多动症"。家长在为孩子这些"问题行为"而焦虑的时候，却不知道这正是孩子在 0－1 岁时没有锻炼爬行的结果。美国费城人类智力潜能开发研究所所长葛兰道门博士说，"若只用三个字来说明怎样才能开发你孩子的智力潜能，那就是让他爬。"因此，爬行阶段父母一定不能忽视，很有必要对小儿的爬行加强训练。

　　刚开始时，小儿往往是匍行，然后转到爬行。匍行时，如果小儿腹部不能离开床铺，可用一条毛巾从小儿腹下穿过，然后拽住毛巾两头提起小儿的腹部，以使其体重落到手和膝盖上。在小儿学会爬行后，可有意加强训练，用某些对小儿极具诱惑力的物品，如漂亮的玩具、色彩鲜亮的气球等做诱饵，让其从床的一头爬到另一头，反复爬行，或者为小儿开辟一个较大些的"运动场"，让他（她）任意自由地爬。

2. 颈部运动

使小儿做点头、摇头、仰头等动作,以活动颈椎。对 6 个月以内的小儿可利用玩具、声响等引导,使其做相对被动的颈椎活动。如让小儿手臂前撑趴在床上,在其面前一边叫他(她)的名字,一边用拨浪鼓等发响的玩具引逗小儿抬头看,或者在其侧面、后面用色彩鲜艳的气球、摇铃等引逗他(她)向侧面或后面看等。诸多方式不一而足,都为使小儿的颈椎得到被动的锻炼。

3. 腰部运动(图 3-57)

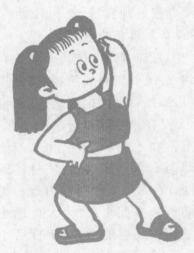

图 3-57 腰部运动

①弯腰、直立,弯腰、直立,如此反复,动作应缓慢,不要过快;

②左脚前弓、右脚后蹬的姿势,向左侧扭动腰肢;

③右脚前弓、左脚后蹬的姿势,向右侧扭动腰肢;

④两手叉腰,尽量后仰,可倚墙做此动作,而且一定要有大人的扶持保护。

以上腰部的运动都可配合上肢的相应活动,而使整个动作协调、美观。

(四)下肢运动

1. 屈膝运动

1 岁以内小儿可被动运动,仰卧,被动屈膝;1 岁以上可使其模仿做下蹲等屈膝动作。

2. 踢腿运动

可使小儿一手扶墙或沙发等物体,一条腿抬离地面,向前、后做踢、甩动等动作,然后换另一条腿;踢腿运动能够放松下肢各个关节。

3. 压腿运动

可使小儿抬腿放至某一高度的物体上,然后将腿伸直,上身向下压,并停留一段时间;压腿运动可增强下肢肌肉的力量,但一定要量力而行。

4. 活动脚踝

站立时将一只脚脚尖点地,然后左右活动脚跟,带动踝部被动运动,然后换另一只脚。

5. 跑步运动

可让小儿原地或在小范围内做跑步运动,甩动双臂,增强全身运动的协调性。

6. 金鸡独立

单腿立地,另一条腿抬起,尽量维持一定的时间。这种游戏既可锻炼下肢的肌肉力量,又可锻炼小儿的忍耐力、毅力。

以上介绍的小儿各部肢体的运动,可配合节奏感强的音乐来做。有时还可在引导小儿做操的时候,为小儿伴唱或朗诵儿歌。

歌词:

早晨空气真正好,

我们大家来做操。

伸伸臂,伸伸臂,

弯弯腰,弯弯腰,

踢踢腿,踢踢腿,

蹦蹦跳,蹦蹦跳,

天天做操身体好。

(五)模仿小动物的运动(图3-58)

小儿天真活泼,在引导其活动肢体时,可有意模仿一些小动物的活动,让其在趣味的玩乐中,既锻炼了身体,又增长了知识,而且对于小儿的模仿能力也是一种很好的培养。在这个游戏中,父母可展开想象,让小儿模仿各种小动物的活动,哪怕只有一个简单的动作,对于小儿来说都有很大的吸引力。以下介绍一首儿歌,父母可教会小儿,然后一边朗诵一边模仿小动物们的活动,相信小儿是极感兴趣的。

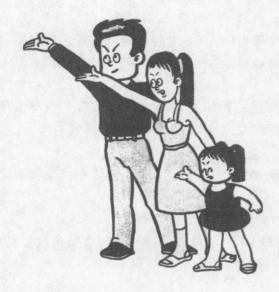

图 3-58　模仿小动物

歌词：

来来来，来来来，
小动物，真可爱。
小花猫，喵喵喵，
伸伸懒腰，喵-喵-喵；
小鸭子，嘎嘎嘎，
摇摇摆摆，嘎-嘎-嘎；
小小鸡，叽叽叽，
找到虫子，叽-叽-叽；
小小鸟，喳喳喳，
飞来飞去，喳-喳-喳；
小青蛙，呱呱呱，
跳上跳下，呱-呱-呱。

第五节　日常护理中的抚触按摩

在小儿的日常护理中，随时可加进抚触按摩的内容，二者的相互融合会逐渐使抚触按摩成为日常护理不可分割的一部分，对于小儿的身心健康更会起到不可估量的作用。研究成果表明,日常护理中结合一些直接的肌肤接触有助于孩子的发育成长,有助于语言交流和交际技能的提高。在实践中,细心地照料孩子的工作中增加抚触按摩的内容,更会使孩子感受到浓浓的爱意,并由此产生安全感。日常护理如哺乳、洗澡、换尿布等过程中,均可进行适时的抚触按摩。

一、哺乳时的抚触按摩

为孩子哺乳时是一个抚触按摩的好时机。孩子紧贴母亲的身体本身就是很好的抚触方式,能够使孩子从中获得足够的安全感,为日后成为一个幸福、自信的人奠定了基础。因此,建议母亲在为小儿喂奶时,能够裸露小儿大部分的身体,也可只戴一个肚兜儿,尽量使母子能够肌肤相亲。这就需要保持房间有适宜的温度。在此基础上,母亲可适度为孩子按摩。按摩动作一定要轻缓,有节奏,以小儿乐于接受、不影响吃奶为原则,如握握揉揉小脚。具体的抚触按摩方法可有以下几种。

1. "宝宝快快长"抚触按摩

小儿在母亲怀中,母亲一只手托住小儿,另一只手从小儿头项部开始向下抚摩,沿后背、腰臀、腿一直抚摩到脚。然后再从头项开始重复抚摩。动作要连贯、轻缓、有节奏。抚摩的同时,慈爱地看着小儿的眼睛,可哼唱"宝宝快快长啊,宝宝快快长啊……"将无私的母爱传递给孩子。

2. 揉揉足三里

母亲坐下来为小儿哺乳时,可腾出一只手来轻轻按揉小儿的足三里穴,能够帮助小儿消化,有助于进食。按揉足三里要有节奏,使小儿适应能接受。

3. 握握小脚丫

母亲在抚摩小儿身体的同时,可握一握小儿的脚,或者哺乳时只按揉脚部。有时小儿在吃奶感到很畅快的时候,往往会不自觉地晃晃小腿,扑腾扑腾小脚。母亲可将小儿的脚握在手里,轻轻揉捏,注意与小儿的交流,看小儿的反应以随时调节。

二、洗浴时的抚触按摩

1. 洗浴中的抚触按摩

小儿有喜爱玩水的天性。将小儿放入温度适宜的水中为其洗浴时,往往是小儿最乐不可支的时候。洗澡时,可将塑料的小鸭子、小鹿等玩具一起放入浴盆中,以让小儿在其中尽情嬉戏。这时候父母全身心地为小儿洗澡,可穿插一些按摩的动作,如搓洗四肢、颈项、后背等部位时,可稍用力来按摩。大一些的婴儿无论在平时怎么不配合,此时在水里都不会在乎父母的动作,因为他的心思都在玩水上了。洗浴时按摩也可帮助小儿更好地放松身心。

2. 洗浴后的抚触按摩

在每次洗浴后,应当为小儿进行全身还是局部适当的抚触按摩,并且应当将二者结合成为一体,形成浴后按摩的习惯。浴后的抚触按摩可使用一些中性润肤油;在炎热的夏天小儿浴后,可扑上适量的婴儿爽身粉,尤其皮肤褶皱处。

（1）襁褓中的抚触按摩:小儿浴后将其擦干,可先用一条毛巾把他（她）严严实实地包裹起来,类似一个"襁褓",大人将小儿在怀中胸贴胸地抱一会儿,这样小儿会感到很舒适、安全。这时即可透过毛巾进行抚触按摩,如按摩手臂、头部、后背等部位。

（2）毛巾上的抚触按摩:将小儿擦干放在清洁干爽的毛巾上,如果小儿乐于合作,即可为小儿进行全身性的抚触按摩,如果小儿不是很配合,可简单进行一些局部的抚触按摩,应选择能接触大面积肌肤的部分,如前胸、后背等。如果小儿不乐意躺着,可让其坐起来,此时大人一定要扶住他（她）,可一手扶住后背,抚触按摩前胸;或一手扶住前胸,抚触按摩后背。

三、换尿布时的抚触按摩

在每次的换尿布的过程中,可以适当为小儿进行局部的抚触按摩。通常可在换掉尿布、清洗完之后,更换新尿布之前进行。这时候的小儿由于感到舒适,一般可以很好地配合。如果小儿老是蹬腿、翻身或用其他方式表现出不满时,应停止按摩,而要及时与其交流,了解他（她）的需要,采用其他可以接受的方式来安抚他（她）,如用能够发出声响的玩具来吸引其注意力,或者将小儿抱起来等。在开始的时候,小儿可能有个适应接受的过程,可连续试做几天,在小儿慢慢接受后,抚触按摩的动作也可以由简单逐渐增多。抚触按摩的方式可有如下几种。

1. 提臀逗乐

双手手心相对分别握住小儿的双腿踝关节,将下肢轻轻抬起,使小儿膝关节微屈,然后上下有节奏的同时晃动双腿,晃动的幅度要以小儿能接受为度。可同时发出一些有趣的声音来吸引小儿的注意力,与小儿逗乐。注意观察小儿的反应,以及时调整动作。

2. 提臀抚触按摩

用一只手握住小儿的双腿踝关节,将小儿下肢抬起,要尽量使臀部抬离床铺的水平面,然后用另一只手从臀部开始,伸展手掌沿大腿后面向下抚摩至足跟部,随着这只手的向下抚摩,握住踝关节的手可逐渐放下抬高的下肢。通常双腿能够同时被抚触到,如此反复抚摩数遍。

3. 下肢抚触按摩

将小儿下肢放平,一只手掌心向上,握住一侧的踝关节,另一只手由同侧的大腿根部开始,从前面经膝关节、小腿一直抚摩到足背,然后拽拽每个胖胖的小脚趾头,如此几遍之后,重点按摩一下阳陵泉(膝下外侧,腓骨小头下缘凹陷中)、阴陵泉穴(与阳陵泉穴相对,在胫骨内侧髁下缘凹陷处)。然后用同样的方法抚触按摩另一侧肢体。

4. 腹部抚触按摩

将手掌轻轻放在小儿腹部,以肚脐为中心,顺时针方向转圈,最后将手掌停在肚脐上保持数分钟。

四、入睡前的抚触按摩(图 3-59)

在小儿打瞌睡要入睡的时候,很多父母往往出于一种本能去抚慰小儿以帮助孩子入睡。例如轻轻拍打、哼唱催眠曲、在臂弯里轻轻晃动等,然后将孩子放在床上或摇篮里,坐在床旁或站在摇篮旁轻轻抚摩孩子,看孩子入睡了再离开。如果经常这样做,在睡前抚慰孩子,形成一种固定的护理方式,则可以给孩子一个要睡眠的信号或暗示,父母一旦开始抚摩安抚孩子,则能使其很快安宁下来,带着安全舒适的感觉进入梦乡。

但是按照儿童心理学家的观点,在婴儿添加辅食之后,就要逐渐培养孩子建立一套睡眠常规,形成有规律的作息制度,如茶点、玩耍、回房间,喂奶,上床睡觉等都要有一定的时间,并要让孩子学会自己入睡,这样做对于培养孩子的自立精神非常重要。如果孩子从出生后一直是父母帮助入睡,可能会使孩子养成依赖习惯,必须有亲人在旁边才能入睡。因此在孩子四五个月之后,父母可有意识地减少帮助孩子睡眠的措施,鼓励孩子独立入睡。但日常的抚触按摩是必不可少的。抚触按摩可有如下方法。

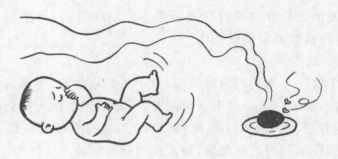

图 3-59　小儿独立入睡

1. 腹部抚触按摩

让小儿紧贴大人的身体躺下，仰卧位，大人侧卧，可用一只手支撑头，另一只手轻抚小儿的腹部。大人体位感到舒适即可。可用整个手掌和手指顺时针柔缓而有力有节奏地抚摩小儿腹部（通常是隔衣被抚摩），看到小儿放松有睡意时，可减轻抚摩的力度，逐渐随着小儿入睡而停止抚摩。

2. 睡前三穴抚触按摩

在入睡前，按摩中脘、神阙（肚脐）、足三里三个穴位，能够松弛腹部，减轻消化系统消化负担，安神宁心，帮助小儿尽快入睡，提高小儿睡眠质量，尤其一些素有食积的小儿，尤其适用。

3. 头项部抚触按摩

如果小儿在妈妈的臂弯里入睡，可以采用这种抚慰方法。一只手臂抱着孩子，另一只手轻抚小儿的头面、颈项部。要轻缓而有节奏。抚触的过程中要托牢小儿的头部，以利于抚触的进行。

第六节　幼儿期的抚触按摩

一、尊重幼儿的意见

随着小儿的长大，他（她）可能会到处跑，连安静地坐着都难，更别说躺下了。随着语言的发育，小儿会很明确地告诉大人"再来""不要""喜欢这样抚触"或者"今天不抚触"等，这时候可尊重小儿的意见，根据小儿的喜好来多抚触或暂停抚触按摩。但是尊重小儿的意见不等于迁就小儿,对于这些合情合理的要求,大人应给以充分的满足,而对于孩子故意试探性的要求或不合理的要求,就不能一味迁就,而应既温和又坚定地说"不"。因为幼儿时期孩子并不能明确地知道自己想要什么,这就需要大人的指导。

二、重在表达爱的信息

在幼儿时期,抚触按摩往往不能顺利进行。这时候暂停一段时间也可以,在小儿 3 岁以后明白事理了可以很好地听从父母话的时候,再可以重新进行全套的抚触按摩。在不按摩的时候,可以采用其他方式与小儿进行交流,如搂抱、游戏和眼神的交流等。在日常生活中,多陪小儿玩耍,多对孩子微笑,同他(她)说话时,可轻轻触摸他(她)的手脚;上床睡觉时,除了抱一抱、吻一吻外,还可以抚摩孩子的腹部或背部等。所有的这些做法都会向孩子传达一个爱的信息:父母很爱我,知道我的感受,喜欢与我在一起。这有助于保持孩子对父母的依恋,有助于孩子自信心的培养。

三、鼓励幼儿模仿抚触

幼儿往往喜欢模仿大人做事。无论是做饭、洗衣、开车、护士阿姨的打针动作等,都是他(她)喜欢模仿的。这也是孩子了解认识世界的途径之一。同样,孩子也可能喜欢模仿大人对他(她)所做的抚触按摩。如果孩子喜欢,就应该鼓励孩子模仿并反过来为大人进行"抚触按摩"。有时孩子可能会像模仿给布娃娃喂饭、打针一样去给布娃娃抚触。这都是幼儿童真的表现,实际在这个过程中,爱心已经在幼儿心中扎了根。

第七节 治疗性质的抚触按摩

小儿在日常生活中,可能会出现很多问题,如腹胀不消化、腹痛、便秘、烦躁哭闹等,除可以针对用药外,还可以运用一些简单的抚触按摩的方法来帮助小儿缓解病情,尤其是一些较急的或用药不理想的情况,属于自然疗法的抚触按摩可能会是很好的选择。以下介绍一些治疗性质的抚触按摩方法,如健脾益胃按摩法、消食化积按摩法、润肠通便按摩法等(图 3-60)。

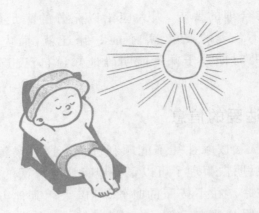

图 3-60　自然疗法——抚触按摩

一、健脾益胃按摩法(图 3-61)

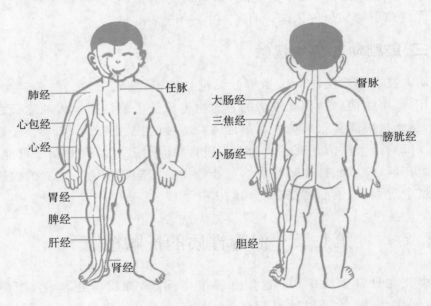

肺经　任脉　督脉　大肠经　三焦经　膀胱经　心包经　心经　小肠经　胃经　脾经　肝经　胆经　肾经

图 3-61　小儿经络分布

　　小儿脾胃娇弱,一旦外感或内伤都容易伤及脾胃功能,出现食欲缺乏、泄泻、消瘦等症状。治疗应当健脾益胃。具体抚触按摩方法如下。

　　1. 摩中脘穴:小儿仰卧位或坐位,用掌根部或示中二指并拢按揉中脘穴。

2. 补脾经穴：由指尖向指根方向推摩小儿拇指外侧缘。

3. 揉足三里穴：用拇指按揉足三里穴。

二、消食化积按摩法（图 3-62）

小儿饮食不节而脾胃功能又较弱，往往会使消化系统负荷太重，造成食物积滞不消化，带来腹胀、食欲缺乏甚至疳积的病症。出现这种情况，应及时采用消食化积的治疗方法，可用以下抚触按摩法。

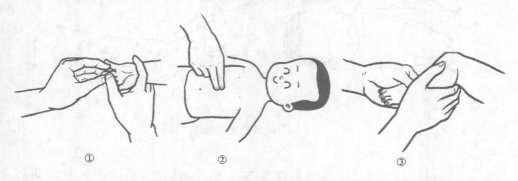

图 3-62　消食化积按摩法

1. 推摩四横纹穴：一手握住小儿的手并使其摊开手掌，另一只手示中二指并拢从小儿示指横纹处推向小指横纹处，动作可和缓而稍有力，如此反复推 20 遍，再换小儿另一只手同法推摩。

2. 摩中脘穴：小儿仰卧位或坐位，用掌根部或示中二指并拢按揉中脘穴。

3. 揉足三里穴：用拇指按揉小儿足三里穴。

三、润肠通便按摩法（图 3-63）

小儿由于饮食偏嗜肥甘、内积化热或缺乏运动等都可以导致便秘的发生。小儿便秘除了在饮食上要相应调整如多食用蔬菜水果及增加运动等外，还可以用以下方法按摩，既能治疗便秘，又能有效预防便秘的发生。

1. 脐周回旋点揉：小儿仰卧位，将示中二指并拢置于小儿脐旁天枢穴，轻用力按揉半分钟，松开手指后，沿顺时针方向移动一下手指继续按揉，就这样不断取点按揉，并以螺旋形向脐周扩大。顺时针方向有利于肠道内容物向前移动。

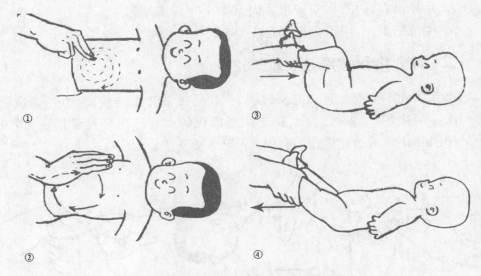

图 3-63　润肠通便按摩法

2. 脐周回旋掌摩：将手掌根部置于小儿右下腹处，沿顺时针方向进行腹部较大范围的回旋按摩，依次经过小儿右胁下、左胁下、左下腹再至右下腹处，如此反复按摩。

3. 腹部被动运动：双手各抓住小儿一只脚踝，先将一只脚踝缓缓推向小儿腹部，在收回的同时，再将另一只脚缓缓推向腹部，如此交替下肢运动反复数次；同样方法握住小儿脚踝，再将双脚同时上推向腹部并保持这一姿势数秒钟，然后慢慢拉直小儿双腿，如此重复动作数次。注意一定要和缓而有节奏。下肢的被动运动有利于肠道的蠕动。

四、降气止呕按摩法（图 3-64）

小儿出现呃逆、呕吐等胃气上逆的病症时，可采用如下按摩方法进行缓解治疗。

1. 开璇玑法：小儿半仰卧位，自胸部璇玑穴开始向下直推，至剑突、脐中。在脐周做揉、摩等，然后继续推至小腹。这是传统小儿按摩中复式按摩手法的一种，能够调畅气机、降逆止呕。

2. 拍摩后背：竖直抱住小儿，使其趴在大人肩头，由上而下轻拍小儿背部，如此数遍后，再用整个手掌由上而下用力抚摩小儿后背。

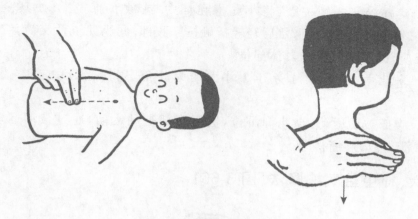

图 3-64　降气止呕按摩法

五、缓解腹痛按摩法(图 3-65)

小儿常常由于饮食生冷或腹胀不消化而出现腹痛病症,一旦出现腹痛,小儿啼哭不止,可采用如下方法缓解疼痛。

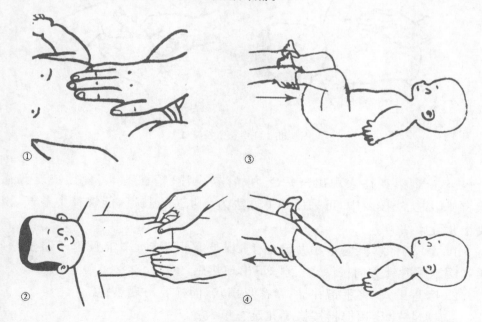

图 3-65　缓解腹痛按摩法

1. 疼痛局部抚触按摩：将小儿抱在怀中，或放在膝盖上，使其全身蜷起，这样有利于放松腹肌，然后轻轻抚触按摩腹部，同小儿说话交流，细心观察其反应，以了解其疼痛具体部位。

2. 拿肚角：脐下 2 寸旁开 2 寸大筋为肚角，用拇、示、中三指做拿法操作。

3. 腹部被动运动：小儿仰卧位，进行腹部被动运动，通过被动运动，能够使气滞得散，疼痛得缓。

六、补中益气按摩法（图 3-66）

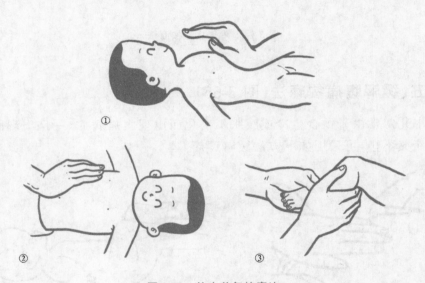

图 3-66 补中益气按摩法

小儿气虚，往往表现出气短乏力、容易出汗、精神萎靡、食欲缺乏等症状，在日常抚触按摩中，可采用如下方法为小儿进行按摩，能够补中益气，恢复小儿健康活力。

1. 摩脐：将掌根置于小儿肚脐上，保持掌根不动，牢牢吸附于脐上，轻柔和缓地顺时针方向按摩，直到掌下出现热感。

2. 摩丹田穴：将手指并拢，摩揉丹田穴，同样要出现热感。

3. 揉足三里：用拇指按揉小儿足三里穴。

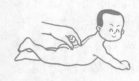

第四章
小儿常见疾病的抚触按摩疗法

第一节 营养性疾病

一、营养不良

(一)疾病概述

营养不良主要表现为进行性消瘦、皮下脂肪减少、水肿,常伴有新陈代谢的失常和全身各系统不同程度的功能紊乱,如消化、循环、肾、免疫等功能的低下,可伴中枢神经系统功能的改变,常见处于抑郁状态,或精神抑郁与烦躁不安交替出现。营养不良可见于不同年龄期,尤其多发于婴幼儿。按其性质来分,营养不良可分为能量营养不良和蛋白质营养不良两大类,前者以热量缺乏为主,后者则以蛋白质缺乏为主。目前所见者多为食物选择不当或继发于其他疾病。本病多由下列因素引起。

1. 疾病影响

急慢性感染如麻疹、迁延性腹泻、结核病,以及消化道先天畸形等。患儿营养缺乏是由于这些疾病导致的摄入减少和(或)代谢消耗过多引起。

2. 喂养不当

婴幼儿的生长发育十分迅速,如果喂养不当可造成营养不良,如单纯以淀粉类食物喂养,缺乏蛋白质、脂肪等其他营养物质;母乳、混合或人工喂养者,没有及时添加辅食;不良的饮食习惯或偏食等。

临床中营养不良可表现为消瘦型和水肿型两类。消瘦型是由于总热量、蛋白质和各种营养素均缺乏引起;水肿型则是热量接近需要量,而蛋白质严重缺乏,多见以淀粉类食物喂养为主的小儿,称为营养不良性水肿。

营养不良的早期表现为体重不增,以后体内脂肪逐渐消失,体重减轻,久之身长也会低于正常。皮下脂肪消耗的顺序是首先腹部,而后躯干、臀部、四肢,最后面部。因此,在营养不良早期,单看面部而不做全身检查,便不易发现消瘦。营养不良患儿除消瘦外,还表现为皮肤苍白、干燥、松弛和失去弹力,肌肉松弛、萎缩,肌张力除偶见增强外,一般表现为低下,运动功能发育亦见迟缓。重者体温偏低,表现烦躁不安,继之变为呆钝,对周围环境反应淡漠,食欲低下以至消失,往往伴有腹泻和呕吐。

营养不良可同时伴发下列症状。①贫血:由于缺乏蛋白质和造血所必需的其他营养物质引起,故多属于缺铁性低色素性贫血。②各种维生素缺乏症:常为维生素 A 缺乏,有时也可伴有维生素 B、维生素 C 或维生素 D 的缺乏。维生素 A 缺乏可致夜盲、结膜干燥、角膜软化等;维生素 B 缺乏可致口角炎、口腔炎及末梢神经炎等;维生素 C 缺乏可见皮肤、黏膜出血点,齿龈水肿、出血等。③营养不良性水肿,见于重症,表现较轻时,只出现于面部和下肢,重者可见全身水肿,除皮肤紧张发亮外,还表现有干燥脱屑、色素沉着、紫癜、压疮或营养性溃疡等。

此外,营养不良患儿由于机体抵抗力低下,易继发各种感染如鹅口疮、支气管肺炎、结核病、中耳炎、尿路感染等。特别是婴儿腹泻,可迁延不愈而加重营养不良,造成恶性循环。患儿有时突然发生自发性低血糖症,如不及时抢救,可致死亡。

(二)中医学认识

对于本病,中医学通常以"疳证"来认识。所谓"疳",其释义有二:一为"疳者干也",即言本病是以气血虚亏、津液干涸为主要病理,以形体消瘦、肌肤干瘪为主要症候特征;二为"疳者甘也",认为本病往往是喂养不当,过食肥甘,即长期不良的饮食习惯所致。

【病位】

本病病在脾胃。宋代杰出的儿科医家钱乙在他的《小儿药证直诀》中指出:"疳皆脾胃病,亡津液之所作。"脾胃为后天之本、气血生化之源,若脾胃功能受损,纳运功能障碍,致气血无以资生,五脏六腑、四肢百骸、肌肤毛发失其濡养而致形体羸瘦、肤色不荣、毛发枯焦及多个脏腑功能紊乱而致疳证。

【病因病机】

1. 乳食不节,损伤脾胃

小儿脾胃嫩弱,若乳食无度或恣食生冷肥甘,则易壅聚、积滞,进一步可伤及脾胃,减弱脾胃受纳运化功能,不能化生气血滋养全身而渐成疳证。古代有"无积不成疳"之说,把积滞看成是形成疳证的重要原因。

2. 喂养不当,营养不足

小儿生长发育迅速,需要足够的营养供给,若由于母乳不足、未能及时添加辅食、人工喂养食物搭配不当、不良的饮食习惯等,均可致摄入营养不足,精微生化无源而致疳证。

3. 其他疾病的影响

肠道寄生虫是引起疳证的重要原因,寄生虫不仅消耗人体气血、精微,还可损伤脾胃,影响其受纳、运化功能,以致气血津液的化生和输布失常而渐成疳证。另外,一些迁延日久的疾病亦是致疳的重要因素,如长期吐、泄、痢等均可使脾胃虚损,气血津液虚亏而成疳证。

【辨证分型】

1. 积滞伤脾

本证多见于疳证的初期。主要症状为形体消瘦,面色无华,食少纳呆,见食则恶,嗳气酸腐,腹胀,腹痛,大便臭秽,小便混浊,睡眠不安,舌苔厚腻。治疗应以消积、调理脾胃为主。

2. 脾胃虚弱

本证多见于疳证的后期,脾胃虚损较甚,气血津液匮乏而致。主要症状为形体消瘦,面色萎黄,毛发稀疏无光泽,食欲缺乏,精神萎靡或烦躁易怒,睡眠露睛,腹部膨大,青筋暴露,或腹凹如舟,大便稀溏,舌质淡红或嫩红,脉细无力。治疗应以调补脾胃为主。

(三)抚触按摩疗法

【按摩方法一】

1. 主要手法(图 4-1)

(1)摩中脘 5 分钟,揉脐 5 分钟。

(2)捏脊 5～10 遍,然后轻揉背部 1 分钟。

(3)按揉足三里穴 3～5 分钟。

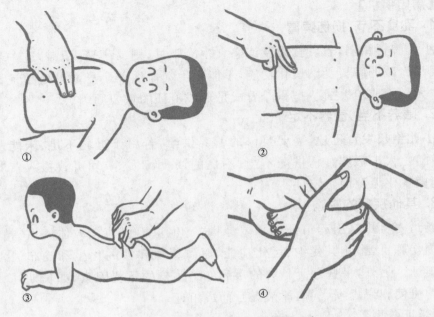

图 4-1　小儿营养不良按摩主要手法

2. 随症加减

(1)积滞伤脾型主要手法(图 4-2)

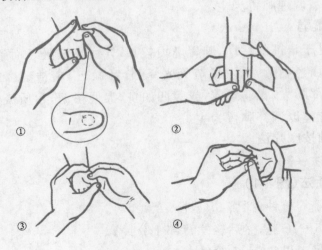

图 4-2　食积伤脾型随症手法

①清补脾经各 300 次,清大肠 200 次。

②揉板门 100 次,掐四缝 50 次。

(2)脾胃虚弱型主要手法(图 4-3)

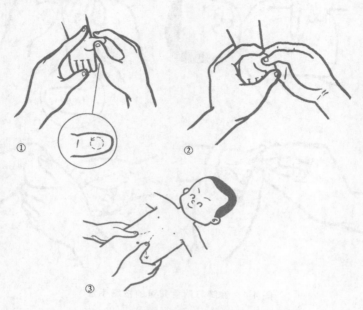

图 4-3　脾胃虚弱型随症手法

①补脾经、揉板门各 300 次。

②按揉脾俞、胃俞各 2 分钟。

③分推腹阴阳 30 次。

【按摩方法二】

1. 用指揉法在脾俞、胃俞各揉运 1 分钟。

2. 捏脊 3～5 遍。

【按摩方法三】

1. 补脾经 300 次,清大肠 100 次。

2. 揉板门 300 次,然后从板门推向横纹 50 次。

3. 用指揉法在中脘穴、神阙穴、天枢穴各揉运 1 分钟,用掌摩法摩腹 5 分钟。

4. 按揉足三里 2 分钟。

【按摩方法四】

将消食化积按摩法与健脾益胃按摩法相结合(图 4-4)为小儿进行抚触

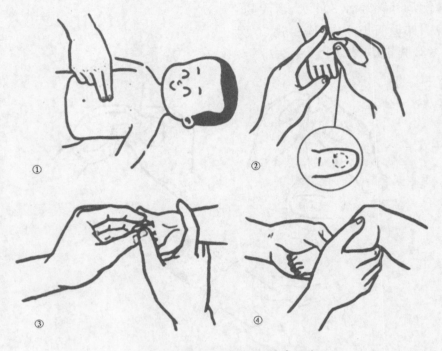

图 4-4 健脾与消食并重的按摩手法

按摩。

(四)预防调摄

1. 合理喂养

婴儿时期尤其是早产儿应尽量采用母乳喂养,母乳不仅富于营养、易消化吸收、含大量免疫因子,可以弥补婴儿免疫力不够成熟的缺点,而且方便、经济,可促进母子情感交流。此外,近年来发现母乳中还含有较多的牛磺酸,它是一种条件必需氨基酸,在人体可起重要的生长调节作用。对于母乳不足或无母乳者应采取合理的混合喂养或人工喂养。人工喂养时,不应以淀粉类食物为主,因为其中缺乏蛋白质和脂肪等,亦不应以炼乳等喂养,应加动物乳类如牛乳或羊乳,代乳品中可选用代乳粉、豆浆等。但无论何种方法喂养,都应随小儿年龄的增长,逐步添加各种辅助食品,包括各种维生素和矿物质等。目前主张,婴儿 4～5 个月后应添加一些辅助食品,而 3～4 个月前则不主张添加半固体或固体食物,因可影响母乳中已经很少量铁的吸收。辅助食品的添加提倡尽量利用天然食物,主要包括蛋、鱼、肉、肝等动物蛋白;蔬菜、水果中维生素和矿物质;补充热能的辅食如糖类及油脂类。加用辅食的目的,不仅能使婴儿在1岁后半年的营养得到充分保证,而且也为以后的断乳做好准备,避免在断乳期出现营养不良。

2. 培养小儿良好的饮食习惯

随着物质生活水平的提高,营养不良疾病较之以前已明显减少,目前所见者多为食物选择不当或继发于其他疾病。造成食物选择不当的原因,除家长缺乏营养知识外,很大的原因是小儿不良的饮食习惯,如偏食、挑食、暴饮暴食等,小儿往往挑肥拣瘦,不吃青菜,只吃肥肉或只吃海鲜,遇到自己爱吃的食物则不加节制。而家长的娇惯有时在无形中也助长了小儿的这种习性。对此,家长应该有个清醒的认识,积极纠正小儿不良的饮食习惯,同时应合理安排生活制度,保证小儿充足的睡眠,纠正不良卫生习惯,适当安排户外活动及锻炼身体,以增进食欲,提高消化能力。

3. 预防各种传染病和矫治先天性畸形

做好传染病的预防接种、隔离和早期治疗。对先天性畸形如唇裂、腭裂和幽门狭窄等患儿,必须及时给予手术治疗。如因慢性疾病引起者,应积极查找原因,对症治疗。

4. 食疗

可在平时的饮食中,适当食用一些益气健脾的中药膳食,以增进小儿的脾胃功能,有效预防营养不良疾病的发生。

(1)薏苡仁山药粥

制法:取薏苡仁100克,山药50克备用。山药去皮,切成细丁,与薏苡仁同煮成粥,食用时可加少许白糖。

功效:益气健脾。可用于小儿脾胃虚弱者。

(2)山楂膏

制法:取山楂200克,白糖50克备用。山楂去核,洗净,切碎入锅中,加水适量,煮成膏糊状。待凉后加入白糖,搅匀,即可食用。

功效:健脾消食,和中化积。对小儿的食积有预防和治疗作用。

5. 预防按摩法

(1)捏脊法:捏脊对于提高小儿的免疫力,增强体质有很好的作用。可在小儿洗浴后进行,按摩时注意室内的温度,不要着凉感冒。

(2)睡前三穴按摩法:三穴即中脘、神阙、足三里。经常按摩这三个穴位可健脾益胃,有效预防消化系统疾病的发生。可选择在每晚睡觉前为小儿按摩,久之形成这样一个睡前按摩的习惯,既可帮助小儿提高睡眠质量,还可增进小儿与父母间情感的交流,有利于小儿心理的健康发育。

二、肥胖症

(一)疾病概述

肥胖症是指能量的摄入大于消耗,造成体内脂肪过度积聚而形成的疾病。凡小儿体重超过同年龄、同性别小儿的身高体重平均值的 2 个标准差,或 20% 以上的,即可诊断为肥胖症。目前我国肥胖儿童的发病率是 3%～6%,且随着社会经济的发展及生活方式的一些变化,本病有逐年增多的趋势。任何年龄小儿均可发生肥胖,但最常见于婴儿期、学龄前期及青春期。发生本病的原因与下列因素有关。

1. 遗传因素

肥胖症属于多基因病。近年来研究发现,脂肪细胞能够合成、分泌一种瘦素,作为外周信号能够传递到下丘脑的摄食及体重调节中枢,参与机体摄食行为及能量代谢平衡的调节。而肥胖症的患儿,瘦素与下丘脑摄食及体重调节中枢的正常相互关系发生紊乱。研究显示,有少数家族性肥胖系因瘦素基因突变或瘦素受体基因突变所致,但绝大多数患儿这些基因是正常的,很可能是这些瘦素的受体后环节发生异常。

2. 饮食过度,活动过少

患儿大多食欲非常好,饭量也大;喜欢食用甘肥的食品;而进食蔬菜则较少、常不好活动,这样摄取的热量长期超过消耗量,多余者以三酰甘油形式储存体内而发胖。体重的增加使孩子更不爱运动,能量的消耗进一步减少,也能导致内分泌失调,进一步加重肥胖,从而形成恶性循环。

3. 不良生活习惯

随着电视、游戏、网络的普及,不少孩子经常玩到很晚才肯睡觉,且在临睡前吃不少食物,扰乱了人体的生物钟,影响内分泌功能,使人发胖。

肥胖症在临床上可分为单纯性肥胖和继发性肥胖两类。单纯性肥胖占小儿时期肥胖症的绝大多数。临床常见症状为外表显得肥胖高大,骨骼发育比同年龄的小儿为早,皮下脂肪很厚,分布均匀,以面颊、肩部、胸乳部、腹部积聚最明显,四肢以大腿、上臂粗壮而肢端较细。男孩因会阴部脂肪堆积,阴茎被埋入,可被误认为外生殖器发育不良。患儿性发育大多正常,智能良好。

(二)中医学认识

【病位】

肥胖症病位在脾。中医学基础理论认为,形体肥胖多为痰湿积聚于体内。而痰湿的形成则与脾的运化功能息息相关。脾主运化,包括运化水谷和水液两方面。运化水液是对被吸收的水谷精微中多余水分,能及时地转输至肺和肾,通过肺、肾的气化功能,化为汗和尿排出体外。如果脾的运化水液的功能减退,必然导致水液在体内的停滞,而产生痰、湿、饮等病理产物。在中医学基础理论中,"脾主身之肌肉","脾主四肢"。因此,肥胖症应责之于脾。

【病因病机】

1.先天禀赋因素

小儿体质与先天禀赋密切相关。若父母一方或双方为肥胖体质,则小儿易有肥胖倾向;对于无肥胖症的父母,若母亲在孕期尤其是后期,饮食无节制,也易使小儿在出生时就过于肥胖,在以后的生长发育过程中,肥胖倾向较之正常儿要大。

2.饮食偏嗜

暴饮暴食,嗜食肥甘厚味,容易损伤脾胃,使其运化失职,从而水液内停,聚而生痰。而肥甘厚味之品,在体内易化热,炼而生痰。

3.劳逸失调

人体每天需要适当的活动,气血才能流畅,若长期不劳动,又不从事体育锻炼,易使人体气血不畅,脾胃功能减弱,可出现肢体软弱,精神萎靡,臃肿发胖等症状,甚至动则心悸,气喘或汗出,或继发他病。小儿过于安逸,而又嗜食肥甘,不加节制,久之必易形体肥胖。

【辨证分型】

1.痰湿壅盛

本证多见于肥胖症的早期,表现以实证为主。患儿形体肥胖,活动减少,动则胸闷,时有脘腹满闷之感,咯痰易出。甚则头脑不清,如裹重物,学习能力下降。时有便秘,舌质暗红,舌苔白腻或黄腻,脉滑数有力。本证的治疗应以健脾化痰为主。

2.脾肺气虚

本证多见于肥胖症的后期,表现以虚证为主。患儿形体肥胖,四肢臃懒,气短乏力,动则气喘、汗出,甚至稍加活动就大汗淋漓,舌质淡苔白腻,脉沉细。本证的治疗应以健脾益肺、调补中气为主。

（三）抚触按摩疗法

【按摩方法一】

1. 主要手法(图4-5)

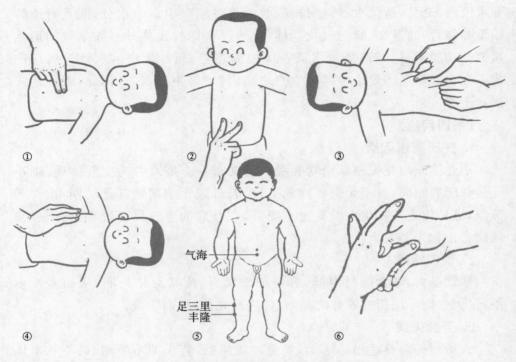

图 4-5　肥胖症按摩主要手法

(1)逆时针摩中脘5分钟,力量宜稍重。

(2)顺时针揉双侧天枢穴1～3分钟。

(3)患儿仰卧,以双手的拇指、示指,稍用力同时提拿脐上、脐下部位的肌肉组织,拿起时可加捻压动作,放下时动作应缓慢,反复操作10～20次。

(4)点揉气海穴1分钟。

(5)以双手全掌,沿着患儿升结肠、横结肠、降结肠的方向,交替摩动10～20次。

(6)按揉足三里、点按丰隆穴各1～3分钟,弹拨合谷穴10～15次。

(7)按揉脾俞、胃俞各1分钟。

2. 随症加减

（1）痰湿壅盛型见热象，如肥胖伴见大便秘结，可在主要手法的基础上再加以下手法（图4-6）。

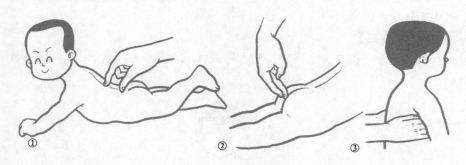

图4-6 痰湿壅盛型随症手法

①推下七节骨300次，揉龟尾1分钟。

②搓擦两胁30～50次。

（2）脾肺气虚型在主要手法的基础上再加以下手法（图4-7）。

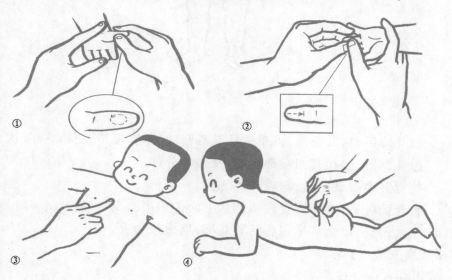

图4-7 脾肺气虚型随症手法

①补脾经 300 次，补肺经 100 次。

②按揉膻中穴 1 分钟。

③横擦胸上方，以透热为度。

④捏脊 5～10 遍。

【按摩方法二】

1. 患儿仰卧，以手掌根部对准患儿关元穴（图 4-8），顺、逆时针各按揉 5 分钟。

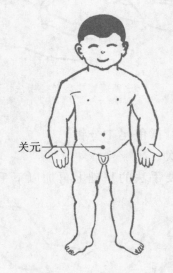

关元

图 4-8　关元穴

2. 患儿仰卧，站其头前，以单掌从其心窝向下，直推至耻骨，共 10 次。

3. 患儿仰卧，按揉其四肢部肌肉，操作 3 分钟。

4. 按揉并弹拨足三里、丰隆穴各 20 次。

5. 患儿俯卧，以全掌沿脊柱两侧从上向下拍击。反复操作 10～15 遍。

6. 患儿俯卧，以全掌横擦患儿腰骶部，以透热为度。

【按摩方法三】

采用耳穴压豆按摩法。

1. 选穴

脾、胃、内分泌、神门（图 4-9）。

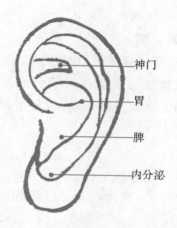

图 4-9 耳穴神门、胃、脾、内分泌

2. 方法

将胶布剪成边长大约 0.5cm 的正方形,取王不留行子放置胶布上,对准所选的耳穴压上。每天可按压 3 遍,可在 1 日 3 餐前进行。

3. 注意

耳穴按压应两耳交替进行,可 1 周换 1 次,夏天可 2~3 天换 1 次。若小儿出现对胶布过敏现象,要及时取下胶布,改用徒手按摩耳穴。

(四)预防调摄

1. 孕母的饮食控制

在儿童时期就开始的肥胖,一般都既有脂肪细胞数增加,又有脂肪细胞的肥大。减肥治疗只能使脂肪细胞体积缩小,而数量不减少,故病情较难控制而易复发,因此防止肥胖应在脂肪细胞的增殖高峰时期着手。胎儿期,脂肪细胞在妊娠最后 3 个月形成。能量摄入增加,可刺激脂肪细胞增殖,故孕母在妊娠后期应避免营养过剩,以防止胎儿体重增加过速。

2. 合理喂养

出生后脂肪细胞的增殖高峰分别为婴儿期及青春期。家长应接受营养知识方面的教育,必须纠正肥胖就是健康的错误观念,特别在婴幼儿时期应合理喂养,使摄入的热量能保证小儿正常生长发育即可。鼓励母乳喂养,时间不能少于 3 个月;对人工喂养的小儿,不要认为哭闹即为饥饿而随时喂食物;对小儿食欲旺盛者,应挑选体积较大而供热量较少的食物以满足小儿的食欲,如蔬菜、瓜果等。尽量避免油腻甜食,以及食盐较多的膳食。对于偏嗜肥腻食品的小儿,家长应及时预予纠正。

3. 养成锻炼身体的好习惯

应该鼓励小儿坚持进行体育锻炼,以采取散步、游戏、游泳、体操或慢跑等轻体育活动为宜,逐渐增加运动量及时间。此外,做家务、唱歌、朗诵、洗澡等都有效果,不要进行大运动量的活动,以免增加食欲而更为肥胖。

三、佝偻病

(一)疾病概述

佝偻病是婴幼儿常见的一种慢性全身性营养缺乏症。多见于3岁以下的小儿,尤以6-12个月婴儿发病率最高。以钙、磷代谢障碍和骨样组织钙化障碍为特征,严重者产生骨骼畸形。机体维生素D缺乏是造成本病的主要原因,而维生素D缺乏可由多方面的因素造成。

1. 接触日光不足

维生素 D_3 是由皮肤中 7-脱氢胆固醇在紫外线作用下转变而来,故若皮肤接触日光中紫外线不足,则易患佝偻病。

2. 摄入不足

乳食中钙、磷等含量太少,达不到身体所需,特别是早期断母乳的小儿,易患佝偻病。母乳及其他乳类含维生素D都不多,但其他乳类如牛乳的钙磷比例不适宜,影响钙的吸收。故婴儿如不晒太阳,又不补充含维生素的食物,就易患此病。

3. 生长速度的影响

人体骨骼的生长速度与维生素D和钙的需要成正比,婴儿的生长速度较快,维生素D的需要量大,故佝偻病的发病率高。

4. 各种疾病的影响

如慢性腹泻影响肠道维生素D和钙的吸收;胆道疾病可使脂溶性维生素吸收障碍;患肝病或肾病,都可影响维生素D的羟化。此外,长期服用某些药物,如抗癫痫药、糖皮质激素等,可影响维生素D或钙的代谢,从而导致佝偻病的发生。

佝偻病在临床中主要表现为生长中的骨骼改变及肌肉松弛,亦可表现为非特异性的神经精神症状,如食欲缺乏,夜间多汗,烦躁不安,睡眠时易惊醒,白天精神萎靡等。汗液的刺激使小儿摇动摩擦头部,往往造成头枕部秃发。骨骼生长障碍可见颅骨软化、方颅,前囟门开大、闭合延迟,出牙迟缓,肋骨有"串珠现象",严重者有鸡胸或漏斗胸,四肢长骨远端的腕踝部肿大成手镯状,会走路的小儿下肢弯曲呈"O"形或"X"形等。

(二)中医学认识

佝偻病在中医学中被称为小儿软骨病。根据其发病时出现的一些症状,中医学中有"鸡胸""龟背""串珠肋"等类似的描述。根据病情发展的不同阶段,分属于不同的病证,如初期以多汗为主症者,属于"汗证";形体消瘦、烦躁不安者,归属于"疳证";造成生长发育迟缓者,则属于"五迟"证等。

【病位】

本病病位在脾肾。肾为先天之本,脾为后天之源,本病病变脏腑主要在脾肾,但亦与肺气、肝阴不足有关。

【病因病机】

1. 先天禀赋不足

早产或在胎中禀受未充,先天肾气不足。肾主骨生髓,肾气虚则骨失所养,使骨骼生长发育迟缓,痿软不坚,久则造成动作发育迟缓,甚至智能不足,迁延不愈者则骨骼畸形,终久难复。

2. 调养不当

小儿常居室内,很少做户外活动和锻炼,或饮食营养失调,或疾病损伤,均可使小儿体质虚弱。小儿脾虚可使气血化生不足,不但造成肌肉松软不实,且易影响到他脏,涉及肺、心,以至于肾的虚弱证。

【辨证分型】

1. 脾肺气虚

本证多表现在发病初期。主要症状为形体虚胖而肌肉松软,或形体瘦弱,面白少华,神疲易倦,常自汗,睡眠不宁,食欲缺乏,大便不调;头颅骨软,毛发稀疏,易于感冒。舌质淡,舌苔薄白,脉缓弱,指纹(小儿示指桡侧缘)淡。本证的治疗应以健脾益气为主。

2. 肾气亏损

本证主要由于病程较长,失于调治,致使肾精亏损,骨髓不充,形成各种骨骼改变。若不及时调治,易于形成后遗症。主要症状为形体瘦弱,面色苍白,出牙、坐立、行走均明显延迟。骨骼变形,可见方颅、鸡胸、肋骨串珠、下肢弯曲等。或有表情淡漠、语言迟缓、反应迟钝等。舌质淡,舌苔薄,脉沉迟,指纹淡。本证应以补肾壮骨法治疗。

3. 肝肾阴虚

主要症状为形体消瘦,面色潮红,腰膝酸软,步态不稳,头晕眼花,盗汗,手足心烦热,骨骼变形。舌质红,舌苔少,脉细或细数,指纹淡红。本证以滋养肝肾法治疗。

(三)抚触按摩疗法

【按摩方法一】

1. 主要手法(图4-10)

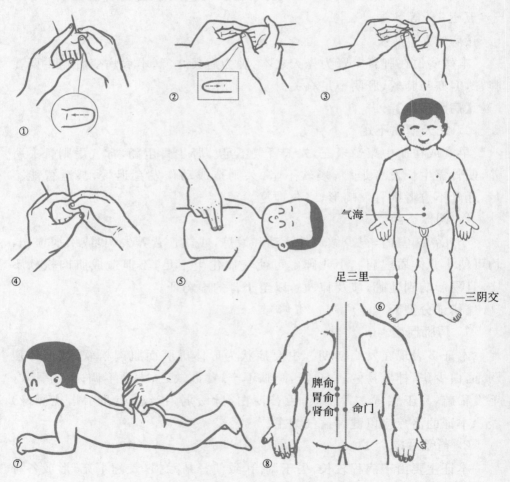

图4-10 佝偻病按摩主要手法

(1)补脾经、补肾经各 300 次,掐揉四横纹 100 次,揉板门 50 次。

(2)逆时针揉中脘穴 5 分钟。

(3)按揉气海、足三里、三阴交穴各 1 分钟。

(4)捏脊 5～10 遍。

(5)患儿俯卧,按揉脾俞、胃俞、肾俞、命门穴各 1 分钟。

2. 随症加减

(1)脾肺气虚型,在主要手法基础上加补肺经 200 次(图 4-11)。

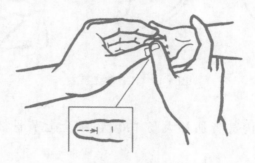

图 4-11　脾肺气虚型随症手法

(2)若烦躁不安,睡眠不宁者加清心火 100 次,清肝经 200 次,揉小天心 1 分钟(图 4-12)。

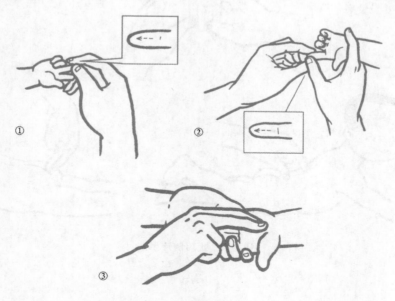

图 4-12　清心经、清肝经、揉小天心

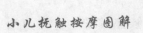

（3）自汗、盗汗重者加揉肾顶 1 分钟，按揉三阴交 10 次（图 4-13）。

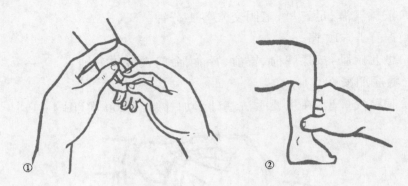

图 4-13　汗症随症手法

（4）便溏或腹泻甚者加补大肠 100 次，推上七节骨 200 次，揉龟尾 300 次（图 4-14）。

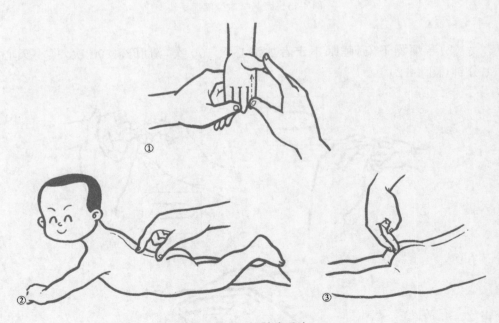

图 4-14　止泻随症手法

【按摩方法二】

采用培元固本按摩法为小儿进行抚触按摩（图4-15）。

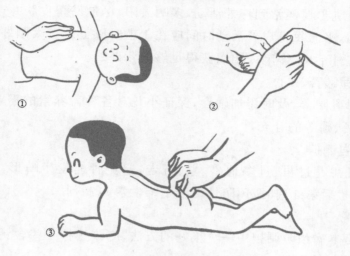

图4-15　培元固本手法

【按摩方法三】

循足厥阴肝经和足少阴肾经在体表的循行路线进行抚触按摩,可用滑翔式抚触按摩,可增加按摩力度（图4-16）。

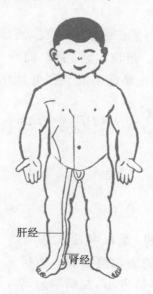

图4-16　循经抚触

(四)预防调摄

1. 增加户外活动

孕妇及乳母要经常到户外活动,多晒太阳,尽量暴露皮肤并逐渐增加晒太阳的时间,平时每日户外活动时间应在 1 小时以上。在太阳好的中午,将小儿带到室外活动,多晒太阳以获得足够的紫外线。

2. 合理喂养

提倡母乳喂养,及时添加辅食,保证小儿对各种营养素的需要。注意维生素 D 及钙、磷等的补充。

3. 加强调护

不可让患儿过早、过多地坐、立、行走,避免骨骼发生畸形。对于早产儿,应在出生后第 2 周时,预防性地给予维生素 D 制剂。

4. 食疗

食疗是本病预防调护中一个很好的方法,应该选择一些含钙、磷丰富的食物。以下介绍几个食谱。

(1)骨头汤:可选用猪骨(尤其是大腿骨)、牛骨、鸡骨、鱼骨等煮汤,加调料、蔬菜等食用。小儿经常服用,可有效预防佝偻病的发生。

(2)虾皮炒韭菜:将虾皮用清水洗净,葱花炝锅,下虾皮油炒,然后放入韭菜,放盐、味精等调料翻炒,稍时即可食用。虾皮含钙质极其丰富,经常食用这道菜,可很好地补钙。

(3)蛋皮米粥:可选用鸡蛋皮或鹌鹑蛋皮,研成末,微火炒黄,每日 5 克,撒入煮好的小米粥中食用。蛋皮富含钙质,而小米每 100 克含钙 21 毫克,含磷 240 毫克,故本方对于佝偻病可起到很好地预防治疗作用。

第二节　消化系统常见疾病

一、婴幼儿腹泻

(一)疾病概述

婴幼儿腹泻即消化不良,是以大便次数增多,粪便稀薄或呈水样,带有不消化乳食及黏液为特征的消化道疾病。本病是小儿最常见的疾病之一,2 岁以下婴幼儿尤为多见,年龄愈小,发病率愈高。本病的发病季节据统计基本上集中在夏秋两季。发病原因较为复杂,与多种因素有关。

1. 内在因素

婴幼儿胃肠道功能比较薄弱,胃酸和消化酶的分泌相对较少,加上血液中免疫球蛋白较成人低,对感染的防御能力差,因此在受到外界不良因素影响的情况下容易发病。

2. 感染因素

分为肠道内的感染和肠道外的感染两种情况。肠道内感染可由病毒、细菌、真菌、寄生虫引起,以病毒引起最为多见,其中,轮状病毒是引起秋冬季婴幼儿腹泻最常见的病毒。肠道外感染如上呼吸道、肺、肾盂等的感染引起炎症,由于发热及病原体毒素的影响,使肠内消化酶分泌减少、肠蠕动增加,可引起腹泻。

3. 非感染因素

如饮食、气候等因素都可引起腹泻。人工喂养的小儿常由于喂养不定时,过多或过少,过早地喂食大量淀粉或脂肪类食物,或突然改变食物品种等较易引起腹泻。气候改变,如过冷使肠蠕动增加,过热使胃酸和消化酶分泌减少,也易诱发腹泻。

临床中根据腹泻病程变化可分为急性(病程连续在 2 周以内)、迁延性(病程连续在 2 周至 2 个月)、慢性(病程连续在 2 个月以上)。急性腹泻按病情的轻重可分为轻型(单纯性消化不良)和重型(中毒性消化不良)。轻型一般无全身症状,精神尚好;重型者临床症状较重,并伴有显著的全身症状,可由轻型未及时治疗或治疗不当迁延而来,亦可因感染而急性发病,腹泻一般每天 10 次以上,便中含大量水分,患儿食欲低下,并常并发呕吐、发热等,体重很快下降,若不及时治疗,可引起严重脱水、代谢性酸中毒、低钾血症而危及生命。

(二)中医学认识

《内经》中对泄泻有详细的论述。记载有"飧泄""濡泄""洞泄""滑泄"等多种名称。并提出感受风寒湿等外邪和饮食不节、起居失常等因素均可导致泄泻,而清浊不分、阴阳失调,是其基本的病理变化。隋代巢元方的《诸病源候论》中对小儿腹泻的病因、病理、诊断、症状、转归和预后等,都做了较详细的论述。清代陈复正的《幼幼集成》指出:"泄泻有五,寒、热、虚、实、食积也",并提出了较为明确的辨证和治疗原则。综观历代医家的论述,中医学对于本病有如下认识。

【病位】

本病病在脾胃。中医学基本理论认为,脾为后天之本,是气血生化之源,能运化水谷,输布水谷精微至全身,从而满足人体各部分的需要。脾胃失调,则水谷运化失常,可发生泄泻病症。如《景岳全书》所说,"泄泻之本,无不由于脾胃。"

【病因病机】

1. 感受外邪

所谓外邪,即风、寒、暑、湿、燥、火等外环境中的致病因素。腹泻的发生与环境气候有密切关系。在各种外邪中,湿邪最易伤脾。脾喜燥而恶湿,湿邪困阻,脾失健运,从而发生泄泻。

2. 内伤乳食

由于喂养不当,饥饱无度或恣食生冷油腻,突然改变食物性质或饮食不洁等,导致脾胃受损,运化失职,不能腐熟水谷而致腹泻。

3. 脾胃虚弱

脏腑娇嫩,形气未充是小儿的生理特点之一。小儿脾常不足,而生长发育迅速,脾胃负担相对较重,一旦遇到外来因素的干扰就会导致脾胃受损,影响运化功能,而发腹泻。

【辨证分型】

1. 寒湿泄泻

本证主要为感受寒湿之邪,寒象与湿象较明显,表现为大便溏薄多沫,色淡不臭,患儿腹痛肠鸣,面色淡白,精神萎靡,食欲缺乏,口不渴,小便清长,舌淡苔白腻,脉濡,指纹呈青色。治疗应以温中、健脾、利湿为主。

2. 湿热泄泻

本证热象较为显著,表现为腹痛即泄,急迫暴注,大便黄褐热臭,患儿烦躁口渴,身有微热,小便短赤,舌红苔黄腻,脉滑数,指纹呈紫红色。治疗应以泻热利湿为主。

3. 伤食泄泻

近期有伤食史,表现为大便量多,酸臭腐败味如臭鸡蛋,含有未消化的食物残渣,患儿脘腹胀满,泄前哭闹不安,泄后痛减而稍安静,矢气,常伴恶心呕吐,口嗳酸气,食欲缺乏,舌苔厚腻,脉滑。指纹见青色。治疗应以消食导滞为主。

4. 脾虚泄泻

本证脾虚之象明显,表现为大便稀薄,夹有乳块或残渣,或每于食后即泄,常日久不愈,患儿面色㿠白,神疲乏力,舌体胖大,舌苔薄腻,脉沉无力,指纹浅淡无华。治疗应以健脾为主。

5. 脾肾阳虚泄泻

本证常为泄泻日久导致脾肾阳虚,表现为大便水样,次数频多,时作时止,日泄 10 次以上,患儿精神萎靡,四肢厥冷,舌淡苔薄白,脉弱,指纹淡白。治疗应以补肾为主。

(三)抚触按摩疗法

1. 主要手法(图 4-17)

(1)逆时针摩腹 5 分钟。

(2)自下向上推七节骨 300 次。

(3)按揉脾俞、胃俞、大肠俞穴各 1 分钟。

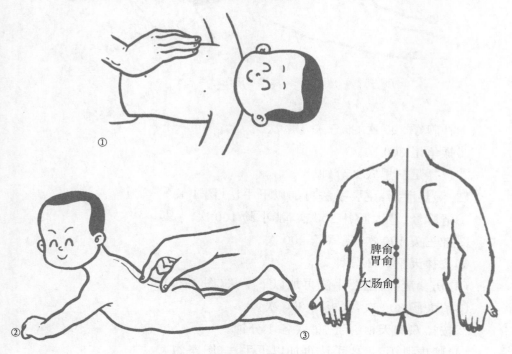

图 4-17　婴幼儿腹泻按摩主要手法

2. 随症加减

(1)寒湿泄泻：主要手法再加以下手法(图 4-18)。

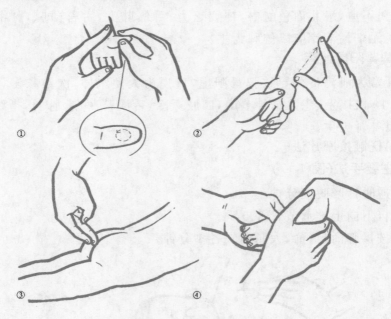

图 4-18　寒湿泄泻随症手法

①补脾经 200 次，推三关 100 次。

②揉龟尾 300 次。

③按揉足三里穴 3 分钟。

(2)湿热泄泻：主要手法再加以下手法(图 4-19)。

①清脾经、清大肠各 200 次，清小肠 100 次。

②推三关 100 次，退六腑 200 次。

③按揉天枢穴 2 分钟。

(3)伤食泄泻：主要手法再加以下手法(图 4-20)。

①清大肠 300 次，揉板门 200 次。

②按揉双侧天枢、足三里穴各 1 分钟。

(4)脾虚泄泻：主要手法再加以下手法(图 4-21)。

①补脾经、补大肠各 300 次，推板门 100 次。

②捏脊 5～10 遍。

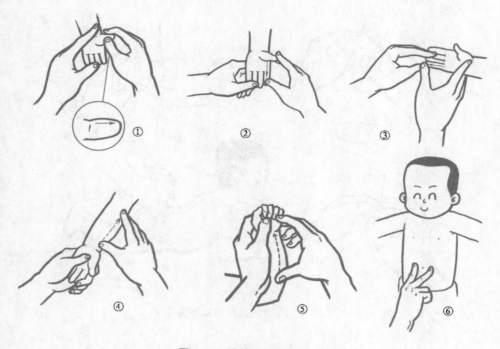

图 4-19 湿热泄泻随症手法

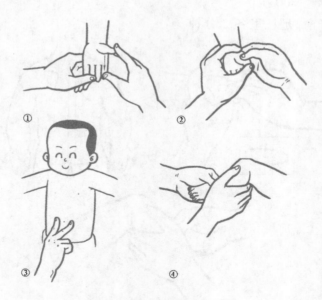

图 4-20 伤食泄泻随症手法

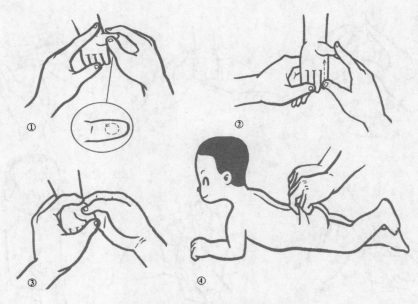

图 4-21　脾虚泄泻随症手法

(5)脾肾阳虚泄泻：主要手法再加以下手法(图 4-22)。

①推补肾经 300 次。

②按揉肾俞、足三里各 2 分钟。

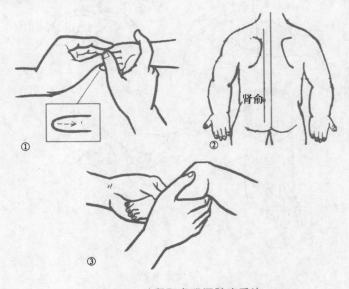

图 4-22　脾肾阳虚泄泻随症手法

（四）预防调摄

腹泻是婴幼儿的常见病，在各种婴幼儿的疾病中占有较高的发病率。症状较轻的影响小儿的消化和吸收，对生长发育极为不利，症状较重的则会危及生命，因此应当引起足够的重视，要采取积极措施进行预防。

1. 合理喂养

鼓励母乳喂养，尤以出生后最初数月及出生后第一个夏天更为重要，避免在夏季断乳。添加辅食要采取逐渐适应的方式。

2. 注意卫生

饮食要注意卫生，喂养定时定量，不吃不洁食物，食具要及时消毒。每次便后用温水洗净肛门，勤换尿布。

3. 防寒保暖

注意气候变化，随时加衣，尤其要注意保护腹部，勿使受凉。

4. 预防保健抚触按摩

在日常经常为小儿进行健脾益胃、培元固本等抚触按摩以预防和保健。

5. 综合治疗

本病按摩治疗效果很好，但不排除其他疗法，特别是有感染因素的，可同时应用抗生素等药物治疗，如出现脱水和中毒症状时，更应及时静脉输液等治疗。但在平时应避免小儿长期滥用抗生素，因可引起肠道菌群失调而致肠炎。

6. 中医学外治法

药物贴敷或艾灸神阙穴（脐）对腹泻有很好的疗效。可选择用来贴敷的药物有很多，这里仅举一例。

五倍子 10 克，研成粉末状，醋调，用纱布贴敷于脐上，胶布固定。每日 1帖。将药物贴敷脐上后，再用艾条对脐局部灸，效果更佳。

7. 食疗

（1）山药扁豆粥：山药、白扁豆各适量，与大米同煮成粥。山药扁豆粥对脾虚泄泻有很好的效果。

（2）莱菔子米粥：莱菔子 10 克，炒焦研末，与大米同煮成粥。对伤食泄泻效果佳。

（3）山药莲子粥：山药、莲子各适量，与大米同煮成粥。食用时可加适量白砂糖。

（4）茯苓饮：茯苓 15 克，研末冲服，每日 1 次。对脾虚湿盛的泄泻有效。

二、积滞

(一)疾病概述

积滞是指小儿伤于乳食,积而不化形成的一种脾胃病症,也是消化不良的一种表现。一年四季均可发病,夏秋季节发病率略高,小儿任何年龄都可罹患此病,但以婴幼儿为多见。婴幼儿时期是人类生长发育最快的时期,对各种营养物质的要求比较迫切。但虽然婴儿的消化道面积相对较大,而支配消化系统的自主神经系统发育却还不健全,唾液和消化酶的分泌也较少。因此极易因各种因素造成消化障碍,如果进食的数量或质量稍微不合适,就易引起消化不良。积滞在临床中主要表现为不思乳食,食而不化,嗳吐腐酸乳食,大便不调,腹部胀满,形体瘦弱等。本病预后良好,经过适当处理,大多会痊愈,但如果积滞日久或迁延失治,脾胃功能严重受损,饮食失调,最终会影响生长发育。

(二)中医学认识

【病位】

本病病位在脾胃。脾胃主受纳、运化饮食。饮食入胃,由于各种原因壅积不化,阻碍气机,形成积滞。

【病因病机】

1. 乳食内积

哺乳不节,食物过度,是本病的直接病因。小儿脾常不足,肠胃嫩弱,若喂养乳食过频过多,超过了小儿脾胃的消化功能,留聚胃肠,形成积滞。

2. 脾虚夹积

先天禀赋不足,或后天调养失宜,或为疾病、药物、饮食所伤等因素引起脾胃虚弱,脾胃本虚,运化失职,乳食稍有不慎,则停积而不化,形成虚实夹杂之证。

【辨证分型】

1. 乳食内积

本证为乳食内积肠胃,不能运化,酿成积滞,多为实证。临床表现为脘腹胀满,烦闹啼哭,睡眠不宁,嗳气酸腐,呕吐乳片或食物,小便黄或如米泔,大便气味臭秽,质稀而挟未消化食物,便后则腹胀减轻。或有腹痛,低热;舌苔腻,色白或黄,脉滑数,指纹紫滞。治疗应用泻法,消食导滞和中。

2. 脾虚夹积

本证为虚实夹杂之证。本有脾虚,又有乳食积滞之实。表现为面色萎黄,形体消瘦,困倦乏力,不思乳食,食则饱胀,腹满喜按,呕吐酸馊乳食,大便溏薄酸臭,或挟食物残渣,夜卧不安。唇舌色淡,舌苔白腻,脉沉细而滑,指纹淡紫。本证治疗应泻法中蕴补法,健脾助运消积。

(三)抚触按摩疗法

【按摩方法一】

1. 主要手法(图 4-23)

(1)补脾经 100 次,运内八卦 50 次。

(2)摩腹 5 分钟,分推腹阴阳 150 次。

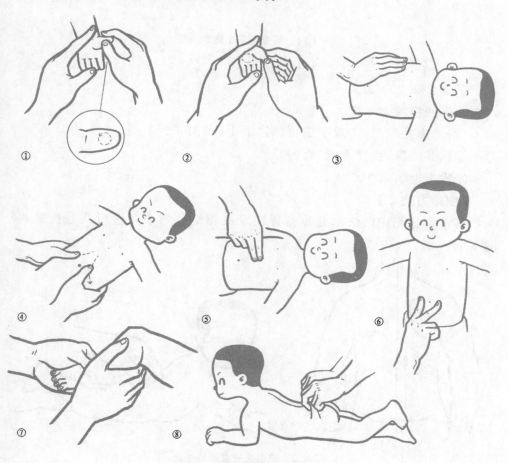

图 4-23 积滞按摩主要手法

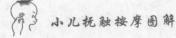

（3）按揉中脘、天枢、足三里穴各 1 分钟。

（4）捏脊 3～5 遍。

2．随症加减

（1）乳食内积型：主要手法再加以下手法（图 4-24）。

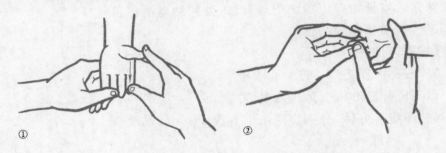

图 4-24　乳食内积型随症手法

①清大肠 200 次。

②推四横纹 100 次。

（2）脾虚夹积型：主要手法再加以下手法（图 4-25）。

①患儿俯卧，点揉脾俞、胃俞。

②推上七节骨 100 次。

【按摩方法二】

将消食化积按摩法与健脾益胃按摩法相结合为小儿进行抚触按摩（见图 4-4）。

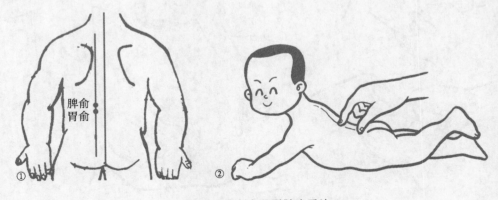

图 4-25　脾虚夹积型随症手法

（四）预防调摄

1. 科学饮食

预防积滞的发生，主要在于乳食的调节，避免过量。进食时要按时、适量，少吃零食。要根据小儿的年龄和消化能力，选择食物的种类和烹调方式，使之能保证足够的营养而又易于消化吸收。少吃肥甘油腻和生冷干硬的食品。对脾胃素虚的小儿更要谨慎饮食，可适当增加餐次，控制每餐进食数量。

2. 加强护理

积滞患儿的护理，首先要控制饮食，必要时暂停进食。腹部胀痛者，可用手掌给患儿做按摩。同时注意观察腹胀、呕吐、大便等情况，以辨证治疗。

3. 预防抚触按摩

（1）腹部按摩：在小儿情绪较好时，可为其做顺时针的腹部按摩，可帮助小儿进行消化，预防积滞。

（2）足三里按摩：经常为小儿按摩足三里穴，可健运脾胃，增进胃肠蠕动，有效预防积滞的发生。

（3）捏脊：常做捏脊按摩，可促进小儿脾胃功能，预防积滞。

4. 食疗

可常使小儿服用一些具有健脾消导作用的食物、药物，既可预防积滞，又有治疗作用。

（1）山楂制品：山楂具有消食导滞作用，各种山楂制品，如山楂片、山楂膏及各种山楂饮品，都可让小儿经常食用，不但能预防积滞的发生，而且能够健脾，增进小儿食欲。

（2）砂仁小米粥：砂仁 6 克，研末，入小米中，共煮成粥，鸡内金 9 克，焙干研末，和入小米粥中，食用时可加少许糖。砂仁有醒脾作用，鸡内金消食健脾，对积滞的实证、虚证效果都不错。

（3）麦芽煎：麦芽 30 克，水煎，频频饮用。

三、痢疾

（一）疾病概述

痢疾是由痢疾杆菌所引起的急性肠道传染病，简称菌痢。以结肠远端化脓性炎症为主要病变，临床上以发热、全身中毒症状、腹部疼痛、里急后重、下赤白脓血便为主要症状。本病在小儿中比较常见。多发于夏秋季节，冬春两季也可见到。患者和带菌者是传染源，主要通过污染的水、食物和饮料传播,苍蝇来去于粪便、饮食之间,是散播菌痢的重要媒介。此外,被污染的衣物、玩具、用品等通过手经口传播,故小儿易患本病。人对痢疾杆菌普遍易感,如有营养不良、患有肠道寄生虫症等身体虚弱者,更容易得本病。

本病的潜伏期为数小时到7天,多数为1~2天。感染的痢疾杆菌菌群不同,临床症状也略有差异。按病程的长短,临床可分急性和慢性菌痢两类。急性菌痢又可分为不典型、典型、中毒型;病程超过2个月者为慢性细菌性痢疾,可分为慢性迁延型、慢性菌痢急性发作型、慢性隐匿型。典型的菌痢临床表现主要为起病较急,突然发热、体温可达39℃,早期可有恶心、呕吐,继之腹泻、腹痛,可有1~2次惊厥。每天大便10~20次,呈脓血便,以脓为主,量少,伴有明显里急后重。

(二)中医学认识

【病位】

本病病位在大肠。《内经》中有:"大肠者,传导之官,变化出焉"的论述。大肠的主要功能是转化糟粕。本病的发生主要由于感受夏秋季节湿热之邪,湿热侵入肠胃,或感受风寒、饮食不洁,积滞肠中,或脾胃素虚,大肠功能虚弱,使得风寒暑湿之邪乘虚而入,以上因素作用于肠间使大肠功能受损,传导功能失常,从而出现一系列消化道症状。

【病因病机】

1. 感受湿热

夏秋季节,恣食生冷不洁食物,损伤肠胃,外受暑湿热邪之侵袭,蕴结于肠胃之间,与气血相搏,阻滞气机,伤及肠壁脉络,肠道功能失调。热重者便下赤多白少,湿重者便下白多赤少。

2. 感受寒湿

肠胃素弱,复感风寒之邪,凝结肠胃,以致气机不畅,肠道传化失司而成本病。

【辨证分型】

1. 湿热痢

湿热痢是痢疾最多见者,症见腹部疼痛,里急后重,下痢脓血,发热,口渴不欲饮,小便短赤,纳呆,舌质红,苔黄腻。本证治疗要用泻法,以清热利湿为主。

2. 寒湿痢

本证表现为寒象。症见下痢黏滞白冻,畏寒喜暖,四肢欠温,腹痛肠鸣,肢体酸痛,食少神疲、舌质淡,苔薄白。治疗要偏于补法,散寒利湿。

3. 疫毒痢

本证中毒症状较为明显,症见壮热口渴,头痛烦躁,腹痛,下痢脓血,里急后重,甚则昏迷;舌质红绛,苔黄燥。要加大泻法,醒脑开窍。

4. 虚寒痢

症见久痢不愈,腹部隐痛,口淡不渴,食少神疲,畏寒肢冷;舌质淡,苔薄白。本证虚象较明显,要加大补法力度。

5. 休息痢

症见下痢时发时止,日久不愈,发作时便下脓血,里急后重,腹部疼痛,饮食减少,倦怠畏寒;舌质淡,苔腻。本证虚实象兼有,因此在手法上要补泻两用。

6. 噤口痢

症见下痢赤白,里急后重,腹痛隐隐,饮食不进,进食则恶心呕吐;舌质淡,苔腻。本证主要特点是不能饮食。应用泻法祛内热,后用补法。

(三)抚触按摩疗法

【按摩方法一】

1. **主要手法**(图 4-26)

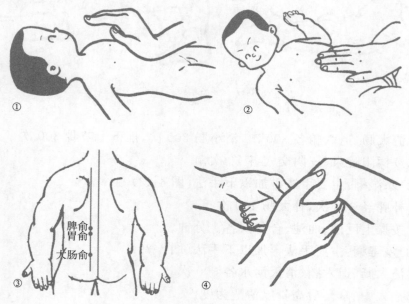

图 4-26 痢疾按摩主要手法(一)

（1）顺时针摩动中脘穴 3～5 分钟。

（2）患儿仰卧，按摩者双掌相叠，掌心对准脐部，轻轻按压并施振颤法 1 分钟，然后双掌突然提起，如此一按一松，反复操作 5～10 遍。

（3）按揉脾俞、胃俞、大肠俞穴各 1 分钟。

（4）按揉足三里穴 2 分钟。

2. 随症加减

（1）湿热痢：主要手法再加以下手法（图 4-27）。

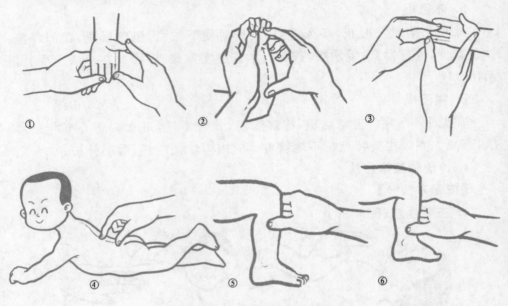

图 4-27　湿热痢随症手法

①清大肠、退六腑各 300 次，清小肠 200 次，推下七节骨 300 次。

②按揉阳陵泉、三阴交穴各 20 次。

（2）寒湿痢：主要手法再加以下手法（图 4-28）。

①补脾经 300 次，补大肠 100 次。

②按揉上巨虚、曲池、合谷穴各 1 分钟。

（3）疫毒痢：主要手法再加以下手法（图 4-29）。

①清大肠、退六腑、清天河水各 300 次。

②掐人中、拿耳后高骨以清醒为度。

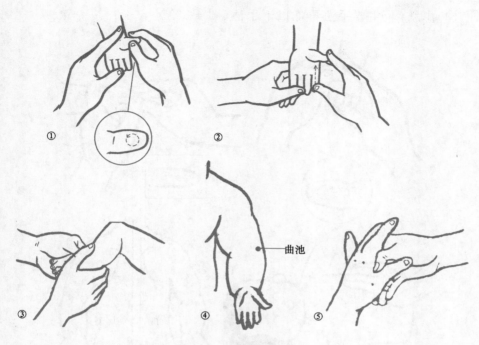

曲池

图 4-28　寒湿痢随症手法

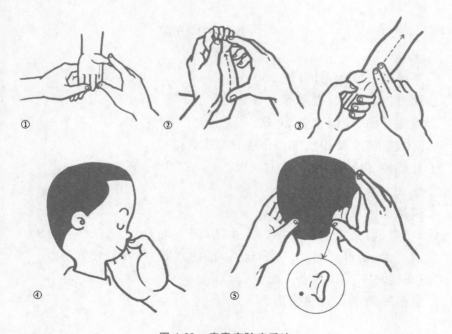

图 4-29　疫毒痢随症手法

(4)虚寒痢：主要手法再加以下手法（图4-30）。

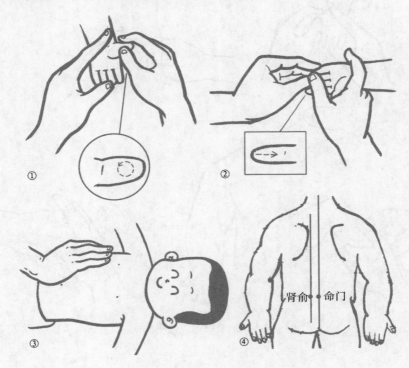

图 4-30　虚寒痢随症手法

①补脾经 300 次，补肾经 200 次。

②揉丹田 100 次，再掌摩 3 分钟。

③按揉肾俞、命门穴各 20 次。

(5)休息痢：主要手法加以下手法（图4-31）。

①补脾经 300 次，补大肠 100 次。

②推上七节骨 300 次。

③按揉上巨虚穴 1 分钟。

(6)噤口痢：主要手法再加以下手法（图4-32）。

①清心经、清肝经各 100 次，运八卦（内八卦、外八卦）300 次。

②按揉委中、承山穴各 1 分钟。

③掌擦腰骶部以透热为度。

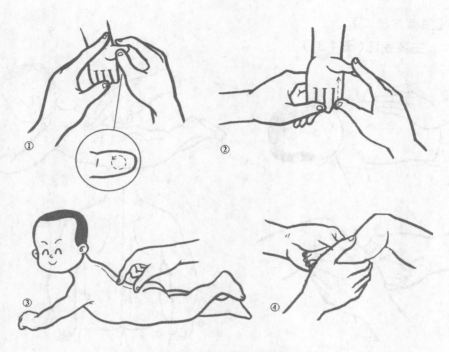

图 4-31　休息痢随症手法

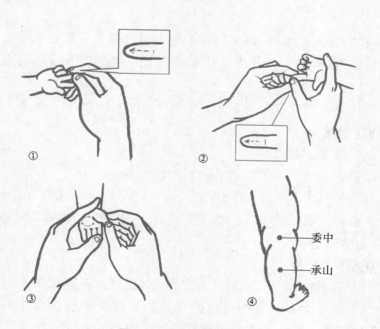

图 4-32　噤口痢随症手法

【按摩方法二】

1. 主要手法(图4-33)

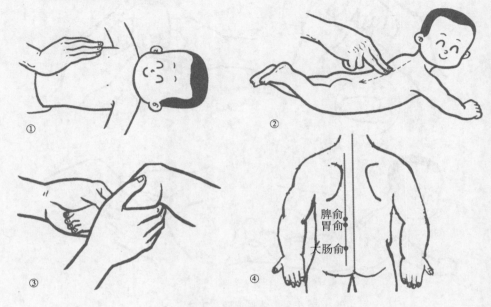

①　　　　　　　　　　②

脾俞
胃俞
大肠俞

③　　　　　　　　　　④

图 4-33　痢疾按摩主要手法(二)

（1）患儿仰卧，单掌置其脐下做顺、逆时针摩腹 2～5 分钟。

（2）患儿俯卧，示中指并拢或以掌根从患儿腰骶部向上直推至背部，以透热为度。

（3）按揉足三里穴 3 分钟，按揉脾俞、胃俞、大肠俞各 1 分钟。

2. 随症加减

（1）腹痛甚者加拿肚角。

（2）高热者推天河水 500 次，退六腑 300 次。

（3）昏迷抽风者掐人中、掐小天心、掐十宣交替操作直至清醒。

（4）久痢体虚揉止痢穴 10 次，揉二人上马 30 次，补脾经 300 次。

(四)预防调摄

1. 加强小儿卫生

注意小儿的饮食卫生，尤其在夏秋季节，生食的蔬菜瓜果一定要清洗干净，一次也不能吃太多。夏季过夜的食物如海鲜类不宜再食用。小儿饮食用具要及时消毒。要使小儿养成良好的卫生习惯，勤洗手、洗脸。

2. 加强患儿的护理

要隔离患儿至大便正常后 1 周。对于病儿的碗、杯、筷等用具要进行消毒，衣服和被褥要勤洗勤晒。家长也要经常洗手，以防止传染。室内要保持安静、凉爽，以给患儿提供良好的休息条件。要给病儿多喝水，最好是糖盐水、果汁等。对呕吐、腹泻严重，以及突然出现烦躁不安、四肢发凉的患儿，要及时请医生诊治。

3. 预防保健抚触按摩

经常为小儿进行腹部，尤其是脐周的抚触按摩。

4. 食疗

（1）苋菜扁豆饮：马齿苋 250 克，扁豆花 15 克，水煎加红糖服用。每日 2 次。

（2）扁豆花茶：扁豆花 50 克，炒焦，代茶饮。

（3）马齿苋槟榔茶：马齿苋 15 克，槟榔 15 克，水煎代茶饮。

（4）芡实莲子粥：芡实 200 克，莲子 100 克，山药 50 克，白扁豆 50 克，加适量米同煮成粥，食用时加适量白砂糖。

四、便秘

（一）疾病概述

便秘是指大便秘结不通，排便困难而言。小儿正常大便为每日 1～2 次，也有个体差异，如有的小儿 2～3 天大便 1 次，只要大便性质正常，就不属于便秘。若与自身相比排便间隔时间延长，或大便干燥，排便时困难费力，则称为便秘。主要是由于大肠蠕动功能失常，粪便在肠道停留过久，水分被吸收，而至粪质干燥，坚硬所致。引起便秘的原因有很多，常见的有以下几种。

1. 小儿生活制度无规律和缺乏养成按时排便的习惯，以致排便时难于形成条件反射。

2. 饮食不节，病久造成营养不良。

3. 常用泻药产生腹肌瘦弱松弛而便秘。

4. 奶液中糖量不足。

5. 食物中含有大量蛋白质而缺少糖类，则肠内分解蛋白质的细菌比发酵细菌多，大便呈碱性，造成大便干燥而次数少。

临床中便秘常见症状除大便难以排出，还可见小儿脘腹不适，胸部憋闷,饮食不香,甚至脾气暴躁,哭闹不宁等。

(二)中医学认识

【病位】

本病病位在大肠。中医学认为,本病多由大肠积热,或气滞,或寒凝,或阴阳气血亏虚,或津液失润等各种原因引起大肠的传导功能异常,而导致便秘。

【病因病机】

1. 饮食不节

过食肥甘厚味,以致肠胃积热,气滞不行,或于热病后耗伤津液,导致肠道燥热,津液失于输布而不能下润,造成大便秘结,难以排出。

2. 先天不足

身体虚弱,或病后体虚,气血亏损。气虚则大肠传送无力,血虚则津少不能滋润大肠,以致大便排出困难。

【辨证分型】

1. 实秘

本证便秘为实证。主要表现大便干结,腹部满痛,口干口臭,或嗳气频作,面红身热,小便黄少,舌红,苔黄,指纹色紫。治疗要用泻法,以顺气行滞、清热通便为原则。

2. 虚秘

本证便秘为虚证。表现为大便并不硬,但便秘不畅,伴有神疲乏力,面色㿠白,唇淡,舌质淡,苔薄白。治疗以补法为主,益气养血、滋阴润燥。

(三)抚触按摩疗法

【按摩方法一】

1. 主要手法(图 4-34)

(1)患儿仰卧,用掌根顺时针摩中脘 5 分钟,然后点揉双侧天枢穴 3 分钟;

(2)患儿俯卧,自上向下推七节骨 400 次,点揉脾俞、胃俞、大肠俞各 1 分钟。

2. 随症加减

(1)实秘:主要手法再加以下手法(图 4-35)。

①清大肠、退六腑各 300 次。

②掐揉足三里穴 2 分钟。

③搓摩胁肋 5 分钟。

(2)虚秘:主要手法再加以下手法(图 4-36)。

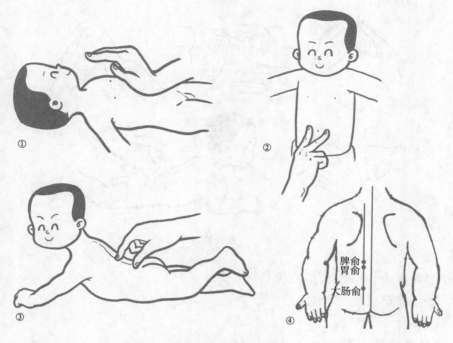

图 4-34　便秘按摩主要手法(一)

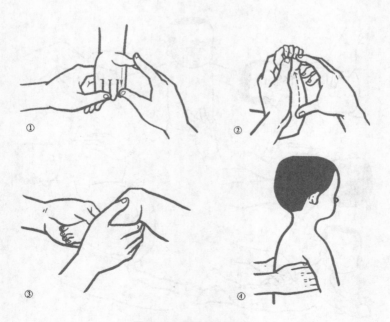

图 4-35　实秘随症手法

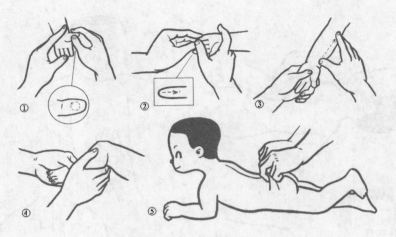

图 4-36 虚秘随症手法

①补脾经、补肾经、推三关各 300 次。

②掐揉足三里 3 分钟。

③捏脊 5～10 遍。

【按摩方法二】

见图 4-37。

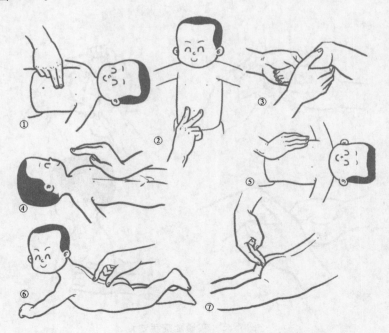

图 4-37 便秘按摩主要手法(二)

1. 患儿仰卧，用大拇指点揉中脘、天枢、足三里穴，每穴 1 分钟。

2. 患儿仰卧，用两手掌根着力，自膻中穴开始，往下按抚至脐下关元穴，反复操作 10 次。然后两手全掌着力交替进行，沿升、横、降结肠途径反复运摩 5 分钟。手法要轻快、柔和、深浅适度，横结肠压力宜重，降结肠压力宜轻。

3. 患儿俯卧，推下七节骨 500 次，揉龟尾 1 分钟。

（四）预防调摄

1. 培养良好的生活规律

从小家长就应注意培养，使小儿养成良好的生活作息规律，形成定时排便的好习惯。

2. 纠正不良的饮食习惯

有些小儿偏食，嗜好吃一些煎炸食品或高蛋白食品，却很少吃蔬菜，这类小儿最易便秘。家长应该及时纠正小儿不良的饮食习惯，使其多食粗粮、蔬菜，多喝水，高纤维的食物能促进胃肠蠕动，有效预防便秘。

3. 各类药物的使用

如果大便数天未解，症状较紧急，按摩后不能立即排便者，可先用开塞露或用导泻液灌肠，或口服大黄、冲泡番泻叶等治疗，以缓解症状，再用按摩治疗。但导泻的药物不宜长期使用，以免引起依赖性，加重便秘。

4. 预防性抚触按摩

经常为小儿进行润肠通便的抚触按摩，可有效预防便秘的发生。在便秘发生时，也可用此法进行按摩治疗。

5. 食疗

便秘一症从饮食来调理，也会有很好的效果。主要选取一些具有润肠通便或高纤维的食物来食用。以下几例可供参考。

（1）蜂蜜 25 毫升，晨起或睡前 1 次服。

（2）香油 25 毫升，晨起或睡前 1 次服。

（3）决明子茶，炒决明子 10 克，山楂（炒焦）10 克，代茶饮。

（4）芝麻蜜丸，取黑芝麻或白芝麻 500 克，洗净晒干，炒熟，研为细末，和蜂蜜为丸，每丸 9 克，每次 1 丸，1 日 3 次。

（5）炒香菇，鲜香菇 400 克，洗净切成块，油锅烧热，葱花炝锅后下香菇翻炒，加盐等各种调料，熟后盛出。

（6）凉拌芹菜叶，鲜芹菜叶 300 克，洗净，入沸水一焯，迅速捞出，浸入凉水,稍后捞出控干,切细,加麻酱、盐、味精、蒜泥等调料凉拌。

五、呕吐

(一)疾病概述

呕吐是指胃内容物或一部分小肠内容物,通过食管逆流出口腔的一种复杂的反射动作,是小儿常见的一种消化道症状。小儿的胃娇嫩,贲门松弛,如果喂养姿势不当,吸入过多空气或喂奶过多,出现哺乳后有少量乳汁倒流口腔,从口角溢出,此称为溢乳,不属于病态。呕吐可由许多疾病如胃肠道疾患、发热、颅内感染、药物,以及食物中毒等引起。常见症状为食后呕吐,吐物酸臭或清稀黏液,时有恶心,嗳气,脘腹胀满,精神萎靡,面色苍白或面红耳赤,不愿进食等。

(二)中医学认识

【病位】

本病病位在胃。中医学基本理论认为,胃的主要生理功能是受纳、腐熟水谷,因此胃有"太仓","水谷之海"之称;另外,胃主通降,以降为和。饮食入胃,经胃的腐熟后,必须下行入小肠,进一步消化吸收,然后入大肠排出食物残渣,这就是胃的通降功能。若胃失通降,则会影响受纳功能,甚至造成胃气上逆,出现嗳气、恶心、呕吐等症状。

【病因病机】

1. 乳食积滞

小儿乳食不节或恣食生冷肥腻,停滞中脘,损伤脾胃,导致胃不受纳,脾不运化,升降功能失调,胃气上逆而致呕吐。

2. 感受外邪

小儿起居不慎,易感风寒湿热等外邪,侵扰肠胃,胃失和降而致呕吐。

3. 胃有积热

小儿过食肥甘厚腻或辛热之品,致使热伏胃中,或乳食积久化热,蕴结于胃,使胃失和降,气逆上冲而致呕吐。

4. 脾胃虚寒

小儿素体脾胃虚寒,或过食寒凉,损伤脾阳,中阳不振,升降无权,胃气上逆,发为呕吐。

5. 跌仆惊骇

小儿神气怯弱,易卒然受惊。惊则气乱,扰动肝气,致肝气横逆犯胃,肝胃不和而致呕吐。

【辨证分型】

1. 伤食吐

本证呕吐由伤食引起,表现为呕吐频繁,口气臭秽,呕吐物常伴未消化的乳块或食物残渣,大便量多,气味酸臭,或溏或秘,腹部胀满,吐后则舒,嗳腐厌食,矢气恶臭,舌质淡,苔厚腻。治疗应消食导滞、和胃降逆。

2. 外感吐

本证由感受外邪引起,表现为发病急骤,突然呕吐,伴恶寒发热,头身不适等表证,脘腹满闷。舌苔薄白或白腻,脉浮。治疗应疏风解表、降逆和胃。

3. 热吐

本证为胃热引起,表现为食入即吐,呕吐物酸臭或为黄水,身热口干口渴,口唇色红,烦躁不安,胃脘胀痛,大便稀薄臭秽或秘结不通,小便色黄量少,舌质红,苔黄。治疗要清热和胃,降逆止呕。

4. 寒吐

本证为胃寒引起,起病较缓,呕吐乳食不化,呈清稀黏液,无臭味,精神萎靡,面色苍白,四肢欠温,腹痛喜暖,肠鸣,大便溏薄,或为不消化食物,小便清长,舌质淡,苔薄白。治疗要温中散寒、和胃止呕。

5. 惊骇吐

本证具有暴受惊骇病史,表现为呕吐清涎,哭闹不安,睡眠不宁或惊惕恐惧。脉弦数,指纹青紫。治疗要镇惊安神、和胃止呕。

(三)抚触按摩疗法

【按摩方法一】

1. 主要手法(图 4-38)

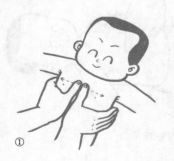

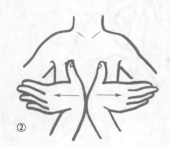

①　　　　　　②

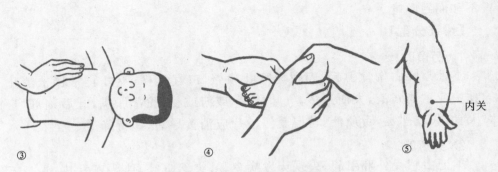

图 4-38　呕吐按摩主要手法（一）

（1）直推膻中穴 1～3 分钟。

（2）自中脘至脐向两旁分推 30～50 次。

（3）顺、逆时针摩腹各 1 分钟。

（4）以拇指指端按揉足三里、内关穴各约 1 分钟。

2．随症加减

（1）伤食吐型：主要手法再加以下手法（图 4-39）。

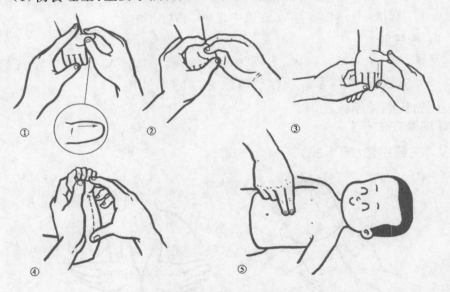

图 4-39　伤食吐型随症手法

①清脾经 100 次,揉板门 300 次。

②清大肠 200 次,退六腑 100 次。

③点揉中脘穴 1～3 分钟。

(2)外感吐型:主要手法再加以下手法(图 4-40)。

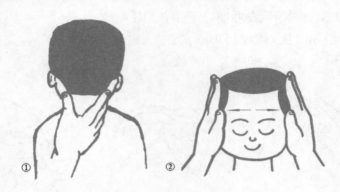

图 4-40　外感吐型随症手法

①拿风池穴 2 分钟。

②推坎宫 200 次。

(3)热吐型:主要手法再加以下手法(图 4-41)。

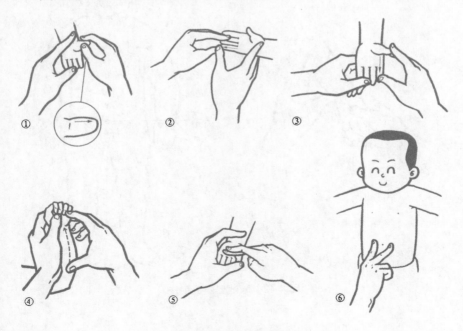

图 4-41　热吐型随症手法

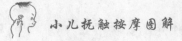
①清脾经 200 次,清小肠 200 次。

②清大肠 200 次,退六腑 200 次。

③以拇指侧推小横纹 100 次。

④按揉双侧天枢穴各 1 分钟。

(4)寒吐型:主要手法再加以下手法(图 4-42)。

①补脾经 300 次,揉板门 100 次。

②揉外劳宫 50 次,推三关 300 次。

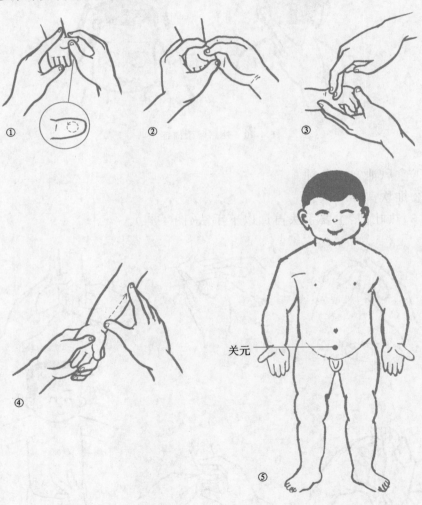

图 4-42　寒吐型随症手法

③点揉关元穴1分钟。

④以掌横擦肩背、腰骶部,以透热为度。

(5)惊骇吐型:主要手法再加以下手法(图4-43)。

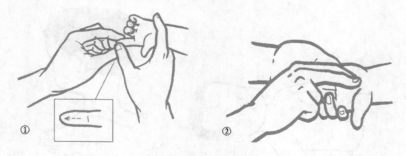

图4-43　惊骇吐型随症手法

①清肝经200次。

②点揉小天心5分钟。

【按摩方法二】

1. 主要手法(图4-44)

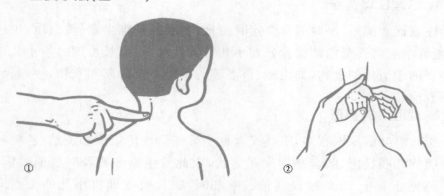

图4-44　呕吐按摩主要手法(二)

(1)自上向下直推颈后发际正中至大椎处300次。

(2)以拇指顺运内八卦50～100次。

2. 随症加减

(1)伤食者,加揉板门300次,分推腹阴阳1～3分钟。

(2)脾虚者,加补脾经300次,揉足三里穴1～3分钟。

(3)湿热者,加清天河水200次,推箕门穴50次。

（4）寒吐者，加推三关 300 次，横擦背部以热为度。

【按摩方法三】

用降气止呕的按摩法进行按摩（图 4-45）。

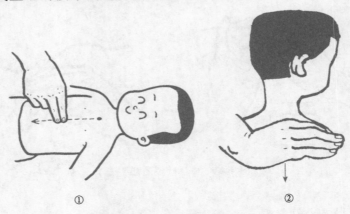

图 4-45　降气止呕按摩法

（四）预防调摄

1. 合理饮食调摄

注意饮食调节，平时喂食要定时定量，多服各种维生素、蛋白质，少进脂肪，断乳前后要逐渐增加辅食。在小儿日常饮食中，家长可随时给小儿服用一些有助于消化的食物，如山楂、萝卜等。平时要及时添加衣物，注意保暖，不要着凉。

2. 呕吐时的护理

引起呕吐的原因很多，呕吐又常见于某些急性传染病如流脑、乙脑和某些急腹症如肠梗阻、肠套叠的先兆症状，因此发生呕吐要及时查明病因，不能单纯见吐止吐，以免贻误病情。呕吐时，家长要立即将小儿的头侧向一边，以免呕吐物呛入气管引起吸入性肺炎。患儿呕吐时不要喂奶、喂药，也不要随意搬动。严重呕吐可导致体液失衡，代谢紊乱，可配合静脉补液。

六、呃逆

（一）疾病概述

呃逆即膈肌痉挛，是指气逆上冲，喉间呃呃连声，声短而频，令人不能自制的一种病症。本病如为偶然发作，大多轻微，可以不治自愈，若持续不断或反复发作者，常为病情危重的征兆。引起呃逆的原因与情绪的改变、饮食过急、过饱、吸入冷空气等有关。临床中也可见于胃、肠、肝胆、食管、纵隔疾病中。常见症状为呃声频作，连续或间断发生，不能自止，可影响咀嚼食物和说话，同时呼吸与睡眠也会受到妨碍。常伴精神疲倦、烦躁哭闹等症状。

（二）中医学认识

【病位】

本病病位在膈。呃逆古称"哕"，又称"哕逆"。中医学认为，呃逆多为中上二焦外邪等导致胃气上逆动膈而成。

【病因病机】

1. 饮食不节

如过食生冷寒凉之品，寒气蕴蓄于胃，循脉上膈，胃气失于和降，气逆而上，复因膈间不利，故呃呃声短而频，不能自制；若过食辛热之品，燥热内盛，阳明腑实，气不顺行，亦可动膈而发生呃逆。

2. 情志不和

恼怒抑郁，气机不利，则津液失布而滋生痰浊，若伤肝气，肝气逆乘肺胃，导致胃气挟痰上逆，亦能动膈而发生呃逆。

3. 正气亏虚

重病、久病之后，耗伤正气，或损及胃阴，均可使胃失和降而发生呃逆。如病深及肾，则呃逆多为肾气失于摄纳，冲气上乘，挟胃气动膈所致。

【辨证分型】

1. 胃寒

本证寒象明显，表现为呃声沉缓而长，呃声有力，胃脘部不舒，得热则减，得寒则重，饮食减少，口不渴，舌质淡，苔薄白。治疗应温胃散寒、降逆止呃。

2. 胃热

本证为实热证，表现为呃声洪亮，冲逆而出，口臭烦渴，多喜冷饮，小便短赤，大便秘结，舌质红，苔黄。治疗应清利胃肠实热，降逆止呃。

3. 食滞

本证有伤食病史，呃逆表现为顺声短频有力，厌食，脘腹胀满，嗳腐吞酸，舌苔厚腻。治疗应以消食导滞，降逆止呃。

4. 气郁

本证表现为呃逆连声，脘腹胀满，情志不畅则发作，情志转舒则缓解，或有恶心，口苦食少，舌苔薄白。治疗应理气解郁，降逆止呃。

5. 正气亏虚

本证多发生于疾病之后期,虚象明显,表现为呃声低沉无力,气短,面色苍白,手足不温,食少困倦,舌质淡,苔薄白。治疗要用补法,大补元气,降逆止呃。

(三)抚触按摩疗法

【按摩方法一】

1. 主要手法(图 4-46)

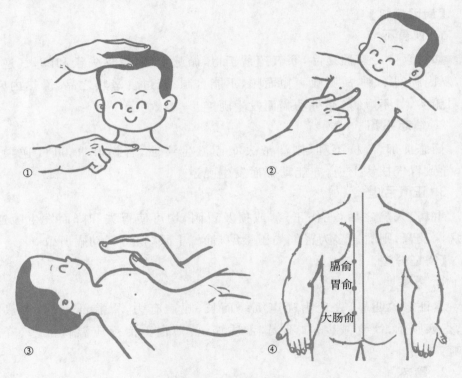

图 4-46 呃逆按摩主要手法(一)

(1)点揉天突、膻中穴各 1 分钟。

(2)顺时针方向揉摩中脘穴 5 分钟。

(3)按揉膈俞、胃俞、大肠俞穴各 1 分钟。

(4)用全掌横擦背部,以透热为度。

2. 随症加减

(1)胃寒型:主要手法再加以下手法(图 4-47)。

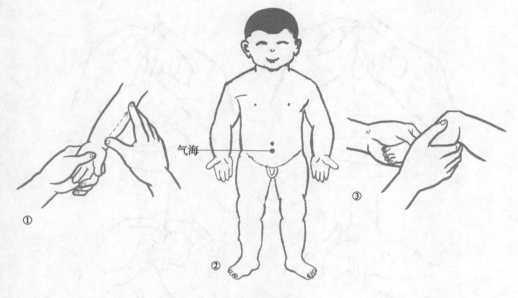

气海

图 4-47 胃寒型随症手法

①推三关 300 次。

②按揉气海、足三里各 1 分钟。

（2）胃热型：主要手法再加以下手法（图 4-48）。

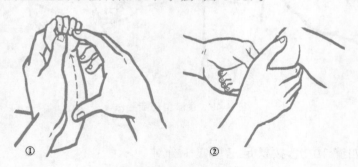

图 4-48 胃热型随症手法

①退六腑 300 次。

②按揉足三里穴 2 分钟。

（3）食滞型：主要手法再加以下手法（图 4-49）。

①清补脾经各 200 次，清大肠 200 次，揉板门 50 次。

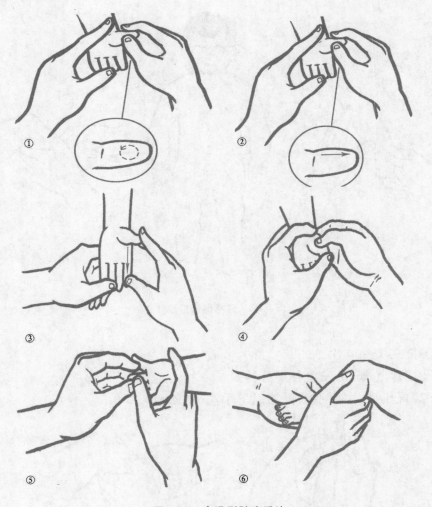

图 4-49　食滞型随症手法

②掐四缝 10 次，按揉足三里穴 1 分钟。

（4）气郁型：主要手法再加以下手法（图 4-50）。

①直推膻中 100 次，分推腹阴阳 20 次。

②按揉内关、足三里穴各 1 分钟。

（5）正气亏虚型：主要手法再加以下手法（图 4-51）。

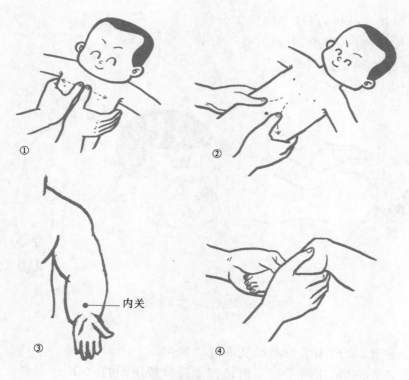

图 4-50 气郁型随症手法

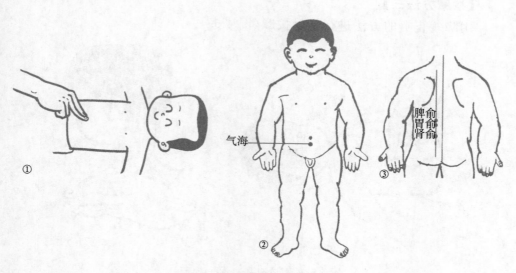

图 4-51 正气亏虚型随症手法

①摩脐 5 分钟,点揉气海穴 1 分钟。

②按揉脾俞、胃俞、肾俞穴各 1 分钟。

【按摩方法二】

见图 4-52。

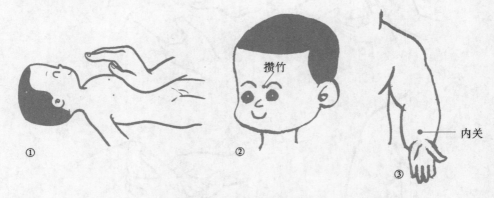

图 4-52　呃逆按摩主要手法(二)

1. 患儿仰卧,用掌心对准脐顺时针摩动 5～10 分钟。

2. 患儿仰卧,用两手拇指由轻到重持续按压攒竹穴 5～8 分钟。

3. 点揉双侧内关穴各 1 分钟。

【按摩方法三】

用降气止呕的方法进行抚触按摩(图 4-53)。

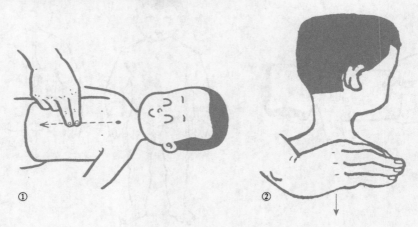

图 4-53　呃逆按摩主要手法(三)

（四）预防调摄

1. 合理饮食

培养良好的饮食习惯,避免暴饮暴食。按摩期间,禁食冷饮及酸、辣等刺激性食物。

2. 防寒保暖

注意保暖,避免寒凉刺激。

3. 耳穴压豆按摩法

取耳穴"膈中",可用胶布粘王不留行子压于穴位上,也可直接用棉棒压于该穴上,要有一定的力度,按压持续数分钟,可立竿见影。

4. 食疗

（1）柿蒂 20 克,生姜 3 克,水煎,去渣后加红糖频频饮用。

（2）葛花 6 克,水煎,去渣后加白糖饮用。

（3）刀豆 30 克,水煎,去渣后加红糖饮用。

（4）韭菜子研末,每次 9 克,温开水冲服。

七、腹痛

（一）疾病概述

腹痛是指胃脘部以下、耻骨以上部位发生的疼痛。在小儿疾病中非常多见。现代医学认为,腹痛涉及的范围很广,许多内、外科疾病均可导致其发生,但多由腹部器官病变所致。功能性腹痛常因单纯的胃肠痉挛引起,如消化不良、肠蠕动紊乱、过敏性肠痉挛等;器质性病变则腹痛持续,且有固定性,有压痛、肌紧张、肿物或肠型,如阑尾炎、肠梗阻等。临床表现为在少腹、小腹、脐周发生不同程度的疼痛,疼痛性质可有冷痛、灼痛、隐痛、绞痛、满痛、胀痛、刺痛等,常伴形体消瘦,面色苍白,小儿哭闹不安等症。

（二）中医学认识

【病位】

本病病位在肠胃。本病多由于情志刺激、饮食不节、寒温失调、素体阳虚、虫积等因素致使肠胃气机不畅、脉络痹阻、经脉失养而引起。

【病因病机】

1. 感受外邪

由于护理不当或气候突然变化,小儿腹部为风寒冷气所侵。寒主收引,性凝不散,搏结肠间,以致气机阻滞,不通则痛。

2. 脾胃虚寒

小儿平素脾胃虚弱或久病脾虚,致脾阳不振,运化失司,寒湿留滞,气血不足以温养而至腹痛。

3. 乳食积滞

由于乳食不节,积滞中焦,气机受阻,而致腹痛。

4. 虫积

由于感染蛔虫,扰动肠中,或窜行胆道,或虫多而扭结成团,阻滞气机而致气滞作痛。

【辨证分型】

1. 实寒痛

本证是由于外感寒邪或饮食生冷引起,表现为腹痛较剧,啼叫不安,腹部喜温,得热则舒,面色苍白,四肢欠温,大便稀薄,小便清长,舌质淡,苔白。治疗要温中散寒,理气止痛。

2. 虚寒痛

本证多为小儿平素脾胃虚寒而致,表现为腹中时有疼痛或腹痛隐隐不止,腹部喜温喜按,四肢不温,大便溏薄,形体消瘦,舌质淡,苔白。治疗应以补法为主,温补脾肾,益气止痛。

3. 伤食痛

本证小儿有伤食病史,表现为脘腹胀满并疼痛,拒按,不思乳食,嗳腐吞酸,痛而欲泻,泻后痛减,舌苔厚腻。治疗要用泻法,消食导滞,和中止痛。

4. 虫积痛

本证小儿有虫积,疼痛特点为腹痛绕脐而作,时痛时止,嗜食但面黄肌瘦,睡眠不安或睡时咬牙,化验大便可见蛔虫卵,舌淡苔白。治疗要温中行气,安蛔止痛。

(三)抚触按摩疗法

【按摩方法一】

1. 主要手法(图 4-54)

(1)示、中指点按中脘穴并按揉 1 分钟。

(2)捏拿背部脾俞、胃俞处肌肉各 20 次。

(3)按揉足三里、内关穴各 1 分钟。

(4)顺、逆时针摩腹各 3 分钟。

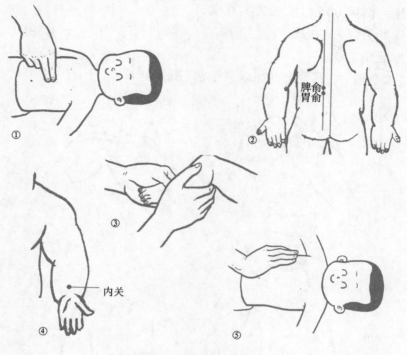

图 4-54　腹痛按摩主要手法(一)

2. 随症加减

(1)实寒痛:主要手法再加以下手法(图 4-55)。

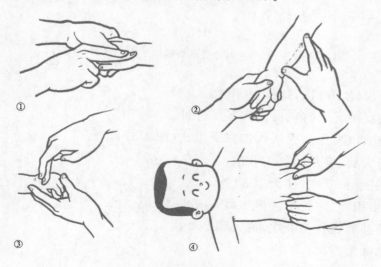

图 4-55　实寒痛随症手法

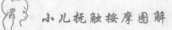

①揉一窝风 50 次,推三关 200 次。

②揉外劳宫穴 50 次。

③拿肚角 5 次。

(2)虚寒痛:主要手法再加以下手法(图 4-56)。

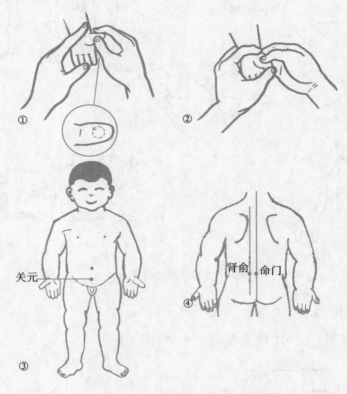

图 4-56　虚寒痛随症手法

①补脾经 300 次,揉板门 50 次。

②按揉关元、肾俞、命门穴各 1 分钟。

(3)伤食痛:主要手法再加以下手法(图 4-57)。

①清大肠、推六腑各 100 次。

②揉板门 50 次,揉天枢 30 次。

(4)虫积痛:主要手法再加(图 4-58)。

①清补脾经各 100 次,清大肠 200 次。

②拿肚角 5 次。

③揉一窝风 50 次。

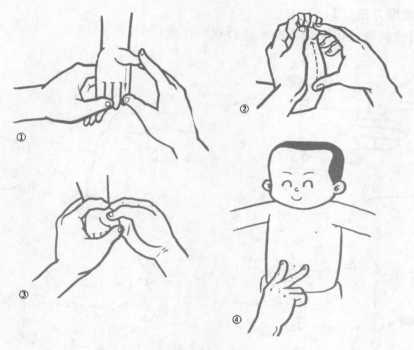

图 4-57　伤食痛随症手法

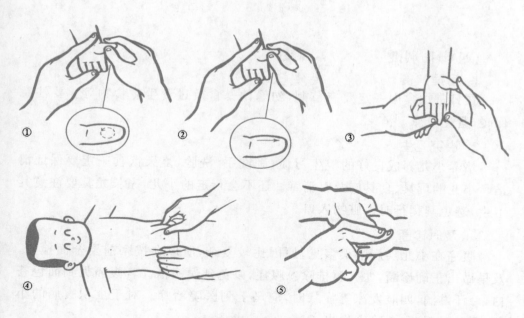

图 4-58　虫积痛随症手法

【按摩方法二】

用缓解腹痛按摩法为小儿进行抚触按摩（图 4-59）。

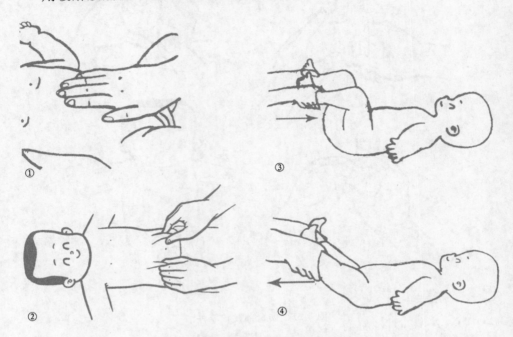

图 4-59　腹痛按摩主要手法（二）

(四)预防调摄

1. 合理饮食

在日常饮食中一定要有节制,勿暴饮暴食及过食生冷食物等。要注意保暖,避免受凉。

2. 讲究卫生

培养小儿养成良好的卫生习惯,勤洗手、洗脸,夏天饮食一定要保证清洁。小儿的玩具、食具应及时消毒。还不会行走的小儿,家长尤其要注意其卫生,避免其爬行时抓脏物入口。

3. 及时诊断

腹痛在小儿疾病中很多见,原因比较复杂,所以在按摩前要全面检查,及早做出正确诊断,尤其要排除急腹症,以免延误病情。若腹痛见到面色苍白,冷汗淋漓,四肢发凉等症状时,应马上到医院治疗。对于虫积腹痛的小儿,要及时服药,杀除寄生虫。

4. 食疗

对于易患腹痛的小儿,尤其脾胃素虚的小儿,调理脾胃是关键,而调理脾胃不是一朝一夕的功夫,单纯吃药小儿也不易坚持。而在日常的饮食中,可以有选择的服用一些益于脾胃的食物,即运用食疗的方法却是一个很好的途径,小儿也能接受。

(1)姜糖水:红糖 200 克,生姜 5 片,加水适量共煮。姜糖水适用于脾胃素虚或外感寒邪导致的腹痛,尤其因受凉而致突然的腹痛,往往可迅速缓解痉挛。

(2)生姜苡米粥:薏苡仁(苡米)200 克,生姜 5 片切碎,共煮。本粥能够健脾、温中,对于素体脾胃虚寒的小儿可有很好的调理功效。

(3)生姜羊肉汤:羊肉适量,加生姜(切大片)、花椒、盐等熬汤。出锅后可加适量醋调味。羊肉性热,再加生姜、花椒等温热性质的调料,对于脾胃虚寒的小儿可起到温胃散寒的疗效。

(4)山楂红米粥:薏苡仁 200 克,山楂十余枚,去核切碎,加入适量红糖共煮成粥。对于积滞引起的腹痛有效。

八、厌食

(一)疾病概述

厌食是指小儿较长时期食欲缺乏,甚则拒食,经久如此,而无外感、内伤疾病的一种常见病症。近年来,此病日渐增多,尤以城市更为常见,独生子女的发病率较高,1－6 岁儿童尤为多见。现代医学中的"神经性厌食"与本病相类似。神经性厌食是以厌食和体重减轻为主要特点的疾病。本病以女孩为多见,病前多有拘谨、保守、偏食、焦虑、强迫或癔症样性格的特征。家长过分溺爱,养成孩子挑食、偏食的习惯,也可能与之有关。常见症状为不思饮食或食物索然无味,拒进饮食,可见面色少光泽,形体消瘦或略瘦,一般精神状态正常,大小便也基本正常。

(二)中医学认识

【病位】

本病病位在脾胃。《内经》中说,"脾胃者,仓廪之官,五味出焉。"小儿脏腑娇嫩,脾常不足,各种原因影响脾胃的正常纳运功能,都可导致厌食的发生。

【病因病机】

1. 饮食不节,喂养不当

家长缺乏育儿知识,喂养小儿方式不当,如饮食不定,饥饱无度,添加辅食过早或过晚,或放纵小儿,养成偏食的坏习惯等,都可造成小儿脾胃之气受损,影响脾胃气机升降,脾运失司,胃纳下降,不思饮食。

2. 多病久病,损伤脾胃

小儿为稚阴稚阳之体,正气未充,易受外感内伤而发病,发病之时,脾胃功能减退,病后若不及时调理,胃气不复,则易造成长期厌食。

3. 先天不足,后天失调

先天禀赋不足的婴儿,脾胃愈显薄弱,往往出生之初便显示食欲低下,若后天失于调养,极易造成长期脾虚失运,胃纳不佳而厌食。

4. 情志不舒,郁扼脾气

脾喜舒而恶郁,小儿情志不畅,闷闷不乐,可使脾胃气机郁滞,功能失调而发厌食;同时脾喜燥而恶湿,若是环境湿闷,尤其夏暑季节,湿气伤人困厄脾气,易引起食欲缺乏,厌食。

【辨证分型】

1. 脾失健运

本证脾脏运化功能减退明显,临床表现为面色少华,不思饮食或食而无味,拒进饮食,多食或迫食后有恶心、呕吐,脘腹作胀,形体偏瘦,精神状态一般无特殊异常,大小便基本正常,舌苔白或薄腻。治疗要健脾助运。

2. 胃阴不足

本证阴虚症状明显,表现为口干多饮,不喜进食,皮肤干燥,缺乏润泽,大便多干结,舌苔多见光剥,也有光红少津者,舌质红。治疗要育阴养胃。

3. 脾胃气虚

本证气虚症状明显,表现为长期厌食、拒食,大便常夹未消化食物残渣,食少而便多,面色略显萎黄,形体消瘦,精神萎靡,气短乏力,活动易出汗。

(三)抚触按摩疗法

【按摩方法一】

1. 主要手法(图 4-60)

(1)点揉中脘、天枢穴各 1 分钟。

(2)顺、逆时针摩脘腹 3 分钟。

(3)分推腹阴阳 100 次,按揉足三里穴 1 分钟。

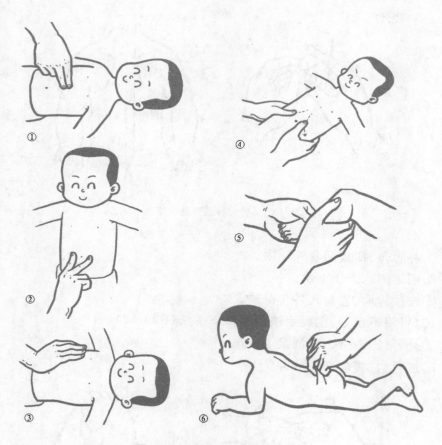

图 4-60　厌食按摩主要手法(一)

(4)反复捏脊 10～15 遍。

2. 随症加减

(1)脾失健运型：主要手法再加以下手法(图 4-61)。

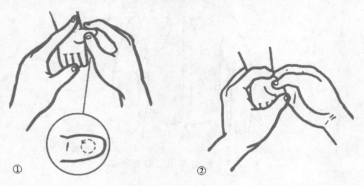

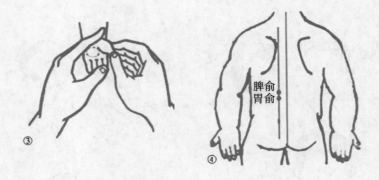

图 4-61　脾失健运型随症手法

①补脾经、揉板门各 300 次。

②顺运内八卦 100 次。

③按揉脾俞、胃俞穴各 1 分钟。

（2）胃阴不足型：主要手法再加以下手法（图 4-62）。

①补肾经 300 次，揉涌泉 100 次。

②按肾俞、胃俞穴 1 分钟。

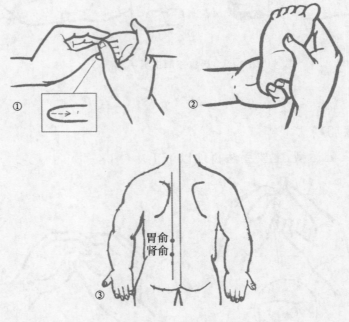

图 4-62　胃阴不足型随症手法

（3）脾胃气虚型：主要手法再加以下手法（图 4-63）。

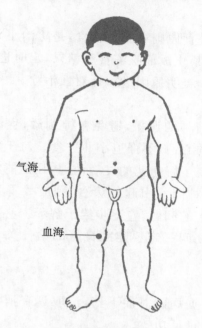

气海

血海

图 4-63 脾胃气虚型随症手法

①按揉气海穴 2 分钟。

②按揉血海穴 1 分钟。

【按摩方法二】

用健脾益胃按摩法为小儿进行抚触按摩，可以起到治疗和预防的双重作用（图 4-64）。

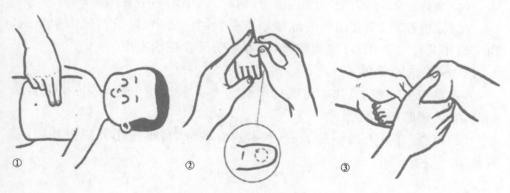

① ② ③

图 4-64 厌食按摩主要手法（二）

(四)预防调摄

1. 饮食调摄

家长要按照科学进食原则来调节饮食,是防治小儿厌食的重要方法,要纠正小儿的偏食习惯,禁止饭前吃零食和糖果,定时进食。如果是疾病后出现厌食,要到医院就诊,查明原因进行针对性治疗。

2. 精神调摄

家长应注意小儿精神的调摄,避免精神刺激,生活有序,起居有常。让小儿进食时保持愉快的心情,不强迫小儿进食。对于厌食症的患儿,心理治疗也十分重要。首先要了解患儿的发病诱因,凡是能解决的客观诱因,均应力争予以解决,如因精神因素引起的厌食,则应妥善处理好,并以心理疏导为主。对于主观认识上的问题,应逐步给予解释。必须强调的是,神经性厌食的患儿、医生、家长之间一定要建立良好的信任关系,并要密切合作。这一点在治疗上至关重要。

3. 食疗

对于厌食症,可根据病因对症下药,选取具有消导、行气或补气等的药物配合食物服用,往往卓见功效。

(1)八宝粥:选用薏苡仁、糯米、豇豆、绿豆、赤小豆、红枣、莲子、山楂各适量,共煮成粥。食用时可加少许冰糖。

(2)人参茯苓小米粥:茯苓 10 克,人参 9 克,与淘净的小米适量,共煮。对于脾胃气虚造成厌食的小儿效佳。

(3)沙参冰糖小米粥:沙参 10 克,冰糖少许,与适量小米共煮。对于胃阴不足而致的食欲缺乏有疗效。

(4)鸡内金散:鸡内金 10 克,焙干,研末,入小米粥中食用。

(5)冰糖葫芦:市面出售的冰糖葫芦或自制山楂串,以及其他山楂制品,均可给小儿经常食用,可健运脾胃,有效预防厌食症的发生。

4. 预防抚触按摩

(1)足三里按摩:经常在方便的时候为小儿按摩足三里穴,可增进胃肠蠕动,有效预防厌食症。

(2)捏脊:在夏天或小儿浴后,常做捏脊按摩,可促进小儿脾胃功能,增进食欲。

第三节 呼吸系统常见疾病

一、感冒

(一)疾病概述

感冒即上呼吸道感染,是小儿时期最常见的疾病,炎症侵犯鼻、咽、扁桃体、喉等部位,亦可累及邻近器官导致中耳炎、结膜炎、副鼻窦炎、颈淋巴结炎及咽后壁脓肿。急性上呼吸道感染一年四季均可发生,多见于冬春及气候变化的季节,由于婴幼儿呼吸道解剖生理特点及防御功能欠佳,因而发病率多于年长儿。本病多由病毒感染引起,少数由细菌致病,也有细菌、病毒混合感染。

临床中通常将感冒分为两种,一种是普通感冒,另一种是流行性感冒。普通感冒是由病毒等引起的上呼吸道感染,起病较慢,局部症状较重,全身症状较轻为其特点;流行性感冒又叫流感,是由流行性感冒病毒引起的,发病急,全身症状重,可有暴发性流行。上呼吸道感染的一般症状为发热、鼻塞、流涕、喷嚏、咽部不适、咳嗽等。轻者精神、饮食不受影响,体格检查仅见咽部充血,3～4 天症状逐渐好转。严重者可出现高热,烦躁不安或嗜睡,甚至出现抽搐等。

(二)中医学认识

【病位】

本病病位在肺。肺叶娇嫩,不耐寒热,易被邪侵,故在中医学中肺有"娇脏"之称。中医学基本理论认为,肺主气,司呼吸,主宣发和肃降,能通调水道,朝百脉。肺主气属卫,主一身之表,依赖于卫气和津液的温养和润泽,成为抵御外邪侵袭的屏障。肺的生理功能正常,则皮肤致密,毫毛有光泽,抵御外邪侵袭的能力亦较强;反之,肺气虚,宣发卫气和输精于皮毛的生理功能减弱,则卫表不固,抵御外邪侵袭的能力就低下,可出现多汗和易于感冒等病症。

【病因病机】

中医学认为,感冒的发生与外界气候变化和小儿正气的强弱有密切的关系。由于小儿脏腑娇嫩,形气未充,腠理疏薄,表卫不固,抗病能力较差,对外界气候变化不能很好适应,故易为外邪侵袭,致成感冒。风为百病之长,风邪袭人,挟寒、热、暑湿等侵犯人体,肺卫首当其冲,感邪之后,导致卫表失司,腠理开阖失常,肺气失宣,因而很快出现卫表及上焦肺系症状,如发热恶寒、鼻塞流涕、喷嚏咳嗽等。

肺脏受邪,宣发肃降功能受阻,痰液内生,形成感冒挟痰兼证,重者痰阻肺闭,可发展为喘嗽;小儿脾常不足,感邪后脾胃受纳运化功能更为薄弱,若稍有饮食不节,则易致乳食停滞中焦,出现脘腹胀满、吐泻等症,即为感冒挟滞兼证;小儿神气怯弱,感邪后,邪郁化热,热扰肝经,可见惊惕不安,睡眠不宁,此为感冒挟惊兼证。

【辨证分型】

根据其临床表现,一般分为风寒感冒和风热感冒两大类型。

1. 风寒感冒

本证为外感风寒之邪所致。风、寒象较为明显。临床表现为恶寒重,发热轻,无汗,头痛,鼻塞,喷嚏咳嗽,咳声重浊,时流清涕,喉痒,痰吐稀薄色白,口不渴或喜热饮,舌苔薄白而润,脉浮紧。风寒感冒的治疗原则为辛温解表。

2. 风热感冒

本证为外感风热之邪所致。热象较明显。临床表现为发热较重,或有恶风,有汗或少汗,鼻塞,流黄涕,喷嚏咳嗽,痰黏难咯,口干作渴,咽红或肿痛。舌质红,舌苔薄白或薄黄,脉浮数。风热感冒的治疗应为辛凉解表。

(三)抚触按摩疗法

【按摩方法一】

1. 主要手法(图 4-65)

(1)以手掌蘸少许生姜汁沿患儿脊柱两侧膀胱经,用大鱼际着力推搓背腰部,以红热为度。

(2)按揉背部风门、肺俞穴各 1 分钟。

(3)以双手拇指推迎香穴各 20～30 次,然后推印堂、攒竹穴,再向左右分抹额部,抹到太阳穴后用拇指按揉法。如此反复数遍,以皮肤微微发红为度。

(4)点揉曲池、合谷穴各 1～3 分钟。

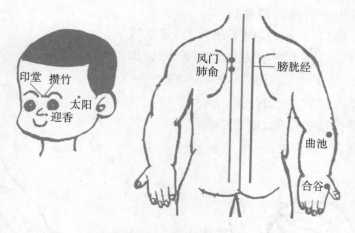

图 4-65 感冒按摩主要穴位

2. 随症加减

（1）风寒感冒：主要手法再加以下手法（图 4-66）。

①重推三关 500 次。

②揉外劳宫 100 次。

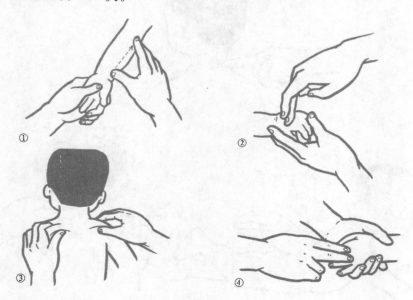

图 4-66 风寒感冒随症手法

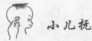

③双手提拿肩井穴部位肌肉 5～7 次。

④揉二扇门 50 次,揉时要稍用力,速度宜快。

(2)风热感冒:主要手法再加以下手法(图 4-67)。

①清肺经 300 次,清天河水 100 次。

②按揉大椎穴 1～3 分钟。

③以掌横擦骶尾部,以透热为度。

④拿肩井 3～5 次。

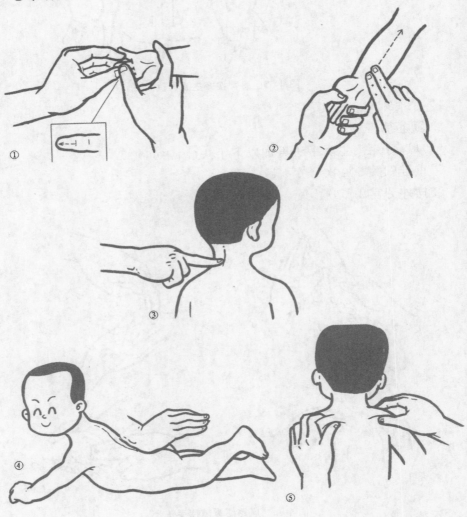

图 4-67　风热感冒随症手法

（3）咳嗽痰多：主要手法再加以下手法（图 4-68）。

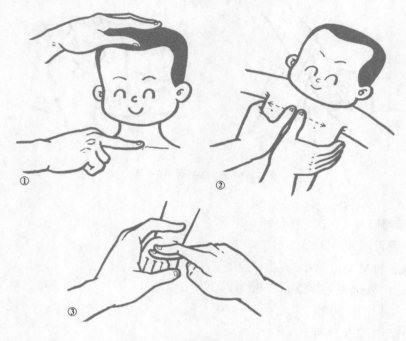

图 4-68　咳嗽痰多随症手法

①按揉天突穴 1 分钟。

②分推膻中 100 次。

③推小横纹 100 次。

（4）高热惊厥：主要手法再加以下手法（图 4-69）。

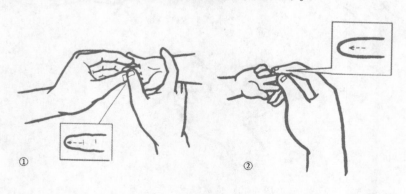

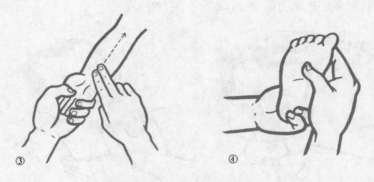

图 4-69 高热惊厥随症手法

①清肺经 300 次,清心经 300 次。

②清天河水 500 次。

③推涌泉 200 次。

(5)食欲缺乏:主要手法再加以下手法(图 4-70)。

①揉板门 100 次。

②摩中脘 3 分钟。

③按揉足三里穴 1 分钟。

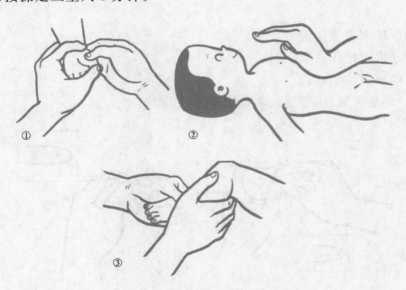

图 4-70 食欲缺乏随症手法

【按摩方法二】

1. 主要手法(图 4-71)

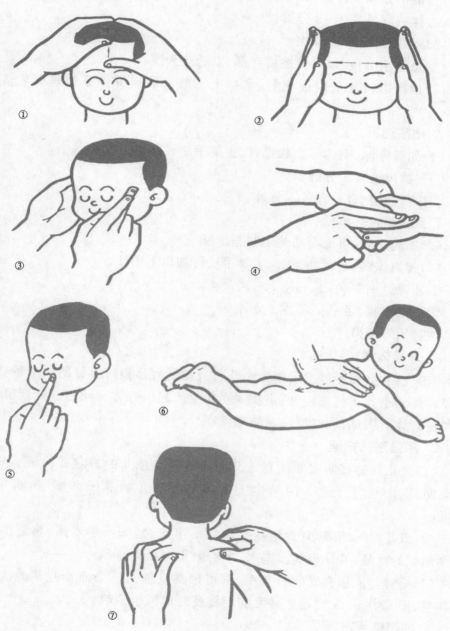

图 4-71 感冒按摩主要手法

(1)患儿仰卧位,用两手拇指自印堂穴开始,交替上推至前发际 30 次,然后,自额中分抹至两侧太阳穴 30 次,按揉双侧太阳穴 1～3 分钟。

(2)揉一窝风穴 1～3 分钟。

(3)揉迎香穴 15～20 次。

(4)患儿俯卧位,以掌横擦肩背部,以透热为度。

(5)以拇指和其余四指相对,拿揉上下肢部肌肉并做掌擦每部位 3～5 次。

2. 随症加减

(1)如流鼻涕、咽痛等症状重者,主要手法再加以下穴位。

①点揉风池穴 1 分钟。

②按揉曲池、合谷穴各 1 分钟。

③点太阳穴。

(2)如高热者,可配合清热退热按摩法。

(3)脾胃虚弱,食欲缺乏者,主要手法再加以下手法。

①补脾经 100 次,推三关 100 次。

②按揉中脘、足三里穴各 1 分钟。

(四)预防调摄

1. 增强体质

"正气存内,邪不可干",增强小儿自身抵抗力是预防感冒的一个重要的手段。要使小儿正气充盛,应当在饮食和生活起居等方面调理。合理喂养,适当进行体育锻炼,同时要注意防寒保暖。

2. 加强患儿护理

(1)患儿在感冒期间要注意让其卧床休息。患儿的居室要保证空气新鲜湿润,以防空气干燥。因为尘土飞扬刺激患儿的鼻子和咽喉,可引起咳嗽。

(2)患儿发病期间,宜食清淡易消化的半流食,如稀小米粥、鸡蛋汤等,不食油腻的食品,并让患儿多喝水,多给患儿吃青菜、水果。

(3)感冒与流感在发病过程中,都可因继发细菌感染而合并其他疾病,如肺炎、中耳炎等,发现这些并发症后要及时请医生诊治。

3. 预防感冒方

白术 12 克,黄芪 6 克,防风 6 克。研碎,水煎服,频频饮用,1 日 1 剂。本方气味甘淡,可在季节变换、易于感冒的时期给小儿日常饮用,坚持 1 个月,效果明显。

4. 预防性抚触按摩

在经络理论中,太阳经为一身之藩篱,经常为小儿进行太阳皮部的抚触按摩,可增强小儿体质,增强抗病能力,有效预防外感疾病的发生。抚触按摩应稍用力,可蘸葱姜水进行,以小儿皮肤发红为度。

5. 食疗

(1)姜糖水:鲜生姜五片切成碎末,红糖适量,加水共煮。趁热频服,服用后可为小儿盖好衣被,卧床休息。本方可发汗解表,对风寒感冒效佳。

(2)姜醋茶:鲜生姜 20 克,切成碎末,加水适量煮沸 3 分钟,加白醋 15 毫升再煮 1 分钟。分 2 次饮用,连用 2～3 天。主治流感引起的发热、恶寒、鼻塞、流涕等。

(3)绿豆水:绿豆 100 克,加水煮至熟透,可加适量冰糖,喝水食豆。可清热解毒,治疗风热感冒。

(4)葱白饮:葱白 5 根,切段,大白菜根 3 个,切片,加水适量,共煮汤,趁热服用。

(5)香菜粥:香菜 30 克,切碎,加入小米粥中,可同时加少许冰糖服用。

二、咳嗽

(一)疾病概述

咳嗽是机体为清除侵入呼吸道的细菌、病毒及病理性分泌物的一种保护性反射。古人以有声无痰称咳,有痰无声称嗽。临床上二者常并见,通称咳嗽。

咳嗽是小儿疾病常见的一个症状,一年四季均可以发病,冬春季节尤为多见。外界气候冷热的变化常是诱发因素。咳嗽是上呼吸道感染、气管炎、肺炎等疾病中发生率很高的一个症状。而且经常迁延数日乃至数月不愈。临床上一般将咳嗽分为外感咳嗽和内伤咳嗽两大类,外感咳嗽常易发易愈,而由内伤引起的咳嗽,则病程较长,且易反复发作。小儿以外感咳嗽多见,症状主要以咳嗽为主,伴有发热、鼻塞、胸闷气短、干咳少痰或咳嗽痰多、神疲等。

(二)中医学认识

【病位】

咳嗽病位在肺。肺主一身之气的宣发和肃降。无论外感或内伤等原因,都可影响气机,使肺宣发肃降功能失调,肺气上逆引发咳嗽。

【病因病机】

中医学认为,本病的发生和发展,与风、寒、暑、湿、燥、火等外邪的侵袭及肺、脾、肾三脏功能失调有关。

1. 感受外邪,肺失清肃

小儿形气未充,卫外功能较差,易为外邪侵袭。邪从口鼻或皮毛而入,均可致肺气宣降失常,正邪相争,肺气上逆发为咳嗽。

2. 痰浊内生,贮肺作咳

小儿脾胃薄弱,脾失健运,易生痰浊,上贮于肺,壅阻气道,肺气不得宣肃而致咳嗽。

3. 肺脏受损,气逆作咳

机体其他脏腑有病,常可累及肺脏。如肝肾阴亏累及肺阴,或脾气虚弱损及肺气,或久病正虚肺失充养,均可致肺阴或肺气受损,宣降功能失常,肺气上逆而咳。

【辨证分型】

1. 外感风寒

表现为咳嗽,痰稀色白,鼻塞,流涕,咽痒,或头身痛,发热恶寒,无汗,苔薄白。治疗应疏风散寒,宣肺止咳。

2. 外感风热

表现为咳嗽,痰黄咯吐不畅,咽干咽痛,甚则胸痛,或有发热汗出,舌苔薄黄。治疗应疏风清热,肃肺止咳。

3. 痰湿咳嗽

此为内伤咳嗽,表现为痰多而嗽,屡咳痰而不绝,痰白胸闷,恶心,纳呆,舌苔白腻。治疗应化痰燥湿。

4. 阴虚咳嗽

内有虚火,表现为干咳连声,少痰,或痰稠夹杂血丝,胸胁胀痛,烦躁口苦,面红目赤,舌边红,苔薄黄少津。治疗应滋阴润燥。

5. 肺虚久咳

久病造成肺气虚损而致的咳嗽,表现为咳嗽无力,痰白而稀,气短懒言,语音低微,畏寒,动则汗出,舌质淡嫩,脉细无力。治疗应补益脾肺。

（三）抚触按摩疗法

【按摩方法一】

1. 主要手法(图 4-72)

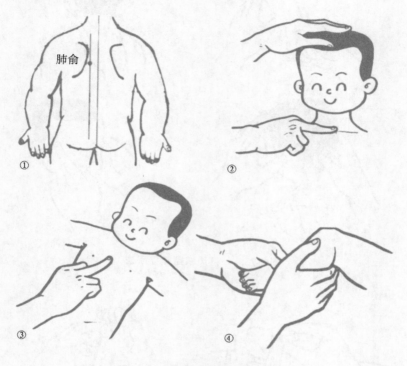

图 4-72 咳嗽按摩主要手法(一)

（1）患儿俯卧,按揉背部的肺俞穴 5 分钟。

（2）患儿仰卧位,用拇指点揉天突穴 50 次,揉膻中 1 分钟。

（3）按揉并弹拨患儿足三里穴 1 分钟。

2. 随症加减

（1）外感风寒型:主要手法再加以下手法(图 4-73)。

①推三关 300 次。

②拿风池、耳后高骨穴各 10 次。

③推太阳 30 次。

（2）外感风热型:主要手法再加以下手法(图 4-74)。

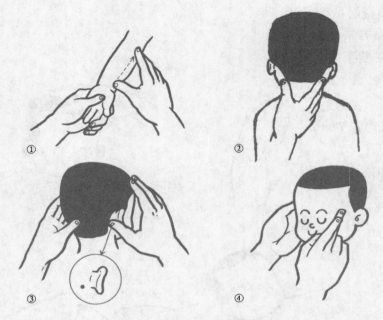

①　　　　　　　　　　②

③　　　　　　　　　　④

图 4-73　外感风寒型随症手法

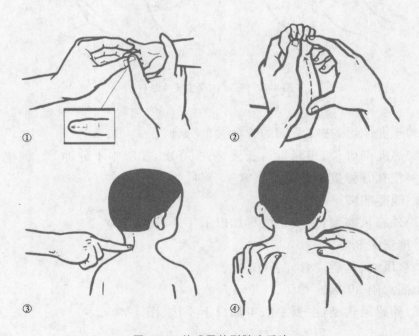

①　　　　　　　　　　②

③　　　　　　　　　　④

图 4-74　外感风热型随症手法

①清肺经、退六腑各 300 次。

②揉大椎 30 次。

③按揉肩井穴 10 次,最后提拿肩井 5 次。

(3)痰湿咳嗽型:主要手法再加以下手法(图 4-75)。

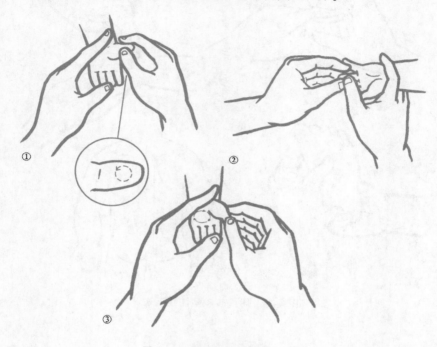

图 4-75　痰湿咳嗽型随症手法

①补脾经 300 次,掐揉四缝 5 次。

②运内八卦 100 次。

(4)阴虚咳嗽型:主要手法再加以下手法(图 4-76)。

①按揉掌小横纹 100 次。

②揉内劳宫 50 次。

③推涌泉穴 200 次,揉肾俞 1 分钟。

(5)肺虚咳嗽型:主要手法再加以下手法(图 4-77)。

①补肺经 300 次。

②补脾经 300 次。

小儿抚触按摩图解

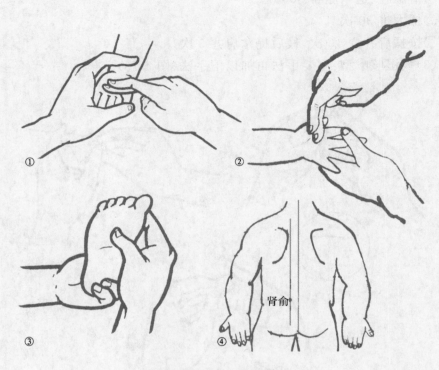

① ② ③ ④

肾俞

图 4-76　阴虚咳嗽型随症手法

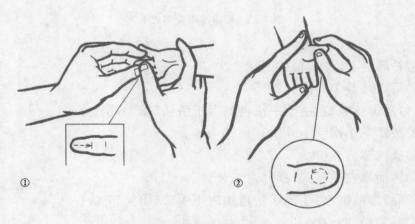

① ②

图 4-77　肺虚咳嗽型随症手法

【按摩方法二】

1. 主要手法(图 4-78)

(1)按揉膻中穴 2 分钟。

(2)分推胁肋 3 分钟。

(3)患儿俯卧,揉肺俞、脾俞穴各 2 分钟。

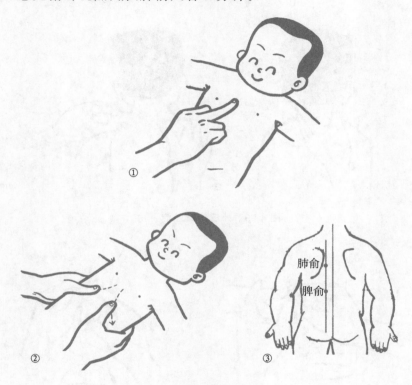

图 4-78　咳嗽按摩主要手法(二)

2. 随症加减

(1)由外感引起的咳嗽,主要手法再加以下手法(图 4-79)。

①点揉合谷穴、风池穴各 1 分钟。

②拿肩井 2 分钟。

(2)内伤引起的咳嗽,主要手法再加以下手法(图 4-80)。

①补肺经 300 次。

②补脾经、肾经各 100 次。

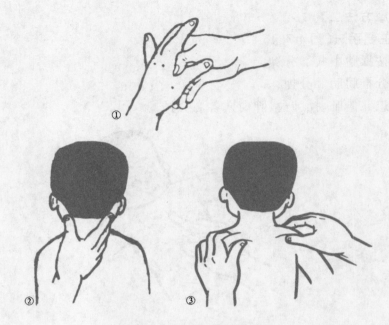

图 4-79　外感咳嗽随症手法

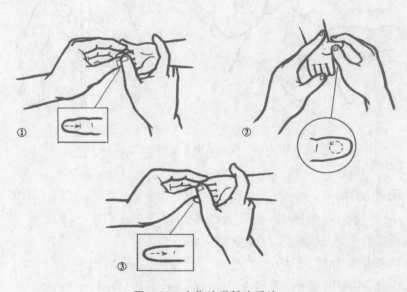

图 4-80　内伤咳嗽随症手法

（四）预防调摄

1. 防寒保暖

受凉感冒,常能加重病情,故要注意保暖,预防风寒侵袭。冬春季节小儿应少去公共场所,预防传染病。

2. 增强体质

合理喂养,经常进行适度的体育活动,还可以用太阳皮部按摩法来增强体质,提高健康水平。

3. 食疗

对于咳嗽这种病症,除药店里出售的各种止咳药物、糖浆外,也可采用食疗的方法止咳。

（1）蒸鸭梨:鸭梨去核,加贝母（研末）10克,放入大碗中,加冰糖30克,水少许,隔水蒸至鸭梨熟透,吃梨饮汁。梨具有化痰止咳的功效,对于风热型痰黏难咯的咳嗽效果比较好。

（2）三汁饮:梨汁、藕汁、荸荠汁,加适量冰糖,频频饮用,对干咳、虚火咳嗽等有效。

（3）百合杏仁粥:百合20克,杏仁10克,与适量大米共煮成粥,食用时加少许白糖。可治疗阴虚咳嗽。

（4）桔梗糯米粥:糯米50克,桔梗15克,共煮。干咳者可食用。

三、哮喘

（一）疾病概述

哮喘是小儿常见的一种呼吸道疾病。哮是以呼吸急促,喉间有哮鸣为特征,喘是以呼吸困难,严重者呼吸时张口抬肩,鼻翼翕动为特征。两者多同时发生,所以一般都合并叙述。本病一年四季均可发病,尤以寒冷季节气候急剧变化时为甚。常反复发作,其初发年龄多在3岁以内,每次发作多因气候骤变而诱发,亦有不明诱因而发作者,以夜间和清晨发作较多和较重。病程越长则病情越重,对小儿健康影响越大。现代医学通常认为,本病是一种常见的、发作性的、肺部过敏性疾病,多在过敏体质基础上吸入过敏源微粒或呼吸道反复感染后引起。临床表现为发作前常有鼻黏膜发痒、流涕、喷嚏或全身不适等前驱症状。然后突感胸闷,呼吸困难,哮喘,哮喘的发作可短暂或持续。严重时出现张口抬肩、难以平卧、大汗淋漓、四肢发凉、颈部静脉怒张等。

(二)中医学认识

【病位】

本病病位在肺、脾、肾三脏。各种原因导致三脏功能失调,痰阻气道,肺气上逆而致哮喘。

【病因病机】

中医学认为,引起本病的原因有内因和外因两方面,一般多为外因触动内因而发病。

1. 内因

肺、脾、肾三脏不足,可导致水液代谢失常,形成病理性痰饮内伏,卫外不固。痰饮是哮喘发病的直接内因,而肺、脾、肾三脏的虚衰则是本病发病的根本原因。

2. 外因

感受风寒等外邪、接触某些物质(如花粉、烟尘等)、过食生冷酸咸、暴受惊骇等,均是引起本病的外因。

【辨证分型】

1. 寒喘

本证多为外感风寒、形寒饮冷或素体阳虚者,在急性发作阶段的哮喘,表现为喉中哮鸣有声,胸隔满闷,咳痰稀白,畏寒无汗,面色苍白,口不渴或渴喜热饮,小便清长,舌质淡红,苔薄白。治疗应以温肺化痰、平喘降逆为原则。

2. 热喘

本证多为素体阴虚、痰热郁肺者,在急性发作阶段的哮喘。症见喉中哮鸣如吼,胸闷烦躁,咳痰黄稠,渴喜冷饮,小便黄赤,大便秘结,发热面红,舌质红,苔薄黄。治疗清热化痰、平喘降逆。

3. 虚喘

本证是在哮喘缓解期,因哮喘反复发作而导致肺气耗散、脾失健运、肾不纳气,整体气虚之象很明显,表现为咯痰无力,声低气短,动则尤甚,口唇爪甲发紫,舌质淡,苔薄白。虚喘的治疗应以补法为主,健脾补肺。

(三)抚触按摩疗法

1. 主要手法(图4-81)

(1)清肺经300次,运内八卦100次,按揉掌小横纹200次。

(2)按揉天突穴20次,揉膻中穴100次,然后向左右分推膻中穴50次。

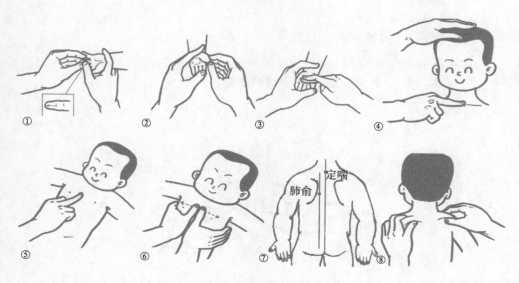

图 4-81 哮喘按摩的主要手法

（3）按揉定喘、肺俞穴各 1 分钟，拿肩井穴 10 次。

2. 随症加减

（1）寒喘：主要手法再加以下手法（图 4-82）。

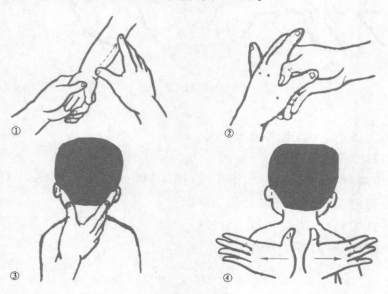

图 4-82 寒喘随症手法

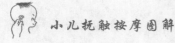
①推三关 300 次。

②点揉合谷、风池穴各 10 次。

③分推肩胛骨 100 次。

(2)热喘:主要手法再加以下手法(图 4-83)。

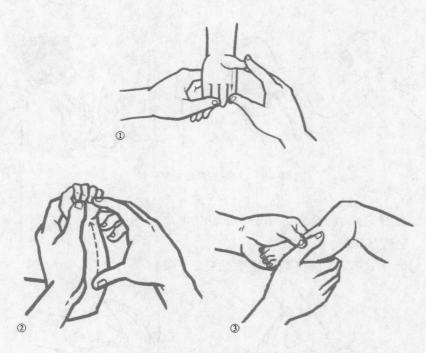

图 4-83　热喘随症手法

①清大肠 100 次,退六腑 200 次。

②点揉丰隆穴 2 分钟。

(3)虚喘:主要手法再加以下手法(图 4-84)。

①补脾经、补肺经、补肾经各 200 次。

②按揉关元、三阴交穴各 1 分钟。

③揉脾俞、肾俞各 2 分钟。

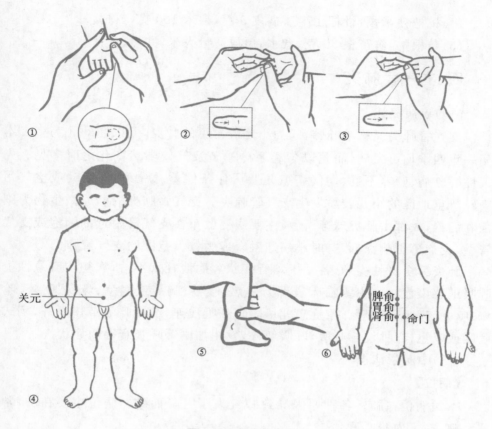

图 4-84　虚喘随症手法

（四）预防调摄

1. 冬病夏治

中医学讲究冬病夏治，既是在疾病相对缓解好转的夏季治疗寒冷季节好发的疾病，可起到事半功倍的效果。在夏季，应当积极调理健运脾胃，杜绝痰饮的发生，从最根本上消除疾病的内因。从而在寒冷季节降低发病率。

2. 起居有节

注意保暖，防止感冒，并增强身体抵抗力。避免接触有刺激性的气体、灰尘等过敏源。饮食宜清淡、忌肥甘厚味。

3. 食疗

（1）萝卜羊肉汤：白萝卜切片，生姜 5 片，羊肉适量，煮汤。

（2）杏仁粳米粥：甜杏仁 20 克，粳米 100 克，熬粥。

（3）百合银耳羹：百合 15 克，银耳 3 克，冰糖、淀粉适量，共煮。

（4）枇杷粳米粥：枇杷 15 克，橘皮 9 克，粳米 100 克，熬粥。

（5）芦根粥：鲜芦根 30 克，煮水，再放适量大米，共煮。

四、支气管肺炎

（一）疾病概述

支气管肺炎又称小叶肺炎，为小儿最常见的肺炎，尤以婴幼儿为多。本病一年四季均可发病，而尤以冬春寒冷季节及气候骤然变化之时多见。先天性心脏病、营养不良、佝偻病患儿及居住条件差、缺少户外活动或空气污染较严重地区的小儿较易发生支气管肺炎。支气管肺炎的病原微生物为细菌和病毒，大都由肺炎球菌所致，主要病变散布在支气管附近的肺泡或支气管壁，炎症不影响深部，有时小病灶融合成为较大范围的支气管肺炎。

肺炎为全身性疾病，各系统均有症状。病情轻重不一，病初均有急性上呼吸道感染症状。主要临床表现为发热、咳嗽、胸痛或气急、鼻翕、咯痰、呛奶、呕吐、呼吸困难等。重症患儿可表现呼吸浅速，继而呼吸节律不齐，潮式呼吸或叹息样、抽泣样呼吸，呼吸暂停，发绀加剧等呼吸衰竭的症状。

（二）中医学认识

【病位】

本病病位在肺。各种原因导致肺气失于宣降而致。病位主要在肺，常累及脾，亦可内犯心肝。

【病因病机】

中医学认为，本病主要属"风温"病的范围。外因为感受外邪，内因则由于小儿肺脏娇嫩或禀赋不足等，以致正气虚弱抵抗力差而发病。肺卫不固，风热从肌表口鼻犯肺，以致热郁肺气，蒸液成痰，若病邪进一步内侵，即可发生热入营血和正虚邪陷的变化。

【辨证分型】

1. 风热犯肺

本证为外感风热之邪，风温初期，表现为发热恶寒、汗少，头痛，口微渴，咳嗽气急，痰黏色白量少，胸胁隐痛，舌边尖红，苔薄黄。治疗应宣肺清热。

2. 痰热壅肺

本证为外邪进一步传里，痰、热相合。表现为高热面赤，倾渴欲饮，咳嗽痰黄而黏，或夹血丝，或为铁锈色痰，胸闷气粗，胸痛，舌质红，苔黄腻。治疗应清热宣肺，涤痰定喘。

3. 热入营血

本证为疾病进一步恶化阶段,邪气内郁化热,热邪内陷心包扰动心神,表现为发热不退,夜间加重,烦躁不安,时而谵语,甚至神志不清,气急,喉中痰鸣,痰中带血,手足抽动,口唇干燥,舌苔焦黄。治疗应清心开窍,平肝息风。

(三)抚触按摩疗法

【按摩方法一】

1. 主要手法(图 4-85)

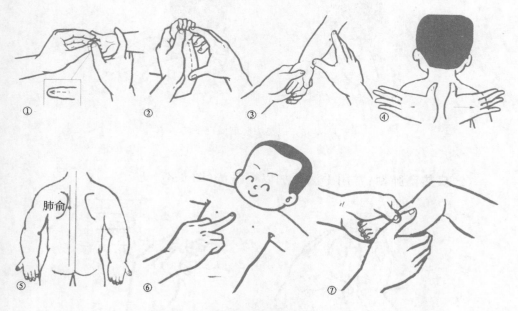

图 4-85 支气管肺炎按摩的主要手法(一)

(1)清肺经、退六腑各 300 次,推三关 100 次。

(2)分推肩胛骨 100 次,按揉肺俞 1 分钟。

(3)按揉膻中、丰隆穴各 2 分钟。

2. 随症加减

(1)风热犯肺型:常用手法再加以下手法(图 4-86)。

①推太阳 30 次,推三关 300 次。

②拿风池、肩井穴各 10 次。

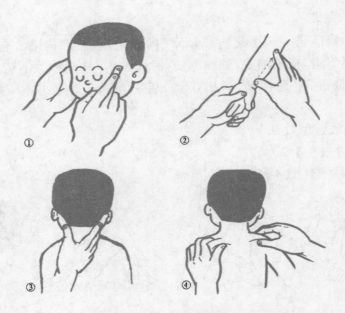

图 4-86　风热犯肺型随症手法

（2）痰热壅肺型：常用手法再加以下手法（图 4-87）。

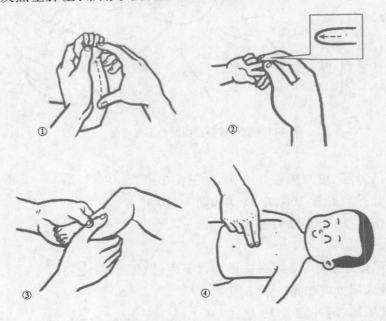

图 4-87　痰热壅肺型随症手法

①退六腑 300 次,清心经 100 次。

②揉丰隆 50 次,揉中脘 3 分钟。

(3)热入心营型:常用手法再加以下手法(图 4-88)。

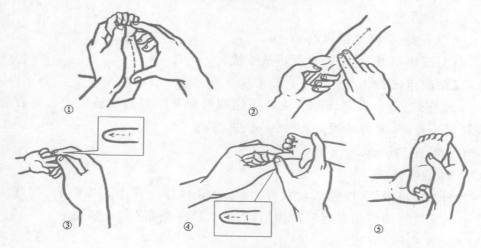

图 4-88　热入心营型随症手法

①推六腑、清天河水各 500 次,清心经、清肝经各 300 次。

②推涌泉 300 次。

【按摩方法二】

1. 主要手法(图 4-89)

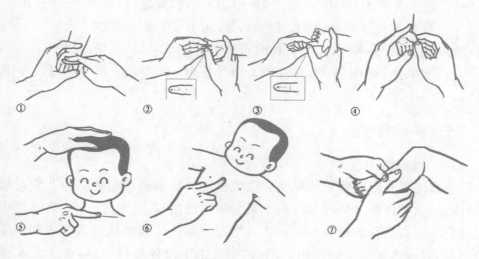

图 4-89　支气管肺炎按摩的主要手法(二)

（1）按揉掌小横纹 200 次，清肺经 300 次。

（2）清肝经 300 次，运内八卦 100 次。

（3）点揉天突、膻中、丰隆穴各 1 分钟。

2. 随症加减

（1）头痛、鼻塞加揉风池 50 次。

（2）高热不退，可用清热退热按摩法。

【贴敷疗法】

大黄、芒硝各 5 克，研末，大蒜捣烂调敷到背部双侧肺腧穴上。可在肺炎迁延不愈时，配合使用。30～60 分钟 1 换。

（四）预防调摄

1. 增强体质

加强体格锻炼，加强饮食营养，增强小儿体质。在小儿患病后，按摩治疗小儿支气管肺炎主要起辅助作用，本法对轻症患儿有一定疗效。

2. 加强患儿护理

患儿所住房间要空气新鲜，温度适宜；常协助患儿翻身，保持呼吸道通畅；对重症肺炎患儿必须到医院就诊，以免延误病情，出现危险。

3. 食疗

（1）紫苏粥：在煮熟的小米粥中加入紫苏 10 克，焖一会儿。食用时可加少许冰糖，可在肺炎初期服用。

（2）葱白香菜粥：在煮熟的小米粥中加入切碎的葱白、香菜，一起食用。

（3）西瓜翠衣绿豆粥：西瓜皮 200 克，切成丁，绿豆 50 克，先将绿豆煮熟，加入西瓜皮、小米，共煮。食用时可加少许冰糖，可在发热时服用。

（4）水果汁：选用梨、荸荠、西瓜、藕等榨汁，在肺炎病程中都可使小儿服用。

五、扁桃体炎

（一）疾病概述

扁桃体炎是咽部扁桃体发生急性或慢性炎症的一种病症。为儿童时期常见病。扁桃体是人体咽部的两个最大的淋巴组织，一般 4—5 岁后逐渐增大，到 12 岁以后开始逐渐萎缩。正常情况下扁桃体能抵抗进入鼻和咽腔里的细菌，对人体起到保护作用。但是，小儿由于身体抵抗力低，加上受凉感冒，就会使扁桃体抵抗细菌的能力减弱，从而导致口腔、咽部、鼻腔及外界的细菌侵入扁桃体，发生炎症。严重者扁桃体红肿化脓，形成化脓性扁桃体炎、久治不愈可转成慢性扁桃体炎，容易引起肾炎、心脏病、风湿等全身性疾病和鸡胸、漏斗胸。

扁桃腺炎在急性期常出现发热、头痛、畏寒，幼儿可因高热而引起惊厥，咽痛明显，唾液增多等，严重者可出现张嘴困难。检查时，可见扁桃体红肿，表面有淡黄色或白色的脓点，下颌淋巴结常增大。慢性期表现为咽部和扁桃体潮红，可见黄色分泌物，咽喉疼痛不明显，偶尔有低热及食欲欠佳等。

(二)中医学认识

【病位】

本病病位在肺胃。在经络理论中，咽喉部是手太阴肺经和足阳明胃经循行所过之处。肺胃出现各种病变，都会影响到咽喉部。

【病因病机】

中医学因其形状似乳头或蚕蛾，故称其为"乳蛾"，主要由于风热邪毒从口鼻而入侵犯肺胃两经，邪毒熏蒸于咽喉遂成本病。或肺胃素有积热，或热毒较甚，灼热肺胃之阴，津液不足，虚火上炎而成，常反复发作。

【辨证分型】

1. 风热外侵

本证由外感风热引起。症见发热恶寒，咽痛难咽，鼻塞体倦，头身疼痛，咳嗽有痰，舌质红，苔薄黄。治疗应疏风清热为主。

2. 肺胃热盛

本证为实热证，症见高热，口渴引饮，咽痛明显，咳痰黄稠，腹部胀满，口臭流涎，大便秘结，小便黄赤，舌质红，苔黄。本证的治疗以泻法为主，清热泻火。

3. 阴虚火旺

本证由于肺胃阴虚引起，属虚火。症见经常低热，下午较显，咽部发干，轻微咽痛，过量发音或食辛辣后加重，干咳无痰，吞咽有异物感，精神较差，舌质红，舌苔少。治疗应以滋阴清热为主。

(三)抚触按摩疗法

1. 主要手法(图 4-90)

(1)清肺经 300 次，清天河水 200 次。

(2)用双手拇指以小天心穴为起始点，同时向两侧分推，即分阴阳，反复操作 100 次。

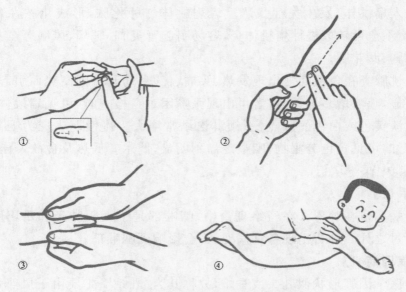

图 4-90　扁桃体炎按摩的主要手法

（3）患儿俯卧，以掌根直推脊柱两侧的肌肉，以热为度。

2. 随症加减

（1）风热外侵型：主要手法再加以下手法（图 4-91）。

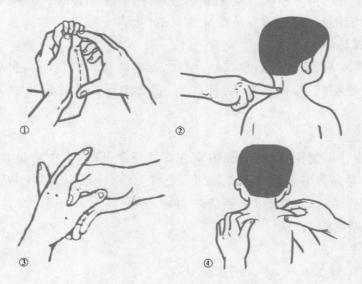

图 4-91　风热外侵型随症手法

①退六腑 300 次。

②按揉大椎穴 300 次。

③按揉合谷穴 50 次。

④拿肩井穴 10～20 次。

(2)**肺胃热盛型**：主要手法再加以下手法(图 4-92)。

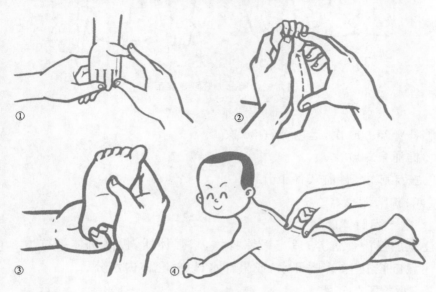

图 4-92 肺胃热盛型随症手法

①清大肠 300 次,退六腑 300 次。

②推涌泉 300 次。

③推下七节骨 300 次。

(3)**阴虚火旺型**：主要手法再加以下手法(图 4-93)。

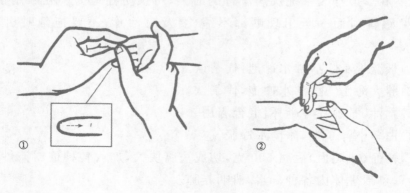

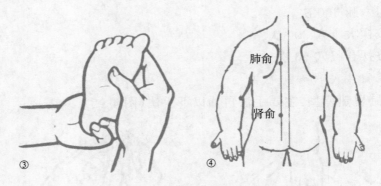

图 4-93　阴虚火旺型随症手法

①补肾经 300 次,运内劳宫 30 次。

②推涌泉 300 次。

③按揉肺俞、肾俞穴各 1 分钟。

(四)预防调摄

1. 增强自身体质

注意加强饮食营养,适当锻炼身体,增强体质,提高机体抵抗力。日常中要注意口腔卫生,多喝开水,或果汁水,以补充体内水分。

2. 加强患儿护理

患儿应注意休息,室内温度不宜过高,以不感觉冷为宜,空气要新鲜,不要在室内抽烟,减少咽部刺激。不要带患儿到影院、商场等人口密集场所,特别是在呼吸系统、消化系统疾病流行之际。在按摩过程中,如果患儿出现体温突然升高、腹痛,或出现休克的早期症状,应尽快去医院治疗。

3. 食疗

在冬春季节呼吸系统疾病流行的时候,可预防性地为小儿服用预防感冒方(见感冒),而一旦出现咽部不适,要及时治疗,不要拖延时机,耽误病情。

(1)板蓝根 12 克,沸水冲泡,代茶饮。

(2)胖大海 12 克,沸水冲泡,代茶饮。

(3)藕汁、番茄汁各半杯,混合服用。

(4)白萝卜汁 1 杯,冰糖水冲服。

(5)鸭血(或鸡血)豆腐 500 克,切成豆腐块大,加入各种佐料清炒。"血能洗肺",可清理体内各种毒素,清咽养肺。

第四节　运动、神经系统常见疾病

一、小儿肌性斜颈

(一)疾病概述

小儿肌性斜颈是指以头向患侧斜、前倾,颜面旋向健侧为其特点。临床上,斜颈除极个别为脊柱畸形引起的骨性斜颈、视力障碍的代偿姿势性斜颈和颈部肌麻痹导致的神经性者外,一般系指先天性肌性斜颈。先天性肌性斜颈为一侧胸锁乳突肌发生纤维性挛缩而形成的一种常见畸形。

本病的病因尚不清楚。可能的原因为局部缺血。胸锁乳突肌血液供应只有一根分支血管自肌肉背部中间进入,血供不丰富,血管痉挛可引起肌肉的缺血性变化,导致肌肉纤维化而出现挛缩。胎位不正、胎头在宫内受异常压迫或胸锁乳突肌遭受过度牵引时,使血管更易受影响。血液循环受阻,引起缺血性改变,最后导致胸锁乳突肌发生挛缩而出现斜颈。也有人认为本病与遗传因素有关。过去认为本病系分娩时产伤出血所致,但找不到支持这一说法的证据,因此基本上被否定。中医学认为血脉运行不畅,气滞血瘀是发生斜颈的机制。

本病的常见症状为多在出生后数日发现小儿头向一侧倾斜,脸面旋向另一侧。如勉强转动拨正,会引起小儿哭闹,并很快转回原位。检查时,可在一侧胸锁乳突肌中摸到肿块,呈梭形或形状不规则,可随肌肉移动。如摸不到肿块,也可摸到一侧肌肉呈条索状发硬,两侧对比,患侧胸锁乳突肌挛缩变短。病期较久,患侧脸面、眼睛可较健侧为小。严重者还会产生继发性的胸椎侧凸畸形。

(二)抚触按摩疗法

见图 4-94。

1. 患儿取仰卧位,一手托住患儿颈枕部,用另一手拇指按揉患侧的胸锁乳突肌 5 分钟。

2. 用拇、中、示三指仔细拿捏患侧胸锁乳突肌的肿块,稍微加大力量,犹如将肿块捏散样,但需与轻揉相交替,以免患儿剧烈哭闹。时间为 2 分钟。

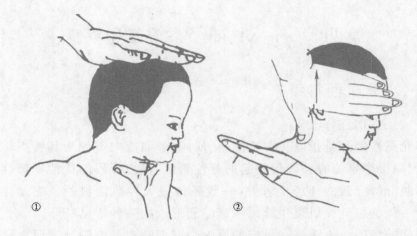

①   ②

图 4-94   小儿肌性斜颈按摩的主要手法

3．一手扶住患侧肩部，另一手扶住患儿头顶，使患儿头部渐渐向健侧肩部倾斜，使胸锁乳突肌拉长，反复操作 5 次。

4．再用按揉法放松局部 5 分钟。

(三)预防调摄

本病的病因尚不清楚，因此应当及早发现，及早治疗。目前来说，按摩是一个很好的治疗手段。可配合局部温热或红外线等理疗，以促进血液循环，帮助肿块吸收。家长在日常给患儿哺乳、怀抱以及睡眠时可以有意使患儿头向健侧转动以帮助矫正畸形。

按摩治疗斜颈，一般每日治疗 1 次，每次不超过 15 分钟。按摩时，手法要轻柔，用揉、捏手法时要多采用滑石粉等介质以免擦伤患儿皮肤。用拔伸摇晃手法时，宜由轻到重，幅度由小到大，切不可突然用暴力而超出正常生理限度。

应当定期到医院复诊，如需手术治疗最好在 8－10 岁以前进行，若年龄大后再行手术，则头面部和颈部畸形就很难矫正。

二、脑性瘫痪

(一)疾病概述

脑性瘫痪是指小儿在出生前到出生后 1 个月内发育时期的非进行性脑损伤所致的综合征，主要表现为中枢性运动障碍及姿势异常。可伴有智力低下、癫痫、听觉与视力障碍及学习困难等。以早产儿较多见。

本病的原因有很多,可因出生前、出生时、新生儿期各种因素所致的脑部异常,损害了运动中枢而发病。一般认为,出生前因素占 20％～30％,围产期因素占 60％～70％,生后因素占 10％～20％。特别是早产、低出生体重儿及出生时或新生儿期有严重缺氧、惊厥、败血症、脑出血等因素,以及各种颅内畸形、先天性脑积水等。母亲在怀孕早期严重营养缺乏、放射线照射或病毒感染,以及难产、产伤、全身出血性疾病导致的颅内出血等皆可致脑性瘫痪。

脑性瘫痪的常见症状主要表现为中枢性瘫痪,即痉挛型脑瘫。可有多种情况,如四肢瘫痪;或一侧上下肢瘫痪,上肢一般较下肢重,发生于右侧者多于左侧;或两下肢瘫痪;或一个肢体瘫痪等。轻症患儿仅表现下肢轻度瘫痪,走路步态不稳,两手动作笨拙。另外,还可出现各种异常动作,如手足徐动症及舞蹈样动作等。

（二）中医学认识

【病因病机】

中医学认为,脑性瘫痪属"五迟"(立迟、行迟、发迟、语迟、齿迟)范畴。本病主要责之于肝肾。肝主筋,肾主骨生髓。病因包括先天和后天的因素,可由父母气血虚弱,先天不足,致婴儿生下后,禀赋亏虚;或后天护养不当,或疾病缠绵,均可使小儿身体虚弱,肝肾亏损,气血不足发为本病。

【辨证分型】

1. 肝肾亏虚

本证型比较多见,症见面色白,双目无神,智力迟钝,站立、行走、牙齿生长迟缓,甚至肢体瘫软无力,囟门宽大难合,舌质淡红,苔薄。治疗应滋补肝肾。

2. 心气不足

症见面色白,智力不佳,精神呆钝,语言发育迟缓,或肢体瘫软无力,或手足颤动,舌质淡,苔薄白。治疗要补养心神。

3. 气血虚弱

本证虚弱之象明显,症见肢体瘫软,或走路步态不稳,面色苍白,精神萎靡,疲倦乏力。头发稀疏萎黄,舌质淡,苔薄白。治疗要大补气血。

（三）抚触按摩疗法

【按摩方法一】

1. 主要手法(图 4-95)

(1)补脾经 300 次,补肾经 300 次。

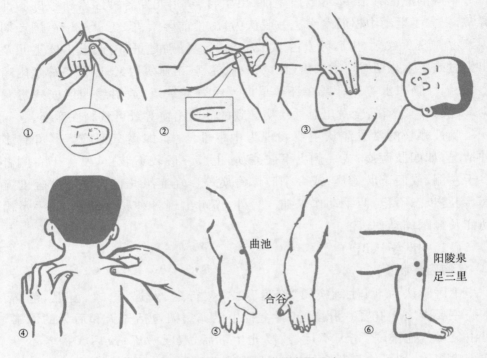

图 4-95 脑性瘫痪按摩的主要手法

（2）顺、逆时针各摩动中脘穴 1 分钟。

（3）提捏肩井穴 5～10 次。

（4）按揉曲池、合谷、阳陵泉、足三里穴各 1 分钟。

（5）患儿俯卧，以虚掌叩击脊柱两侧背、腰及骶部肌肉 5～10 遍，手法刺激宜稍强，然后，以掌根轻揉上述部位 3 遍。

（6）患儿仰卧，以拇指和其余四指相对，拿揉四肢处肌肉，反复操作 2～5 分钟。

2. 随症加减

（1）肝肾亏虚型：主要手法再加以下手法（图 4-96）。

①补肝经 100 次，补肾经加至 400 次。

②以指按揉肝俞、肾俞各 1 分钟。

③按揉三阴交 1 分钟。

④以掌搓擦患儿两胁肋部 1～3 分钟。

（2）心气不足型：主要手法再加以下手法（图 4-97）。

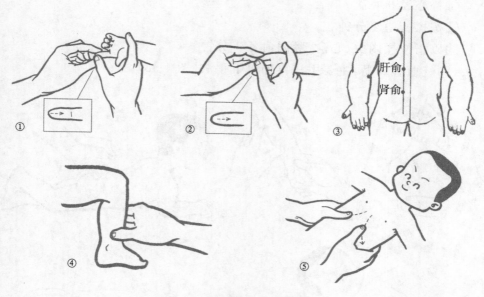

肝俞
肾俞

图 4-96 肝肾亏虚型随症手法

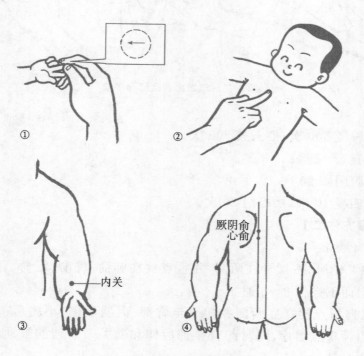

内关

厥阴俞
心俞

图 4-97 心气不足型随症手法

①补心经 300 次。

②按揉膻中 1 分钟。

③以指按揉内关、心俞、厥阴俞各 1 分钟。

(3)气血虚弱型:主要手法再加以下手法(图 4-98)。

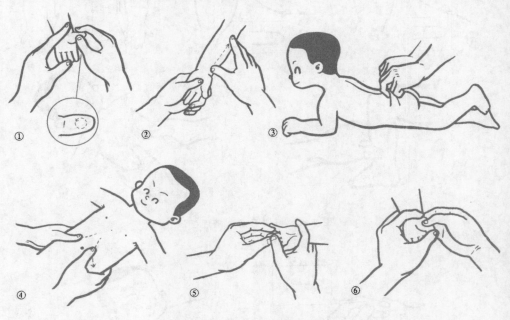

图 4-98　气血虚弱型随症手法

①补脾经 500 次,推三关 300 次。

②捏脊 5～7 遍。

③分腹阴阳 20 次。

④掐四缝 10 次,揉板门 30 次。

【按摩方法二】

见图 4-99。

1. 患儿俯卧,按揉脊柱两侧,并重点放在肺俞、脾俞、胃俞、肾俞等背俞穴上,自上而下操作 3～5 遍。

2. 以拇指点揉脊柱两侧并向下至臀部、大腿后侧、小腿后部,以环跳、委中、承山为重点治疗,同时配合腰部后伸和髋关节后伸的被动活动,反复操作 3～5 分钟。

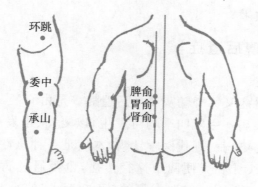

图 4-99　脑性瘫痪按摩的主要穴位

　　3. 患儿仰卧,以拿揉法从肩关节起,沿上臂外侧,经肘部至腕部进行治疗,以肩、肘、腕关节为治疗重点,反复操作 1～3 分钟。

　　4. 以擦、搓手法在肩部、上肢部,手腕部操作 3～5 遍。

　　5. 以拿揉法沿大腿正面,小腿外侧面向下,同时配合手掌按揉膝关节,反复操作 3～5 遍。

　　6. 以拇指端掐揉阳陵泉、足三里、三阴交穴各 10～15 次。

　　7. 以较重力量掐揉患儿指、趾末节端各 3～5 次。

(四)预防调摄

1. 孕妇预防

本病的发病可由多种原因,非人为的因素可能无法预料,但一些人为的因素应当尽可能地避免。孕妇应当在生理、心理各方面积极调摄,防寒保暖,起居有节,保持心情愉快,避免各种感染、射线及难产的发生。

2. 加强患儿的护理

(1)脑性瘫痪是由固定的脑部病变所引起,治疗起来比较困难,但如能早期发现,给予适当治疗,可减轻功能障碍。

(2)要加强护理,对患儿要给予易消化富于营养的食物,如鸡蛋、瘦肉、鱼、小米粥、牛奶等,并要多给患儿吃水果和蔬菜。

(3)让患儿进行合理的功能锻炼,如日常生活动作训练,语言训练和预防肌肉挛缩的措施等。

(4)脑性瘫痪的小儿,身体的抵抗力大都低下,要避免接触患有传染病和急性感染性疾病的人。

(5)家长除睡前给小儿按摩外,在白天按上述方法,再加 1～2 次治疗,以利于提高治疗效果。

三、小儿麻痹后遗症

(一)疾病概述

小儿麻痹后遗症又称脊髓灰质炎后遗症。是由脊髓灰质炎病毒引起的脊髓神经感染性疾病。一年四季均可发生,以夏、秋季发病率最高。6个月至5岁的小儿最易染病。现代医学认为,本病是一种急性肠道传染病,由脊髓灰质炎病毒,经飞沫和粪便两个途径传播,也可通过病毒污染了的食物、水、手及各种用品如衣服、玩具、书籍等,经口而入,使小儿患病。病毒主要侵犯脊髓前角运动神经细胞,受侵部位发生炎症病变,致使相应肌肉弛缓性麻痹。临床表现为病初可有发热、头痛、多汗、全身不适、便秘或腹泻等症。一般在热退后,则出现不规则、不对称的弛缓性瘫痪,常见于四肢,以下肢瘫痪最多。大多数病儿在一年内可部分或完全恢复正常,一年后仍无恢复者则留下瘫痪后遗症。患肢肌肉有不同程度的萎缩,活动受限制,肢体常出现细、软、凉和各种畸形等。

(二)中医学认识

【病因病机】

中医学把本病归属"痿证"范畴。痿是指肢体筋脉弛缓,手足痿软无力,不能随意活动的病症。认为主要由风、寒、湿邪侵入肺胃二经,使气血流通不畅,筋肉脉络失于濡养所致。或因久病肝肾亏损,则见筋骨肌肉萎缩,甚至畸形。

【辨证分型】

1. 脾胃虚弱

本证常见肢体痿软无力,面色萎黄,精神疲倦,食欲缺乏,四肢欠温,大便秘结或溏薄,舌质淡,苔白腻。治疗要补脾养胃为主。

2. 肝肾亏损

症见瘫痪日久,肌肉松软萎缩,肢体不温,甚至可出现各种畸形,如脊柱侧凸、肩关节如脱臼状、足内翻、足外翻等,全身可伴有虚弱症状,舌质淡,苔白。治疗要以滋补肝肾,添精益髓为原则。

（三）抚触按摩疗法

【按摩方法一】

1. 主要手法（图4-100）

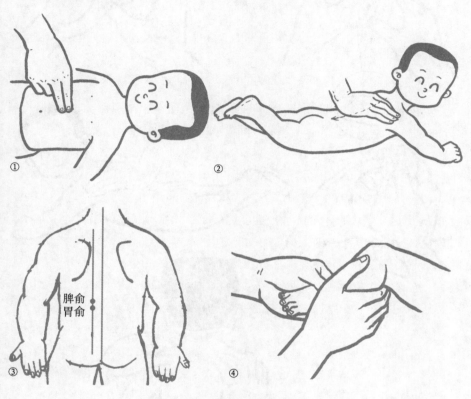

图4-100 小儿麻痹后遗症按摩的主要手法

（1）患儿仰卧，顺时针方向揉摩中脘穴2～5分钟。

（2）患儿俯卧，以掌根自大椎穴开始，沿脊柱一直按揉至长强穴，如此反复操作15～30次。

（3）患儿俯卧，以拇指按揉脾俞、胃俞穴各1～3分钟。

（4）按揉足三里穴1～3分钟。

2. 随症加减

（1）脾胃虚弱型：主要手法再加以下手法（图4-101）。

①补脾经400次，揉板门300次，退六腑200次。

②以单掌直擦脊柱两侧的肌肉组织，以透热为度。

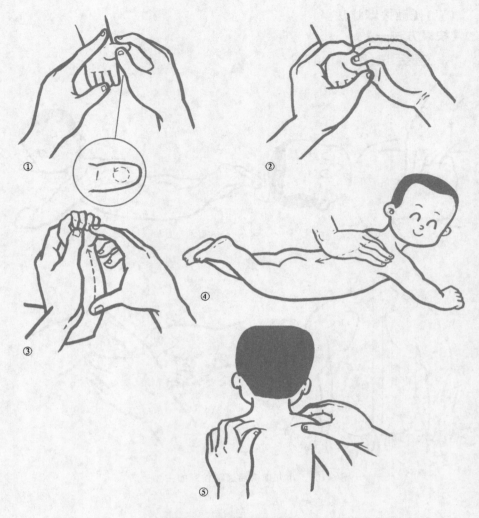

图 4-101　脾胃虚弱型随症手法

③以拇指和其余四指相对,拿揉四肢处的肌肉组织,时间为 2～5 分钟。

(2)肝肾亏损型:主要手法再加以下手法(图 4-102)。

①以指按揉肝俞、肾俞穴各 1 分钟。

②以掌擦小腹两侧,以透热为度。

③横擦腰骶部,以热为度。

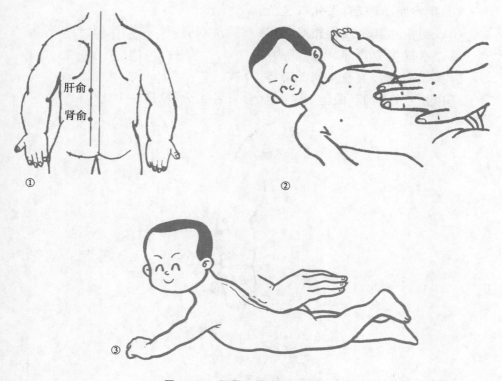

① 　　②

③

图 4-102　肝肾亏损型随症手法

【按摩方法二】

（1）面部：(图 4-103)。患儿仰卧位，以拇指按揉下关、颊车、地仓、人中、承浆穴各 1 分钟。

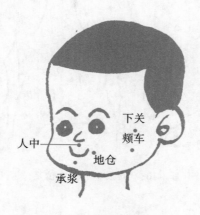

图 4-103　面部穴位定位

（2）颈肩及上肢部：患儿取坐位。

①以拇指和其余四指相对，拿揉颈部及双肩，反复操作15～20次。

②以掌横擦肩背部，以透热为度。

③摇晃肩、肘、腕及指间关节各20次。

④以指点揉肩髃、曲池、手三里、合谷各1分钟（图4-104）。

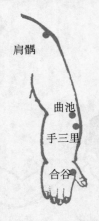

图4-104 上肢穴位定位

⑤两掌相对，搓整个患肢1分钟。

（3）腰及下肢部：（图4-105）。

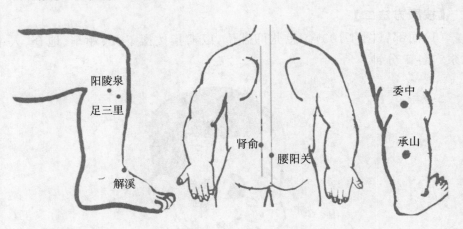

图4-105 腰及下肢部穴位定位

①患儿仰卧,家长以推揉法,从腹股沿大腿前面、小腿外侧至足背,反复操作1~3分钟。

②以指点揉阳陵泉、足三里、解溪穴各1分钟。

③屈伸或旋转髋、膝、踝关节各20次。

④患儿俯卧位,家长以掌根从腰部起,沿臀部,循大腿后侧、小腿肚至足跟,往返15~20次。

⑤以指点揉肾俞、腰阳关穴各1分钟。拿委中、承山各5次。

⑥以虚掌拍击整个下肢,从上向下反复操作15~20次。

(四)预防调摄

1. 积极预防

主动免疫是预防本病的主要措施,口服脊髓灰质炎减毒活疫苗糖丸后,95%以上的接种者,机体出现免疫并在肠道内产生特异性抗体,再接触易感人群亦可产生免疫效果。因此婴儿在出生后,要及时根据医嘱服用疫苗。

2. 加强患儿护理

(1)患儿的饮食应易消化又富营养。

(2)按摩时,手法要柔和,用力要适度,对关节畸形者,禁止使用暴力,以免造成不必要的损伤。

(3)在按摩的同时,应在医生的指导下,有目的、持久地进行功能锻炼。对增强肌肉的力量,防止肌肉萎缩,矫正畸形均有重要作用。同时还应加强健肢及全身的锻炼。

(4)小儿麻痹后遗症的患儿除按摩治疗外,还应采用中西结合的办法,综合治疗。

四、进行性肌营养不良

(一)疾病概述

进行性肌营养不良是一组遗传性骨骼肌退行性变性疾病。可分为多种类型,以假性肥大型在小儿中最多见,可有家族发病史,多属隐性遗传。起病最小年龄为1岁,一般多在3岁左右或稍大发现症状。现代医学认为,本病的病因尚不明了,而遗传因素在本组疾病中起重要作用。目前细胞膜学说较受重视,即基因的缺陷或某种酶的先天缺陷,使肌细胞膜的结构发生变化,最后导致肌纤维的变性坏死等病理变化。

本病的常见症状为患儿走路步态不稳,上半身向左右摆动,呈"鸭子步"，容易跌倒，爬楼梯困难。患儿由仰卧位爬起到站立位时，先转为俯卧位，用双手支起上半身呈爬跪姿势，继而两膝伸直，以双手双腿共同支持躯体，然后两手依次扶其膝盖、逐步上移到大腿而站起。呈现特殊的起立姿势。小腿肚和肩部的三角肌出现假性肥大。患儿最终因肌肉萎缩，不能行走，最后并发营养不良、呼吸道感染或心力衰竭而死亡。

(二)中医学认识

【病因病机】

中医学认为本病属"痿证"之范畴，其病因有外感和内伤之不同。若小儿先天禀赋不足，或素本脾胃虚弱，或久病致虚，加上外感风热暑湿之邪，使肌肉筋脉失养，气血不通而发为本病。脾主肌肉四肢，本病病根在脾，而与肺、肝、肾等多脏密切相关。

【辨证分型】

1. 肺热伤筋

症见肢体痿软无力，发热，口渴咽干，皮肤干燥，咳嗽无痰，大便干结，小便短赤，舌质红，苔薄黄。治疗要清肺热，理筋。

2. 湿热浸淫

本证为湿热下注，症见两下肢痿软无力，沉重麻木，胸部胀满，渴不喜饮，面色发黄，喜冷恶热，小便不畅，灼热疼痛，舌质红，苔黄腻。治疗要清热利湿，理筋。

3. 脾胃虚弱

症见四肢萎软无力，或见双侧小腿肚肥大，面色萎黄，食欲缺乏，疲倦乏力，大便溏薄，四肢欠温，舌质淡，苔薄白。治疗要补益脾胃。

4. 肝肾亏损

症见起病较缓，病程较长，肢体痿软无力，腰膝酸软，头晕耳鸣，或遗尿，舌质红，少苔。治疗应滋补肝肾，添精益髓。

(三)抚触按摩疗法

【按摩方法一】

1. 主要手法

(1)患儿俯卧位，以拇指顺脊柱由上而下点揉，反复操作1～3分钟。

(2)患儿侧卧位，以拇指和其余四指相对，拿揉一侧臀部沿大腿外侧经膝部至小腿外侧，以髋关节和膝关节作为重点治疗部位。然后再操作另一侧，时间为1～3分钟。

（3）患儿仰卧位，以拿揉法沿大腿前面，向下至踝关节及足背部治疗，两侧交替进行，重点在梁丘、足三里、解溪。同时配合髋关节、膝关节和踝关节的被动屈伸活动。如此反复操作 1～3 分钟（图 4-106）。

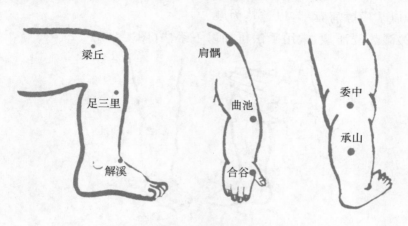

图 4-106　进行性肌营养不良穴位（一）

（4）以指按揉肩髃、曲池、合谷、委中、承山穴各 1 分钟。

2.随症加减

（1）肺热伤津型：常用手法再加以下手法（图 4-107）。

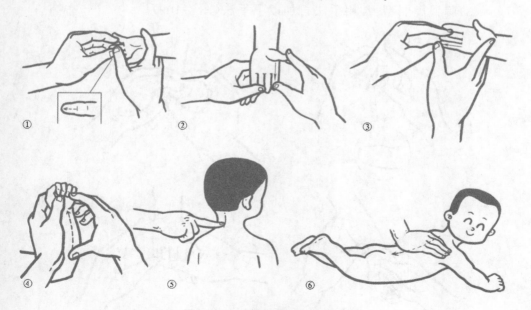

图 4-107　肺热伤津型随症手法

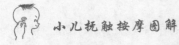

①清肺经 200 次,清大肠 300 次。

②清小肠 100 次,退六腑 200 次。

③以指点揉大椎穴 1 分钟。

④以掌横擦肩背部,以透热为度。

(2)湿热浸淫型:常用手法再加以下手法(图 4-108)。

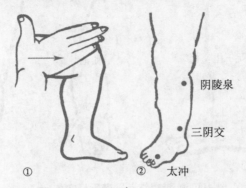

图 4-108　湿热浸淫型随症手法

①单掌推擦大腿内侧,自上向下,以热为度。

②按揉三阴交、太冲、阴陵泉穴各 1 分钟。

(3)脾胃虚弱型:常用手法再加以下手法(图 4-109)。

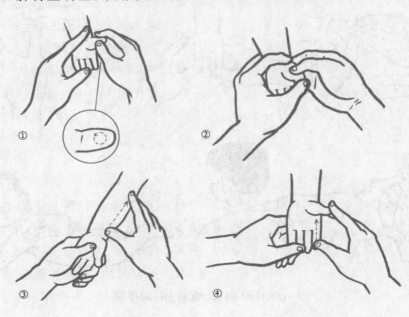

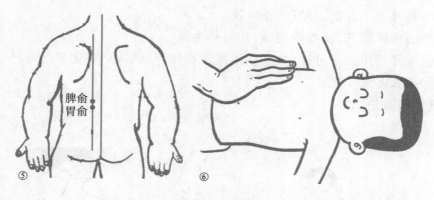

图 4-109 脾胃虚弱型随症手法

①补脾经 300 次，揉板门 300 次。

②推三关 100 次，补大肠 100 次。

③按揉脾俞、胃俞穴各 1 分钟。

④患儿仰卧，以掌根摩揉脘腹 1～3 分钟。

(4)肝肾亏虚型：常用手法再加以下手法(图 4-110)。

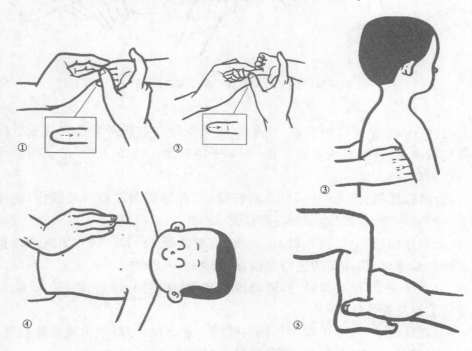

图 4-110 肝肾亏虚型随症手法

①补肾经 100 次,补肝经 100 次。

②横擦腰骶部,斜擦少腹部,均以热为度。

③按揉丹田穴 1 分钟,并配以指振法操作,使该穴处有明显沉胀感。

④掐太溪穴 5 次。

【按摩方法二】

见图 4-111。

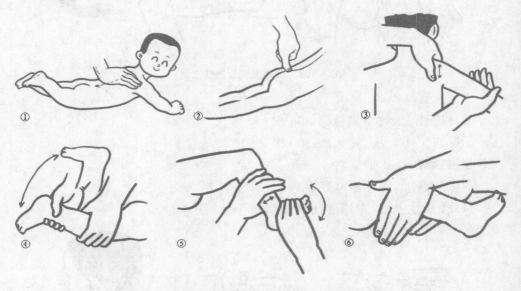

图 4-111　进行性肌营养不良按摩主要手法

(1)直擦背部:患儿俯卧位,用手掌的大鱼际或根部附着于脊柱或脊柱两侧的肌肉上,进行直线来回摩擦,但掌下的压力不宜太大,而推动幅度要大,以局部透热为度。

(2)按揉腰骶:患儿俯卧,以拇指按揉法,在腰骶部进行反复操作,时间为 2～5 分钟。然后,以虚掌叩击腰骶部 50 次。

(3)拿揉四肢:上肢以上臂、肘关节、前臂为重点;下肢以外侧前缘为重点。由轻到重,力量均匀的进行拿揉,时间为 2～5 分钟。

(4)活动关节:患儿仰卧位,被动屈伸患儿的肘关节、腕关节、膝关节、踝关节等。反复操作 1～3 分钟。

(5)搓揉四肢:以双手掌面挟住四肢的一定部位,相对用力做快速搓揉,上下往返移动。但搓揉要快,移动要慢。时间为 1～3 分钟。

【按摩方法三】

见图 4-112。

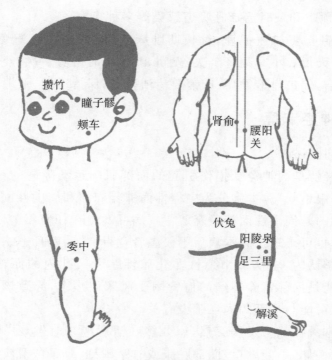

图 4-112　进行性肌营养不良主要穴位(二)

（1）面部：患儿坐位，以推揉法自攒竹斜向瞳子髎、颊车穴，反复操作 5～10 次。

（2）颈及上肢：患儿坐位，以推法自风府至大椎、肩井等处往返数次，再用按揉法施于肩、肘、腕关节周围。反复操作 2～5 分钟。

（3）腰及下肢部：患儿俯卧位，以掌根横擦尾骶部，以透热为度。然后，将五指撮捏在一起，用力点打大腿后侧、小腿肚下至足跟，配合按肾俞、腰阳关，拿委中。接着取仰卧位，用同样方法，点打股四头肌至小腿外侧。重点操作伏兔、足三里、阳陵泉、解溪等穴，使局部有较强的酸胀感。最后用两手掌抱住大腿和小腿用力搓揉下肢肌肉。每次操作 5～10 分钟。

（四）预防调摄

1. 本病目前无特殊治疗，应设法使患儿进行适当的肌肉活动，按摩的同时，可配合针灸、理疗等，以延缓肌肉的萎缩及防止肌肉的萎缩。

2. 平时应加强饮食营养,多食高蛋白、水果、新鲜蔬菜。但体重不宜增加大多,否则不利于活动。

3. 积极预防和及时治疗呼吸道感染等多种疾病。

4. 对于患儿要加强护理,对长期卧床者,应特别注意避免发生压疮。定时翻身,白天每 2 小时翻身 1 次,夜间 3～4 小时翻身 1 次;经常保持使患儿皮肤的清洁,促进血液循环;床铺要清洁整齐,保持干燥、平坦、无渣屑。

五、面神经麻痹

(一)疾病概述

面神经麻痹是面神经受损伤引起的面部肌肉运动障碍的一种病症,又称"面瘫""口眼歪斜"。本病分为中枢性面神经麻痹和周围性面神经麻痹两类,这里介绍的是周围性面神经麻痹。本病可发生在任何年龄,以青壮年多见,在小儿中也可出现。患本病后不仅患者觉得痛苦,而且影响人的颜容。

现代医学认为,本病多由急性非化脓性茎乳突孔内的面神经炎引起。一般认为可能是局部营养神经的血管因受风寒而痉挛,导致该神经缺血水肿而致病,也可能与局部的病毒感染有关。

本病的常见症状为发病突然,患儿多在清晨醒来时发现一侧眼睛不能闭合,嘴歪向一侧,不能漱口,面部肿胀或有牵掣感,耳下或乳突部常有疼痛感觉,病侧面部表情消失,鼻唇沟变浅或歪斜,说话漏风,口角流涎,进食时食物常停留在病侧齿颊之间,有的还可出现味觉减退或听觉过敏的症状。

(二)中医学认识

中医学认为本病是由风寒邪气侵袭面部经络,导致经脉气血运行不畅,经筋失于濡养,纵缓不收而发病。

(三)抚触按摩疗法

【按摩方法一】

见图 4-113。

1. 患儿坐位或仰卧位,以两手拇指分抹前额至太阳穴,反复 15～30 次,然后点揉双侧太阳穴 1 分钟。

2. 患儿仰卧,头向健侧偏斜,以掌根轻轻横擦小儿患侧面部,以透热为度。

3. 以指端先按后揉阳白、四白、迎香、地仓、颊车、下关等穴位,每穴操作 30 秒～1 分钟。

4. 以拇指指端按揉患侧和健侧合谷穴各 1 分钟。

5. 患儿俯卧，以掌直擦患儿脊柱两侧的肌肉组织，以透热为度。

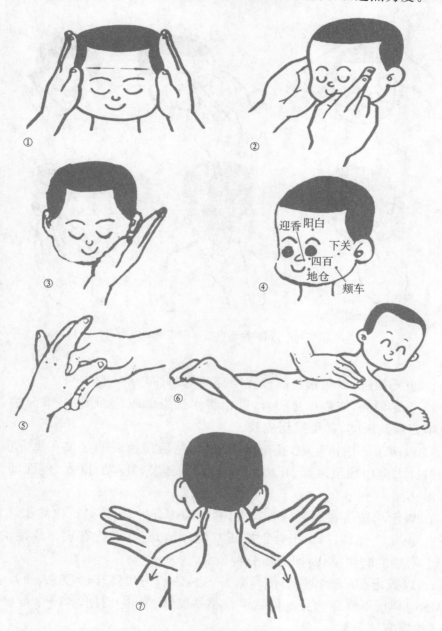

图 4-113　面神经麻痹按摩主要手法(一)

6. 患儿坐位,点揉双侧风池穴,以局部有酸胀感为宜。

【按摩方法二】

见图 4-114。

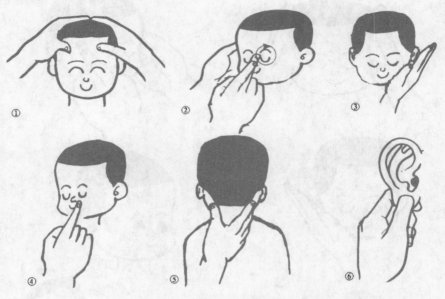

图 4-114　面神经麻痹按摩主要手法(二)

1. 患儿仰卧,以拇指指腹按揉额部两侧,时间为 1～3 分钟。

2. 患儿仰卧,双眼尽量闭合,以指腹轻揉患侧眼睑周围 1～3 分钟。操作时不要触及眼睛,避免损伤皮肤。

3. 以两手心快速互擦,直至两手发烫,然后用擦烫的手按在患儿前额,按顺时针方向由额至颊部、耳边、下颌再回到额轻轻摩动 30 次,使面部发红并有温热感。

4. 以示指按压在患侧迎香穴上,并揉动 1 分钟,使该处产生酸胀感。

5. 患儿坐位,以拇示指分别按压双侧风池穴,并进行有规律地颤动,使之产生明显的酸胀感,时间为 1 分钟。

6. 以拇指和示指捏住患侧耳垂,一边揉捏,一边做环形提拿,使耳垂有酸痛感而耳根不疼痛为宜。做后可使整耳发红、发热,时间为 1～3 分钟。

【按摩方法三】

1. 患儿仰卧位,以拇指先推揉百会穴,再依次推揉印堂穴和患侧的睛明、太阳、颊车、地仓、迎香、风池、风府、人中、合谷穴,依次操作 5～10 分钟

（图4-115）。

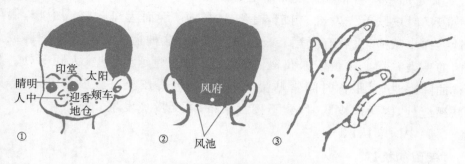

图4-115 面神经麻痹按摩主要手法(三)

2. 患儿坐位,以拇、示、中指着力,轻轻提捏患侧面部肌肉,一松一紧,反复操作5～10次。

3. 以四指掌面或小鱼际置于患侧面部,同时适当着力,轻轻擦之,以面部有温热感为宜。

(四)预防调摄

1. 积极预防　在日常起居中,小儿要防寒保暖。夜间入睡时不要开窗户,尤其在夏天午睡或晚睡时不要贪图凉快而对着风扇吹。

2. 加强患儿护理

(1)患儿在按摩期间不要过劳,避免吹风受凉,不用冷水洗脸。

(2)平时患儿应适当进行身体锻炼,增强身体抵抗力。饮食宜清淡。

(3)在发病的早期,按摩手法不宜过重。

(4)按摩治疗时,患侧和健侧面部可同时操作或交替进行,但健侧手法宜轻,患侧宜重。

(5)对于年龄较大的患儿,除家长按摩外,还可把上述方法教给患儿,使其经常进行自我按摩,以提高疗效。

第五节　常见皮肤疾病

一、尿布皮炎

(一)疾病概述

尿布皮炎是指尿布覆盖部位的皮肤因沾染大小便、汗水使得潮湿尿布经常摩擦皮肤,引起臀部皮肤损伤。本病多见于尿布更换不勤或腹泻的小儿，尤其是加垫塑料布或橡皮布时更易发生。

患病时皮肤首先发红、粗糙，有细小鳞屑。继而为斑丘疹或疱疹，偶可有针尖样小脓疱，重者有糜烂、渗液，甚至溃疡，这种情况更有利于细菌或念珠菌的感染。病变常位于尿布覆盖部位，可向外蔓延至腹壁、大腿等处。婴儿蜷曲睡眠时，足跟长时间紧贴湿热尿布，亦可得皮炎。腹股沟、臀缝等处皮肤褶缝处，因两面皮肤紧贴，不接触尿布，可无皮炎发生。

(二)中医学认识

【病因病机】

中医学认为本病是由于外感湿热浸淫皮肤或由于饮食不当而致伏火内盛，加之外邪刺激，内外合邪而致局部病症。

【辨证分型】

1. 热重于湿

本证多在炎症初期，患处皮肤可见发红，粗糙，有或无丘疹，遇热加重，得凉减轻。患儿可见舌红，脉数。治疗要以清热为主。

2. 湿重于热

本证多在炎症后期，患处皮肤出现斑丘疹或疱疹，重者有糜烂、渗液，局部瘙痒。患儿可有烦躁不安，哭闹不止，舌红脉数，食欲缺乏等表现。治疗要以利湿为主。

3. 湿热并重

患处皮肤可见灼红，且有小脓疱，或溃破、渗出液体，瘙痒不止，患儿烦躁、饮食减少。治疗要清热、利湿并重。

(三)抚触按摩疗法

见图 4-116。

1. 主要手法

(1)补脾经 200 次。

(2)清肺经 200 次。

(3)清肝经 200 次。

(4)捣揉小天心 100 次。

2. 随症加减

(1)热重于湿:加退六腑 200 次。

(2)湿重于热:加揉阴陵泉 2 分钟。

(3)湿热并重:加揉曲池 2 分钟。

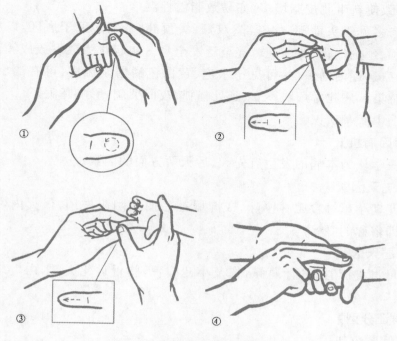

图 4-116 尿布皮炎按摩主要手法

(四)预防调摄

1. 勤换尿布,每次大便后用温水清洗臀部,并给以柔和的按摩,避免皮肤潮湿。尿布以软旧的被单改制或用吸水力强的白色纱布制成为好。现一般家庭多采用橡胶或塑料垫于新生儿身下,或包在干尿布外,既不吸水,亦不透气,尿液积干无从溢出,增加湿热,产氨更多,刺激皮肤更甚,且助长细菌、真菌感染。故此种方法不宜采用。

2. 臀部可常涂抹祛痱粉以保持皮肤干燥,家用的高粱面也有干燥、消炎作用。

二、湿疹

(一)疾病概述

湿疹,也称奶癣,主要是对蛋白质过敏,是一种变态反应性的皮肤症,多见于新生儿或婴儿。分为急性期、亚急性期和慢性期。一般认为,与遗传、过敏体质、神经功能及物理因素等有关。护理不当,如过多使用强碱性肥皂、营养过剩,以及肠内异常发酵等也可引起本病。母体雄激素通过胎盘传给胎儿,致使新生儿皮脂增多,亦易致脂溢性湿疹。

湿疹多见于头面部,如额部、双颊、头顶部,特别多见于眉区,以后逐渐蔓延至颈、颈、肩、背、臀、四肢,甚至泛发全身。初起时为散发或成簇的小红丘疹或红斑,逐渐增多,并可见小水疱、黄白色鳞屑及痂皮,可有渗出、糜烂及继发感染。病儿常烦躁不安、到处搔抓、夜间哭闹,影响睡眠。

(二)中医学认识

【病因病机】

中医学认为本病的发生有先天、后天两方面的因素。

1. 先天因素

胎儿期孕母过食肥甘厚味,或滥服补品而致阴阳失调,伏火内生,蕴结胎体。即俗称的"胎毒"。

2. 后天因素

乳母过食肥甘,乳汁厚腻,伤及小儿脾胃,脾胃运化失常,内生痰湿,郁积化热。

【辨证分型】

1. 肺胃火热

本证多在初期,额部、双颊处皮肤发红,粗糙,出现小红丘疹或红斑,遇热加重,得凉减轻。患儿可见舌红,脉数。为肺胃火热之象。治疗要以清肺胃为主。

2. 脾虚湿盛

本证多在后期,患处皮肤斑丘疹或疱疹糜烂、渗出,并有黄白色鳞屑及痂皮,局部瘙痒。患儿烦躁不安,哭闹不止,舌红脉数,食欲明显减退。此为湿毒浸淫肌肤,治疗要以健脾利湿为主。

(三)抚触按摩疗法

【按摩方法一】

见图 4-117。

1. 补脾经 200 次。

2. 清肺经 100 次。

3. 清大肠 200 次。

4. 清肝经 300 次。

5. 揉足三里 3 分钟。

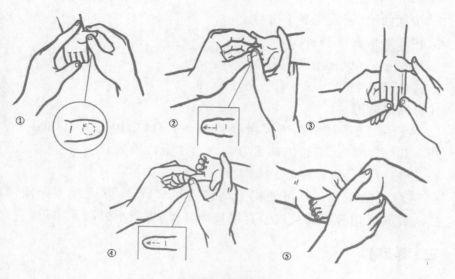

图 4-117 湿疹按摩主要手法(一)

【按摩方法二】

见图 4-118。

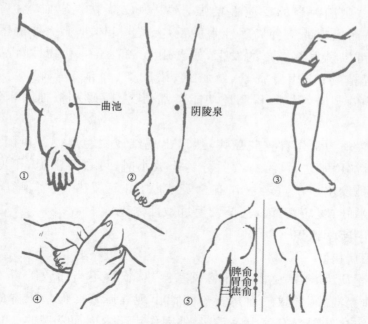

图 4-118 湿疹按摩主要手法(二)

1. 按揉曲池、阴陵泉各 1 分钟。

2. 按揉血海穴 2 分钟。

3. 按揉足三里、三阴交穴各 1 分钟。

4. 按揉脾俞、胃俞、三焦俞穴各 1 分钟。

(四)预防调摄

1. 孕妇保证营养即可,不要滥服补品。乳母饮食可同常,切忌大鱼大肉。若小儿出现湿疹,应暂停鸡蛋等富含异体蛋白质的食物,注意饮食稍清淡一些,湿疹可能会逐渐减轻。

2. 患湿疹的新生儿不可使用肥皂或用热水烫洗,并避免太阳照晒,避免毛线衣或其他化纤织物与皮肤直接接触,局部皮肤不要随意用药。

三、荨麻疹

(一)疾病概述

荨麻疹俗称"风团""风疹块",是一种常见的皮肤血管反应性过敏性皮肤病。

本病病因复杂,不易查明。现代医学认为,本病的发生主要是机体对体内外一些刺激因素的反应性增强,表现为皮肤黏膜小血管扩张及渗透性增加,从而出现的一种局限性水肿反应。当机体处于一种敏感状态时,许多因素可以诱发荨麻疹的发生,如食用鱼、虾、蟹等动物性食品;接触花粉、漆树等植物;应用青霉素、链霉素、磺胺类、血清等药物;受到冷、热、风、日光等的刺激,另外,胃肠道功能紊乱、代谢障碍及精神因素等也可引起本病。

临床表现为常先有皮肤瘙痒,然后出现红或白色风团。风团大小形态不一,发生部位不定,风团持续数分钟至数小时,可自行消退,不留痕迹,常反复或成批发出。严重者可伴有全身症状,出现高热、头痛、哮喘、喉头水肿、恶心、呕吐、腹痛、腹泻,甚至发生过敏性休克。

(二)中医学认识

【病因病机】

中医学认为,本病是由于外感风寒湿热、饮食不当而致脾胃不和、血热内盛、气血瘀滞等,导致气血运行不畅而出现荨麻疹。但最根本的是,荨麻疹的发生与皮肤湿毒有很大关系,是外因作用于内因而发病的。

【辨证分型】

1. 风热

本证为外感风热引起,发病急骤,皮疹色红,皮肤灼热、瘙痒剧烈,得热加重,遇冷减轻,伴咽喉红肿,口渴心烦,舌质红,苔薄黄。治疗要清热利湿。

2. 风寒

本证由外感风寒而引发,疹色淡红或苍白,遇冷或受风后加剧,遇热则缓,以暴露部位为重,可伴恶风寒,头身痛,舌质淡,苔薄白。治疗要解表散寒,淡渗利湿。

3. 风湿

本证症状较重,湿象明显。表现为全身散在小风团,风团上有丘疱疹或大疱出现,瘙痒较剧,舌质红,苔薄黄或白腻。治疗要清热解毒,淡渗利湿。

4. 脾胃不和

本证常由饮食不节引起,表现为风团或红或白,伴纳呆,恶心呕吐,腹痛腹胀、大便稀薄,舌质淡,苔白腻。治疗要调理脾胃,淡渗利湿。

5. 血热内盛

本证内热之象明显,表现为皮肤灼热刺痒,瘙抓皮肤后随即出现红紫条块,可融合成片,舌质红,苔黄。治疗要清利血分湿热。

6. 气滞血淤

本证往往病程较长,疹色暗红或淡红,面色晦暗,口唇色紫,眼眶发黑,舌质紫暗。治疗要活血化瘀。

(三)抚触按摩疗法

【按摩方法一】

图 4-119。

1. 主要手法

(1)患儿仰卧位,用拇指和示、中二指对称地捏拿位于小儿膝上内侧肌肉丰厚处的百虫穴,左右各 5 次。

(2)用拇指按揉足三里穴,左右各操作 50～100 次。

(3)患儿俯卧位,以单掌横擦膈俞穴处的肌肉,然后,以拇指及示、中二指捏挤该处,反复操作 5～10 次。

(4)按揉双侧曲池穴各 1 分钟。

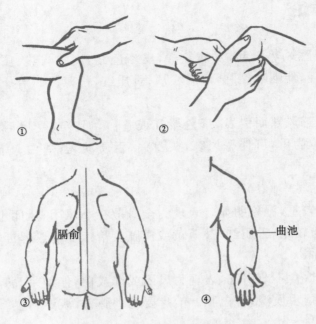

图 4-119　荨麻疹按摩主要手法(一)

2. 随症加减

(1)风热型：主要手法再加以下手法(图 4-120)。

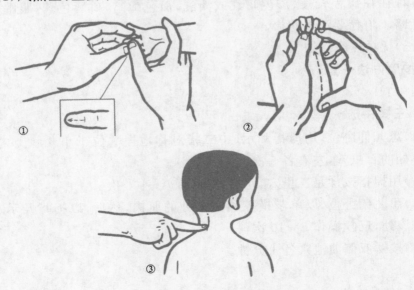

图 4-120　风热型随症手法

①清肺经 300 次,退六腑 200 次。

②按揉大椎穴 1 分钟。

(2)风寒型:主要手法再加以下手法(图 4-121)。

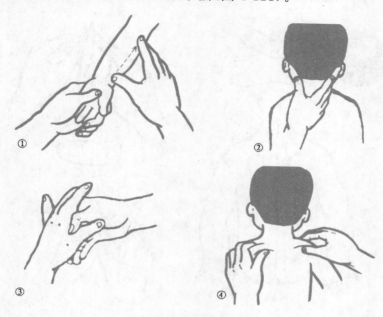

图 4-121　风寒型随症手法

①推三关 300 次。

②按揉风池 20 次,揉合谷 10 次,拿肩井 5 次。

(3)风湿型:主要手法再加以下手法(图 4-122)。

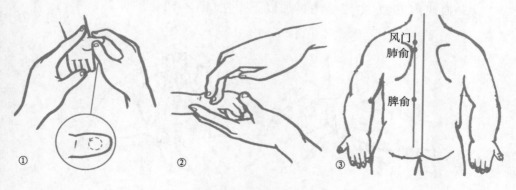

图 4-122　风湿型随症手法

①补脾经 200 次,揉外劳宫 30 次。

②按揉风门、肺俞、脾俞穴各 1 分钟。

(4)脾胃不和型:主要手法再加以下手法(图 4-123)。

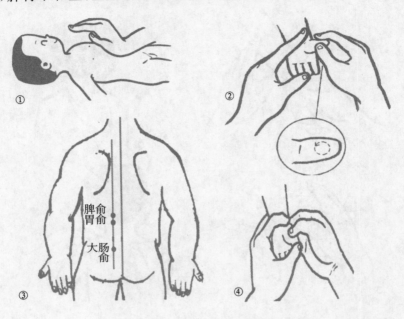

图 4-123　脾胃不和随症手法

①摩中脘 5 分钟。

②按揉脾俞、胃俞、大肠俞,每穴操作 1 分钟。

③补脾经 300 次,揉板门 50 次。

(5)血热内盛型:主要手法再加以下手法(图 4-124)。

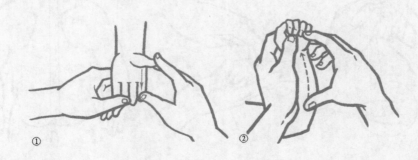

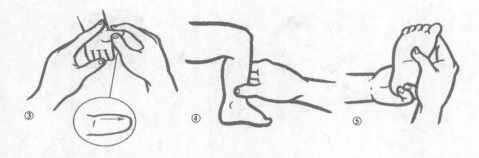

图 4-124　血热内盛随症手法

①清大肠 200 次,退六腑 100 次,清脾经 50 次。

②按揉三阴交穴 1 分钟。

③推涌泉 50 次。

(6)气滞血瘀型:主要手法再加以下手法(图 4-125)。

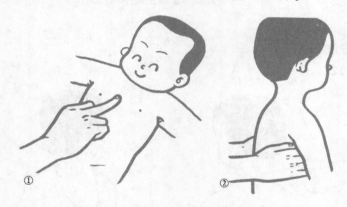

图 4-125　气滞血瘀型随症手法

①按揉膻中穴 1～3 分钟,并配合掌摩法。

②双掌从腋下向下推擦至腰骶部 15～20 次。

【按摩方法二】

见图 4-126。

1. 患儿仰卧,用大拇指点揉膻中穴 1～5 分钟。

2. 按揉曲池、风池、足三里、血海穴,每穴操作 1 分钟。

3. 患儿俯卧,用单掌横擦肾俞至大肠俞的部位,以局部透热为度。

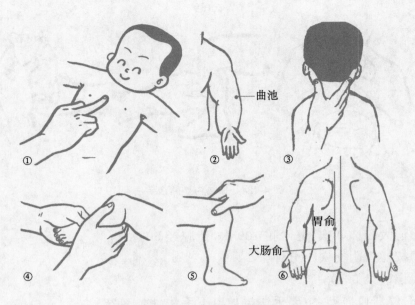

图 4-126　荨麻疹按摩主要手法(二)

【按摩方法三】

见图 4-127。

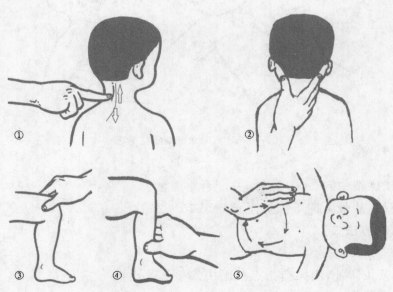

图 4-127　荨麻疹按摩主要手法(三)

1. 患儿坐位,以掌按揉并推擦患儿颈项部,以透热为度。

2. 患儿坐位或俯卧,以一手扶住患儿前额,用另一手的大拇指及中指点揉双侧风池穴,使穴位局部和头侧部有酸胀感为度。

3. 掐、揉血海、三阴交穴各 2 分钟,并使酸胀感向上下扩散为最佳。

4. 患儿仰卧,以掌心对准肚脐,顺时针摩动 5 分钟。

(四)预防调摄

1. 饮食调摄

易患荨麻疹的小儿往往属过敏性体质,因此日常饮食要以清淡为原则,多食清淡易消化的食物,如蔬菜、水果等,多喝茶水,少吃或不吃鱼、虾、蟹等发物。

2. 增强体质

预防荨麻疹发生的最根本的办法就是增强体质,可以经常带小儿做体操,进行适当的锻炼。

3. 心情调摄

在湿热的夏天,心情郁闷容易导致此类疾病的发生,而在患了荨麻疹后,往往心情更加急躁,焦虑不安,而恶劣的心情会使疾病更加恶化。因此,应当积极对小儿进行心理调摄,尤其是患儿。可采取转移注意力等方式使小儿保持心情的平静,积极配合治疗。

4. 加强护理

对患儿要加强护理,避免受风着凉。按摩治疗荨麻疹有一定疗效,然而对顽固性荨麻疹则应配合有关的抗过敏药物、针灸、拔罐等法治疗。在按摩前,应尽可能地找出过敏的原因,切断过敏源,有助于本病的根治。

5. 其他疗法

(1)地肤子 10 克,丹参 12 克,蝉蜕 6 克,水煎,外洗。

(2)桃叶、艾叶各 30 克,白矾 10 克,食盐 6 克,水煎,熏洗。

(3)黄柏 15 克,水煎外洗。

(4)秦皮 10 克,地肤子 10 克,水煎外洗。

第六节　其他常见疾病

一、夜啼

(一)疾病概述

夜啼是指小儿经常在夜间啼哭吵闹,或间歇发作或持续不已,甚至通宵达旦,民间常称患儿为"夜啼郎"。现代医学认为小儿神经系统发育不完善,可能因一些疾病导致神经功能调节紊乱而造成本病的发生。此外,若因饥饿,尿布浸湿,皮带过紧,皮肤瘙痒等引起的啼哭者,不属于本病的范围。临床表现为小儿白天如常,入夜则啼哭不安,有的阵阵啼哭,哭后仍能入睡。患此症后,持续时间少则数日,多则数月,多见于3个月以内的幼小婴儿。

(二)中医学认识

【病因病机】

中医学认为,夜啼的发生与心脾有关。多由脾胃虚寒、乳食积滞、心火亢盛、遭受惊吓所致。

1. 脾寒

小儿脾常不足,脾为阴中之至阴,若护理不当,寒邪内侵,脾寒乃生。夜属阴,阴盛脾寒愈盛,寒邪凝滞,气机不通,故入夜腹痛而啼。

2. 心热

乳母恣食肥甘厚味,入里化热,致使小儿内热丛生,人体至夜间则阴盛而阳衰,阳为人身之正气,邪热亢盛,正不抵邪,而使邪热乘心,心属火恶热而致夜间烦躁啼哭。

3. 惊骇

小儿神气不足,心气怯弱,如有目见异物,耳闻异声,则心神不宁,神志不安,常在梦中哭而作惊,故在夜间啼哭不寐。

4. 食积

小儿乳食不节,积滞中焦,"胃不和则卧不安",故入夜哭闹不寐。

【辨证分型】

1. 脾虚

表现为夜间啼哭,啼哭声弱,腹痛喜按,四肢欠温,食少便溏,面色青白,唇舌淡白,舌苔薄白。治疗要补脾安神。

2. 心热

本证心惊火热明显,夜间啼哭,哭声响亮,面红目赤,烦躁不安,怕见灯光,大便干,小便黄,舌尖红,苔白。治疗要清心安神。

3. 惊恐

小儿往往有受惊吓史,夜间啼哭,声惨而紧,面色泛青,心神不安,时睡时醒,舌苔多无变化。治疗要镇惊安神。

4. 食积

小儿有饮食不节的伤食史,表现为夜间啼哭,睡眠不安,厌食吐乳,嗳腐泛酸,腹胀拒按,大便酸臭,舌苔厚腻。治疗要消食导滞辅以安神。

(三)抚触按摩疗法

【按摩方法一】

见图 4-128。

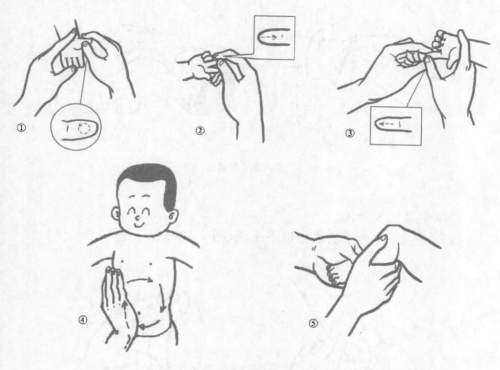

图 4-128 夜啼按摩主要手法(一)

1. 主要手法

(1)补脾经、清心经、清肝经各 200 次。

(2)患儿仰卧位,用掌心顺时针摩腹、揉脐各 3 分钟。

(3)按揉足三里穴 1 分钟。

2. 随症加减

(1)脾虚型:主要手法再加以下手法(图 4-129)。

①揉板门 300 次,推三关 50 次。

②掐揉四横纹 10 次。

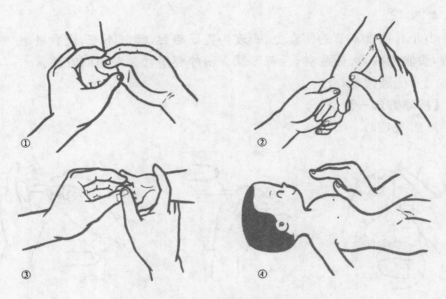

① ② ③ ④

图 4-129　脾虚型随症手法

③摩中脘穴 3 分钟。

（2）心热型：主要手法再加以下手法（图 4-130）。

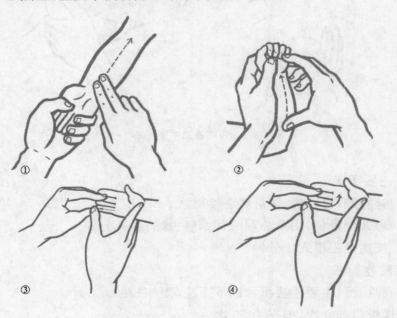

① ② ③ ④

图 4-130　心热型随症手法

①清天河水、退六腑各 200 次。

②清小肠 300 次。

③水底捞月法 30 次。

(3)惊恐型：主要手法再加以下手法（图 4-131）。

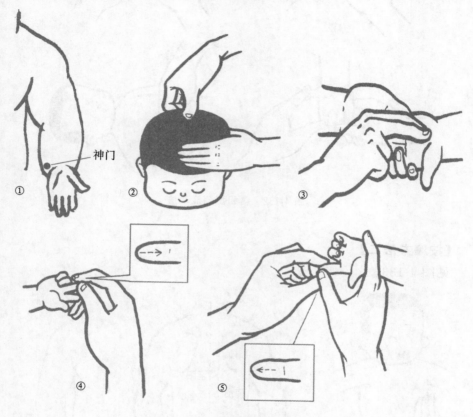

图 4-131　惊恐型随症手法

①按揉神门、百会穴各 1 分钟。

②揉小天心 100 次，掐威灵 5 次。

③掐心经、肝经各 50 次。

(4)食积型：主要手法再加以下手法（图 4-132）。

①揉板门、运内八卦各 100 次。

②清大肠 300 次。

③揉中脘 3 分钟。

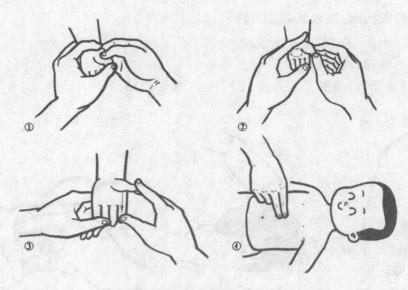

图 4-132 食积型随症手法

【按摩方法二】

见图 4-133。

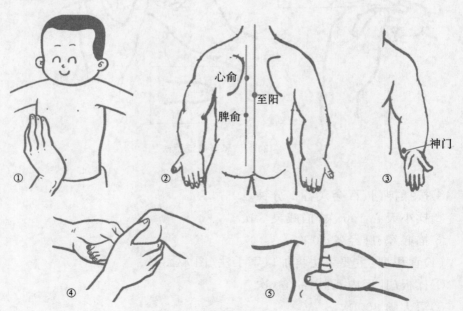

图 4-133 夜啼按摩的主要手法(二)

1. 患儿仰卧,用大鱼际顺、逆时针摩腹各 1 分钟。

2. 患儿俯卧,按揉背部脾俞、心俞、至阳穴各 1 分钟。

3. 点揉神门、足三里、三阴交穴各 1 分钟。

【按摩方法三】

可用安神定惊按摩法为小儿进行按摩。

(四)预防调摄

1. 认识小儿的正常睡眠

人类的正常睡眠,一般是由浅睡眠期到深睡眠期再到浅睡眠期,这样反复几个周期构成。由于个体情况的不同,每个人一夜出现多少个周期也不相同。通常一般人一夜 4～5 个周期。

小儿的睡眠有其特殊性,与其生理发展有着密切关系。新生儿时期,婴儿的睡眠时间长,浅睡眠和深睡眠各占 50%,我们常见到婴儿睡着有微笑、皱眉、吸吮等动作,这就是婴儿在浅睡眠期。婴儿的浅睡眠期到深睡眠期周期很短,而且次数多,伴有不太能分清昼和夜,特别是出生的第一个月。随着婴儿的成长和脑神经的发育完善,婴儿的总睡眠时间相应减少,渐渐养成夜里长睡白天小睡的节律,浅睡眠期到深睡眠期的周期也相应延长,深睡眠时间占总睡眠时间的比例相应提高。专家认为,12－24 个月的孩子应一夜睡到天亮,白天小睡 1～2 次。

小儿在浅睡眠期有各种动作,有睁眼、吸吮、翻身、哭啼,有的还会抬头张望,但这些动作大多是无意义的,即使睁眼也是无光的。而成人不明白这些是正常状态时大当回事,问他是不是小便、是不是喝水、是不是想吃什么等,这就喊醒了浅睡眠期的宝宝。多次进行,就造成宝宝到时夜醒的习惯。

有时小儿夜间哭闹不停,家长也许会拿出白天孩子喜欢的玩具给他,这样就更唤醒了他,于是小儿开始玩玩具而不睡觉。这样下去,往往会使小儿每到半夜就会醒来要成人陪他玩一会玩具再睡,否则大哭不止。这样的情况在实际生活中是存在的。也有的家长递上奶瓶试试,小儿叼到了奶头实际是找到了安慰物,而家长却以为他饿了。

所以,当小儿在浅睡眠期出现各种动作、声音时,家长可静静地等待 5 分钟以上,再去关心,让他自行调节进入深睡眠期。千万不要应答,或有大的声响惊醒他。随着小儿的生理发育会建立起良好的睡眠习惯的。当然,小儿病理性的夜醒,得另当别论。

2. 对症调整小儿夜啼

（1）小儿啼哭首先应从生活护理上找原因如饥饿、太热等，其次应排除其他疾病如发热、佝偻病等。

（2）对小儿应培养其按时而眠的良好习惯，平时要寒暖适宜，避免小儿受惊。

（3）喂养小儿要有时有节，定时定量，以防食积。

二、遗尿症

(一)疾病概述

遗尿症，是指5岁以上的孩子还不能控制自己的排尿，夜间常尿湿自己的床铺的病症，俗称"尿床"。有些患儿白天有时也有尿湿裤子的现象。至于3岁以下的婴幼儿，由于智力尚未健全，脏腑未充，尚不能自觉控制小便，睡中排尿，属于生理现象；年龄较大点的小儿因精神过度紧张，睡前多饮等，偶尔尿床者，也不属病态。遗尿症在儿童期较常见，据统计，4岁半时有尿床现象者占儿童的10%～20%，9岁时约占5%，而15岁仍尿床者只占2%。本病多见于男孩，男孩与女孩的比例约为2:1。6—7岁的孩子发病率最高。遗尿症的患儿，多数能在发病数年后自愈，女孩自愈率更高。但也有部分患儿，如未经治疗，症状会持续到成年以后。遗尿症的临床表现主要是在睡眠中不自主的排尿，轻者数夜遗尿1次，重者每夜遗尿1次或数次。有长期遗尿症的患儿，可同时出现面色萎黄，精神萎靡，智力减退，饮食无味等症状。

排尿是一个复杂的生理过程，是受大脑排尿中枢控制的一种反射性活动。由于各种原因引起的大脑皮质功能紊乱，而造成膀胱随意性排尿功能失调，就会导致遗尿病症的发生。引起遗尿的原因，有些是由于泌尿生殖器官的局部刺激，如包茎、包皮过长、外阴炎、先天性尿道畸形、尿路感染等引起，还与脊柱裂、癫痫、糖尿病、尿崩症等全身疾病有关。但是绝大多数儿童遗尿的出现与疾病无关，是由于心理因素或其他因素造成的。

1. 遗传因素

本病的家族发病率甚高。国外报道74%的男孩和58%的女孩，其父母双方或单方有遗尿症的历史。单卵双胎同时发生遗尿者较双卵双胎者为多。提示遗传与本病有一定关系。

2. 心理因素

亲人的突然死伤，父母吵闹离异，母子长期隔离，黑夜恐惧受惊，均可导致孩子遗尿。

　　有些孩子自幼没有养成控制小便的习惯和能力，一出现尿床，便受到家长的责备打骂，长期处于过度紧张状态中，每天晚上睡前总要提心吊胆，生怕再次尿床，继而产生自卑心理，使遗尿经久不愈。

　　心理因素不但可促使以往已有控制小便能力的儿童重新发生遗尿，而且还可使少数患儿在发生遗尿后，逐渐形成习惯，有些甚至至成人仍无法改变。

3. 功能性膀胱容量减少

　　有人于 1970 年曾经用膀胱内压测量方法研究 63 名遗尿儿童，发现膀胱容量比预计少 30%。1992 年我院对 44 例遗尿儿童做膀胱 B 型超声检查，除 1 例正常外，膀胱容量均不同程度小于正常，平均小于正常 50%。

4. 睡眠过深

　　根据不少家长反映，这类患儿夜间睡眠很深，不易唤醒，唤醒之后，往往还是迷迷糊糊、半醒不醒因此夜间唤醒排尿，在较长的一段时间内相对比较困难。其原因在于睡眠过深，不能接受来自膀胱的尿意而觉醒发生反射性排尿，遂成遗尿。

5. 排尿习惯训练不良

　　有些患儿使用尿布时间过长，以致自幼就没有养成自己控制排尿的习惯，有的母亲训练幼儿的方法不对，夜间把幼儿唤醒后，让他坐在便盆上边玩边拉尿，最后也没有看看是否已经排尿，就把孩子抱上床。这样幼儿不可能把排尿与坐便盆联系在一起，构成条件反射。因为孩子有时排了尿，有时是坐在便盆上玩，并未排尿，这样反会造成孩子排尿紊乱，不可能形成规律。还有的母亲常在晚上把孩子弄醒强迫排尿，不管孩子如何挣扎、哭闹，反正不排尿就不让孩子离开便盆，这样会使幼儿对排尿产生恐惧、紧张心理，同样不利于培养有规律的排尿习惯。

　　总之，造成遗尿症的原因除极少数是器质性病变因素外，绝大多数是人为因素及小儿自身心理因素造成的。迄今，虽然尚无足够证据说明，遗尿与儿童的性格之间有明确的关系，但是遗尿的儿童大多数具有胆小、被动、过于敏感和易于兴奋的性格特点。此外，遗尿患儿可由于遗尿，自己感到不光彩，不愿让别人知道，因此不喜欢与其他孩子多接触，亦不愿参加集体活动，而逐渐形成羞怯、自卑、孤独、内向的性格。

(二)中医学认识

【病位】

《内经》中说,"膀胱不约为遗尿。"明确指出本病病位在膀胱。在中医学理论中,尿液的形成和排出与脾的运化、肺的通调水道和肾阳之温化功能密切相关。

【病因病机】

1. 下元虚寒,失于温养

膀胱气化尿液排出,有赖于肾阳之温养。若小儿因先天禀赋不足,或病后失调,造成肾气不足,下元虚寒。则膀胱虚冷,气不化水,闭藏失职,发生遗尿。

2. 脾肺气虚,膀胱失约

肺主一身之气,通调水道,下输膀胱;脾主运化水湿,升举清气。肺气虚则治节无权,脾气虚则清阳不举,因而决渎失司,膀胱不约,尿液自遗。

3. 湿热内蕴,肝火下迫

肝主疏泄,调畅气机,通利三焦。若湿热内蕴,肝郁化火,下迫逼于膀胱,则疏泄失度,制约无能,以至小便自遗。

【辨证分型】

1. 肾气虚

本证是最多见的一种辨证。表现为睡中遗尿,重者每夜遗尿1~2次,或更多,表情呆板,智力迟钝,肢冷畏寒,腰腿软弱无力,小便色清量多,舌质淡,苔薄白。治疗要补肾气为主。

2. 脾肺气虚

本证气虚之象明显,表现为睡中遗尿,平时排尿次数增多而每次排尿量减少,精神疲倦,形体消瘦,食欲缺乏,大便清稀,舌质淡,苔薄白。治疗要补脾益肺。

3. 肝经湿热

本证各种原因导致肝经湿热,表现为睡中遗尿,尿频而短涩,尿色黄,性情急躁,面色红赤,舌边尖红,苔薄黄。治疗要清利肝经湿热。

(三)抚触按摩疗法

【按摩方法一】

见图 4-134。

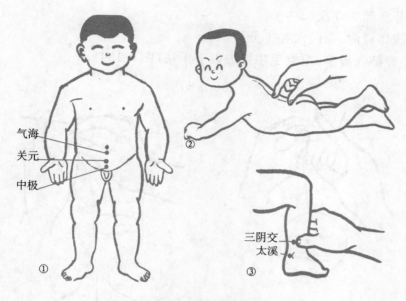

图 4-134　遗尿症按摩主要手法(一)

1. 主要手法

(1)患儿仰卧,用掌心逆时针按揉气海、关元穴 5 分钟,然后,用拇指点揉中极穴 1 分钟。

(2)一手固定患儿,用另一手小鱼际自下向上推七节骨,至局部有温热感为宜。

(3)按揉太溪、三阴交穴各 1 分钟。

2. 随症加减

(1)肾气虚型:主要手法再加以下手法(图 4-135)。

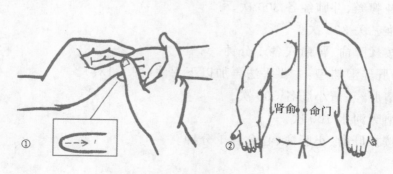

图 4-135　肾气虚型随症手法

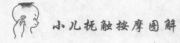

①补肾经 300 次。

②按揉肾俞、命门穴各 1 分钟。

(2)脾肺气虚型:主要手法再加以下手法(图 4-136)。

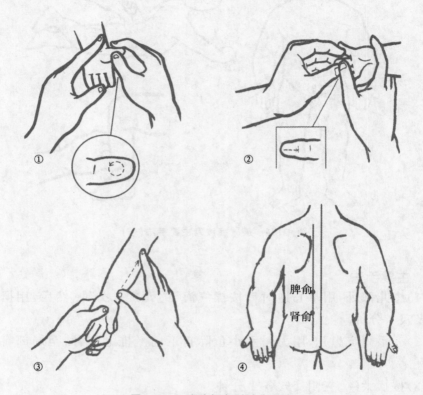

图 4-136　脾肺气虚型随症手法

①补脾经、补肺经各 300 次。

②推三关 300 次。

③按揉脾俞、肾俞穴各 1 分钟。

(3)肝经湿热型:主要手法再加以下手法(图 4-137)。

①清肝经、清小肠各 300 次。

②清天河水 100 次。

③按揉肝俞、小肠俞、心俞各 1 分钟。

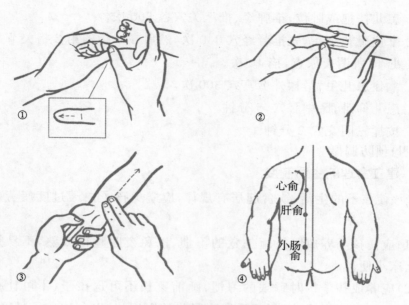

图 4-137 肝经湿热型随症手法

【按摩方法二】

见图 4-138。

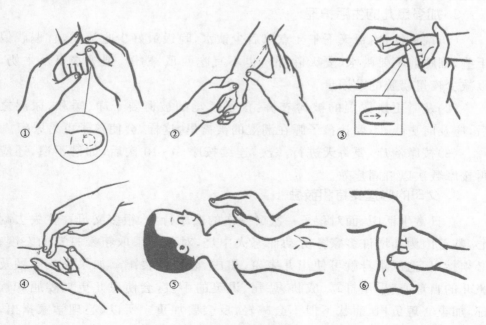

图 4-138 遗尿症按摩的主要手法(二)

1. 患儿扶抱或卧位,推脾经、推三关穴各 300 次。

2. 拿住患儿小指,先推肾经穴 300 次,然后在小指的第 2 指关节掌侧横纹中点处,即所谓夜尿点,掐 10 次。

3. 拿住患儿手背,揉外劳宫穴 300 次。

4. 患儿仰卧,摩中脘穴,5 分钟。

5. 按揉三阴交穴 2 分钟。

(四)预防调摄

1. 建立合理的生活制度

应该使孩子的生活、饮食起居有规律,应避免孩子白天过度疲劳及精神紧张。

(1)应使孩子养成坚持睡午觉的习惯,以免夜间睡得太熟,不易被大人唤醒起床小便。

(2)应养成孩子按时睡眠的习惯,睡前家长不可逗孩子,不可让孩子兴奋,不可让孩子剧烈活动,不可看惊险紧张的影视片,以免使孩子过度兴奋。

(3)要养成孩子每天睡前把小便排干净彻底的习惯,以使膀胱里的尿液排空。有条件的家庭,应尽可能在临睡之前给孩子洗澡,使其能舒适入睡,这样可减少尿床。

2. 加强患儿的生活护理

(1)调整饮食:每天下午 4 点以后少饮水,晚饭最好少吃流质,宜偏咸偏干些,临睡前不要喝水(夏天除外),也不宜吃西瓜、橘子、梨等水果及牛奶,以减少夜里膀胱的贮尿量。

(2)及时更换尿湿的被褥衣裤:孩子睡觉的被褥要干净、暖和,尿湿之后,应及时更换,不要让孩子睡在潮湿的被褥里,这样,会使孩子更易尿床。

(3)按摩治疗:要每天进行一次,连续按摩 5～10 次后,如已不遗,还应再按摩数次以巩固疗效。

3. 父母的心理支持和鼓励

在日常生活中,面对孩子一次又一次的遗尿行为,很多父母往往失去耐心,甚至因为徒增许多家务劳动而怒火中烧,对孩子采取粗暴打骂的态度。必须指出,遗尿本身就可使患儿害羞、焦虑、恐惧及畏缩。如果家长不顾及患儿的自尊心,采用打骂、威胁、惩罚、讥笑的手段,会使患儿更加委屈和忧郁,加重心理负担,症状不但不会减轻,反会要加重。所以,心理学家指出,对待遗尿症的患儿,只能在安慰及鼓励的情况下进行治疗,这一点甚为重要,是治疗成败的先决条件。所以,父母一定要先调整好自己的心理状态,要在精神上给予孩子鼓励,帮助孩子树立起遗尿一定能治疗好的信心。

4. 进行膀胱的功能锻炼

可在白天让小儿多多饮水,然后有意控制排尿,不断延长两次排尿的间隔时间;也可在每次排尿的过程中,控制停止排尿,坚持数秒钟,然后再排尽尿液,这样对膀胱括约肌进行功能锻炼。

5. 预防性抚触按摩

经常用培元固本按摩法为小儿进行按摩,可补益脾肾,预防遗尿的发生。

6. 食疗

遗尿症除以上预防治疗手段外,还可采用食疗的方法。可多食用一些豆类、新鲜蔬菜及具有平和的温补脾肾功效的食物。应少进汤食,适当限制水液的摄入。

(1)桑螵蛸,水煎或研末服用,每次 6 克,1 日 3 次。

(2)新鲜板栗,糖炒或蒸煮食用。

(3)山药、桂圆适量,与小米煮粥服用。

(4)芡实 30 克,与粳米适量,煮粥。

(5)芡实 30 克,炒黄,研末服用。

(6)生葵花子,可经常食用。

(7)炒韭菜花,可作日常菜肴。

(8)韭菜子 9 克,研末服用。

三、尿潴留

(一)疾病概述

尿潴留是由于尿路有病理障碍或神经性功能障碍,从而导致大量尿液积蓄在膀胱中而不能排出或排出不畅的病症。在临床中,尿道狭窄、血块堵塞膀胱、麻醉、手术后或由于中枢神经或周围神经的损伤、炎症等疾病均可导致尿潴留。另外,过多地使用冬眠药物或阿托品亦可导致尿潴留。

本病的常见症状为下腹胀满疼痛,有强烈尿意,而小便不通或点滴难出,耻骨上区膨隆,按时有波动感,心烦口渴,精神萎靡等。

(二)中医学认识

【病位】

本病病位在膀胱,而与脾、肺、肾三脏相关。

【病因病机】

中医学称此病为"癃闭",认为多由湿热下注膀胱,水道闭阻,或肾阳不足、命门火衰,使膀胱气化不利而致。

【辨证分型】

1. 湿热蕴积

本证为膀胱湿热所致。表现为小便点滴不通,或点滴不畅,小腹胀满,口苦口黏,或口渴而不欲饮,尿色黄赤,舌质红,苔黄腻。治疗应清利下焦湿热以助膀胱气化,开通闭塞。

2. 肾阳虚损

本证为肾虚,无力气化所致。表现为小便不通或点滴不畅,排出无力,面色白,畏寒肢冷,水肿,舌质淡,苔白。治疗应温肾助阳,开通闭塞。

(三)抚触按摩疗法

【按摩方法一】

见图 4-139。

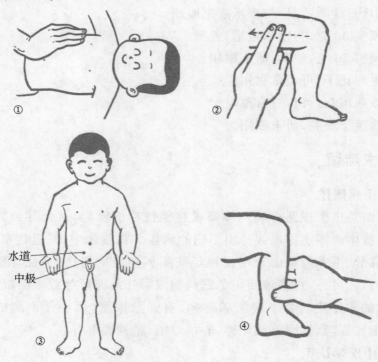

图 4-139　尿潴留按摩的主要手法(一)

1. 主要手法

(1)患儿仰卧,用单掌揉摩丹田穴5分钟。

(2)推箕门穴3分钟。

(3)按揉中极、水道、三阴交穴各1分钟。

2. 随症加减

(1)湿热蕴积型:常用手法再加以下手法(图4-140)。

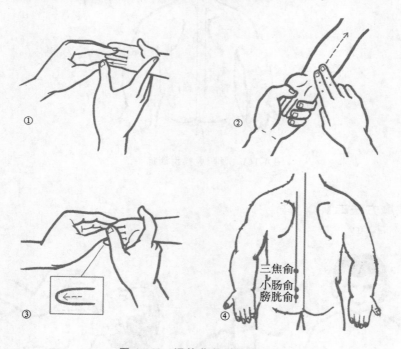

图4-140 湿热蕴积型随症手法

①清小肠300次,清天河水、清肾经各100次。

②按揉小肠俞、三焦俞、膀胱俞各1分钟。

(2)肾阳虚损型:常用手法再加以下手法(图4-141)。

①补肾经300次,清小肠100次。

②按揉肾俞、三焦俞、命门穴各1分钟。

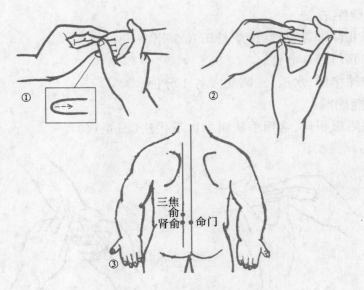

图 4-141 肾阳虚损型随症手法

【按摩方法二】

见图 4-142。

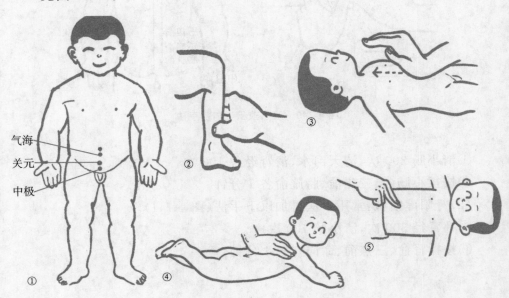

图 4-142 尿潴留按摩的主要手法(二)

1. 以中指按揉气海、关元、中极、三阴交穴各 1 分钟。

2. 患儿仰卧,用全掌横擦胸上部,以透热为度。

3. 患儿俯卧,用全掌横擦骶尾部,以透热为度。

4. 患儿仰卧,用掌心对准关元穴,由轻到重向耻骨联合部按压,持续操作 1～3 分钟。

【按摩方法三】

见图 4-143。

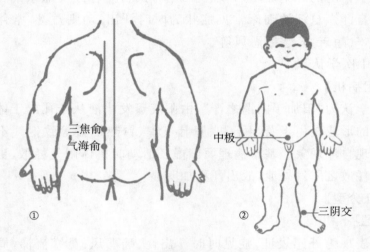

图 4-143　尿潴留按摩的主要手法(三)

1. 患儿俯卧位,以大拇指指腹推患儿两侧三焦俞、气海俞,在两穴之间缓慢往返 5～10 遍,以所推部位皮肤变浅红,有热感为度。

2. 按揉中极、三阴交穴各 3 分钟。

3. 患儿仰卧,以掌根擦摩丹田穴 5 分钟。

(四)预防调摄

1. 积极预防

增强患儿体质,保持心情舒畅,不食刺激性食物,不过食肥甘之品,在保证营养的情况下,尽量饮食清淡;养成有尿意即排尿的好习惯,不憋尿,消除各种外邪入侵和湿热内生的有关因素。

2. 治疗及时

对因器质性病变引起者,应积极治疗原发病,对慢性尿潴留患儿则应及时发现,及时治疗。按摩治疗时,手法以患儿能忍受为度,由轻而重,切忌猛然用力。对手法无效者,应尽快到医院就诊,及早解除患儿痛苦。

四、自汗

(一)疾病概述

自汗是指人体不因服用发汗药或剧烈活动、天气炎热、衣被过厚等因素而动辄自然汗出的现象。多见于身体虚弱的小儿。临床中自汗往往是许多疾病过程中伴随的一个症状,如现代医学中的自主神经功能紊乱、风湿热等病证可见自汗。自汗的临床常见症状为时时汗出,动则益甚,常伴面色白,肢体欠温,气短乏力,恶寒恶风等。

(二)中医学认识

【病因病机】

中医学认为"阳加于阴谓之汗",由阳气蒸发津液从汗孔出于体表,即是汗。本病的形成是由于营卫不和、脾肺气虚、胃热炽盛等致卫气不固,津液外泄而出现自汗现象。基本病理属阳虚。活动时机体阳气耗散,更加虚损,而津液随耗散之阳气外泄,故出汗更加明显。

【辨证分型】

1. 营卫不和

本证表现为外感表证,症见时时汗出,头痛恶风、鼻塞流涕,周身酸痛,口不渴,胃纳欠佳。舌淡红,苔薄白。治疗要调和营卫。

2. 脾肺气虚

这是较常见的证型。气虚之象明显,症见时时汗出,动则尤甚,气短或咳嗽,面色白,肢体欠温,唇淡,平时易感冒。舌质淡,苔薄白。治疗应补脾益肺。

3. 胃热炽盛

这是热盛的见证,表现为自汗频出,汗量较多,口渴喜冷饮,高热面赤,烦躁不宁,口渴欲饮水,大便干燥,小便短赤,舌质红,苔黄。治疗以清热为主。

(三)抚触按摩疗法

【按摩方法一】

1. 主要手法(图 4-144)

(1)补脾经 300 次,补肺经 300 次。

(2)揉肾顶 2 分钟。

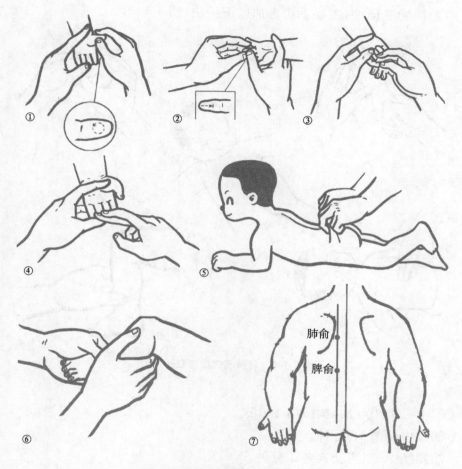

图 4-144　自汗按摩的主要手法(一)

（3）揉肾纹 1 分钟。

（4）患儿俯卧位，捏脊 5～10 遍。

（5）掐揉足三里穴 1 分钟。

（6）按揉脾俞、肺俞穴各 1 分钟。

2. 随症加减

（1）营卫不和型：主要手法再加以下手法。

①揉拿上下肢部位的肌肉，并做掌擦法，每部位 5～8 次。

②双手捏拿肩井穴处肌肉 5～10 次。

③患儿俯卧，以单掌推擦脊柱两侧处的肌肉，以透热为度。

（2）脾肺气虚型：主要手法再加以下手法（图 4-145）。

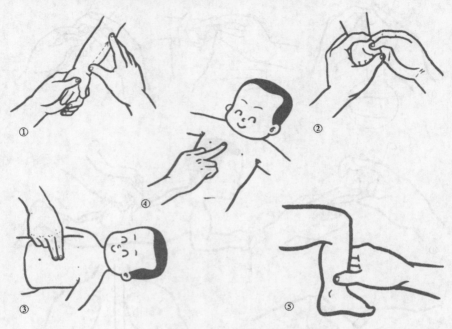

图 4-145　肺脾气虚型随症手法

①推三关 100 次，揉板门 100 次。

②揉中脘 2～5 分钟。

③揉膻中、三阴交穴各 1 分钟。

（3）胃热炽盛型：主要手法去补脾经 300 次、补肺经 300 次再加以下手法（图 4-146）。

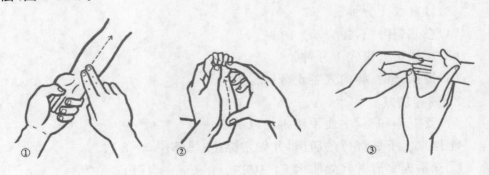

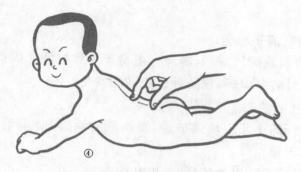

图 4-146　胃热炽盛型随症手法

①清天河水 200 次,退六腑 200 次。

②清小肠 200 次。

③推下七节骨 300 次。

【按摩方法二】

见图 4-147。

1. 患儿仰卧,顺时针揉摩神阙穴 2～5 分钟。

2. 以掌根逆时针揉摩丹田 2 分钟。

3. 患儿俯卧位,以掌根推擦背部肌肉 1～3 分钟。

4. 按揉足三里 1 分钟。

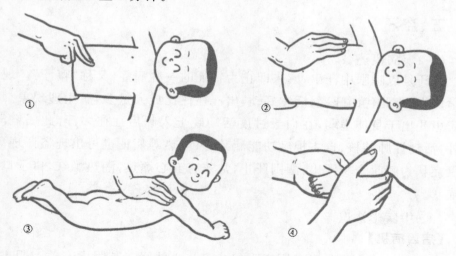

图 4-147　自汗按摩的主要手法(二)

（四）预防调摄

1. 合理喂养，慎于起居

小儿易伤食而致脾胃虚弱，脾肺气虚易于导致自汗。因此，应当积极调理小儿脾胃，同时防寒保暖，预防外感疾病的发生。

2. 加强患儿的护理

（1）对患自汗的小儿应加强护理，勤换衣物，并随时用柔软干净的布擦身，以保持皮肤干燥。

（2）不要直接吹风，以免感冒，发生其他病变。

（3）多给患儿饮水、给予清淡易消化的食物，切忌辛辣肥甘之品。

（4）对于大汗淋漓的患儿，应及时请医生诊治、以免发生虚脱等危险情况。

3. 预防性抚触按摩

可经常用补中益气按摩法为小儿进行抚触按摩。

4. 食疗

（1）人参 6 克，麦冬 9 克，五味子 6 克，水煎，频频服用。

（2）预防感冒方（前述）。

（3）浮小麦 30 克，水煎去渣，加入小米，煮粥。

（4）黄芪 10 克，麻黄根 10 克，粳米 50 克，煮粥。

五、盗汗

（一）疾病概述

盗汗是以睡眠中汗出，醒来即止为特征的一种病症，又称"寝汗"。现代医学认为，小儿代谢旺盛，活泼好动，出汗往往比成人量多，属生理现象。佝偻病患儿出于身体虚弱，在白天过度活动晚上入睡后往往多汗，此属盗汗。另外，活动性肺结核、自主神经功能紊乱、风湿热等病证也可出现盗汗现象。常见症状为睡时全身汗出，醒则汗止，常兼有五心烦热，潮热颧红，口干口渴等症状。

（二）中医学认识

【病因病机】

中医学认为本病是由于阴虚引起。多与心肺肾三脏阴虚有关。阴虚化燥生热，入睡时卫阳入里，不能固密肌表，虚热蒸津外泄，故睡眠时汗出较多；醒后卫气复出于体表，肌表固密，故醒则汗止。

【辨证分型】

1. 心阴虚

中医学理论中,心主血脉,主神志,在液为汗,故心阴虚时症见睡时汗出,醒则汗止、伴心悸,心烦,多梦,手足心热,舌质红,苔薄少津,脉细数。治疗应滋阴安神。

2. 肺阴虚

肺主一身之气,肺阴虚时症见睡时汗出,醒则汗止、伴咳嗽、气短,痰少而黏,五心烦热;舌质红少苔。治疗要滋阴益肺。

3. 肾阴虚

本证除阴虚外,伴肾功能不足症状,症见睡时汗出,醒则汗止,伴腰膝酸软,腰痛,五心烦热,舌红少苔。治疗要滋阴补肾。

(三)抚触按摩疗法

【按摩方法一】

1. 主要手法(图 4-148)

(1)补肺经 200 次,补肾经 200 次。

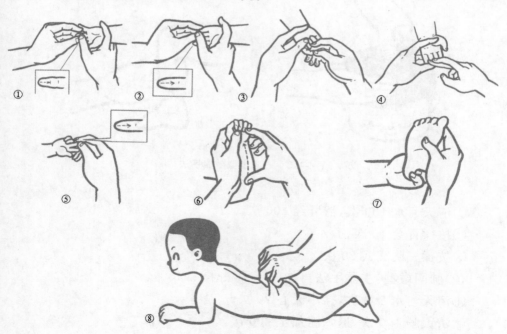

图 4-148　盗汗按摩的主要手法(一)

（2）揉肾顶 1 分钟，揉肾纹 2 分钟。

（3）清心经 200 次，退六腑 200 次。

（4）揉涌泉 30 次。

（5）捏脊 5～10 遍。

2. 随症加减

（1）心阴虚型：主要手法再加以下手法（图 4-149）。

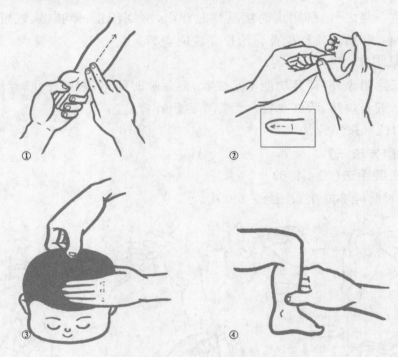

图 4-149　心阴虚型随症手法

①清天河水 100 次，清肝经 200 次。

②按揉百会 10 次。

③按揉三阴交穴 20 次。

（2）肺阴虚型：主要手法再加以下手法（图 4-150）。

①清天河水 200 次，揉小天心 20 次。

②清大肠 100 次，退六腑加至 300 次。

③揉丰隆 2 分钟。

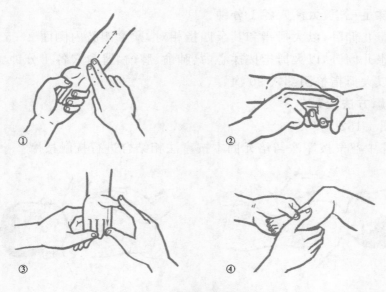

图 4-150　肺阴虚型随症手法

（3）肾阴虚型：主要手法再加以下手法。

①补肾经加至 400 次。

②揉肾顶加至 2 分钟。

③揉涌泉至 100 次。

【按摩方法二】

见图 4-151。

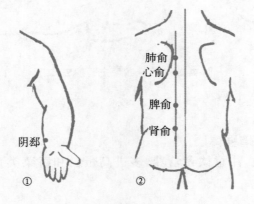

图 4-151　盗汗按摩的主要穴位定位

1. 揉足三里、太溪穴各 1 分钟。

2. 患儿仰卧,以大拇指和其余四指相对,揉拿四肢内侧面 2～5 分钟。

3. 患儿俯卧,以大拇指按揉心俞、肺俞、脾俞、肾俞穴各 1 分钟。

4. 以大拇指掐阴郄穴 30 次。

【按摩方法三】

见图 4-152。

将补中益气按摩法与培元固本按摩法相结合进行抚触按摩。

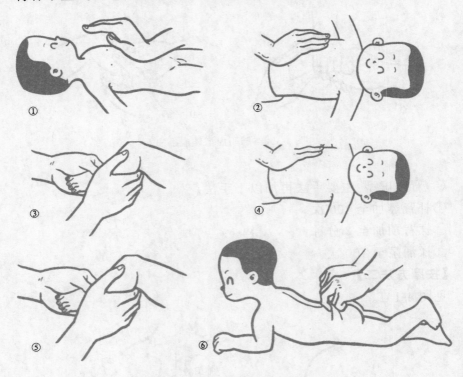

图 4-152　盗汗按摩主要手法(二)

(四)预防调摄

1. 合理喂养,增强体质

增强小儿体质,注意饮食营养,多进高蛋白和蔬菜类食物。忌食辛辣刺激性食物。

2. 加强患儿护理

对于盗汗的患儿,被褥及贴身衣服要勤换,夜间睡眠时不要开窗,家长夜间要常起来看看小儿,及时为其盖好被蹬踢的被子。按摩治疗本病的同时,还要查明病因、进行对症治疗。在按摩过程中,还可配合滋阴清热止汗的中药,以加强疗效。

3. 食疗

(1)鲜花生叶 30 克,水煎服。

(2)石斛 10 克,麦冬 10 克,粳米 50 克,煮粥。

(3)枸杞子 9 克,五味子 9 克,代茶饮。

(4)女贞子 10 克,墨旱莲 10 克,水煎去渣,加入小米煮粥。

第七节　常见精神心理疾病

一、神经性尿频

(一)疾病概述

神经性尿频是非器质性原因引起的小便次数增多,有急迫感而无疼痛的一种病症。本病好发于学龄前儿童,尤其以 4−5 岁为多见,小儿在 2 岁以前出现这种尿频症状者,不一定属于病态。应当说,神经性尿频属于一种精神心理疾病。

现代医学认为本病的形成,有内外两方面的原因。小儿高级神经系统功能发育不全、大脑皮质发育尚未完善,对脊髓初级排尿中枢的抑制功能较弱,这是小儿易患本病的内在原因;而外界环境的刺激则是外因,如受到惊吓、突然离开父母、搬迁到陌生的环境等都容易使小儿情绪产生波动,往往表现为精神紧张、焦虑或忧郁等,不良的精神状态容易使小儿神经功能失调而导致尿频。

神经性尿频临床主要表现为每天排尿次数增加而总尿量没有增加,尿液常规检查无异常改变,由此与泌尿系感染导致的尿频相鉴别。小儿不时想小便,一般每天超过 10 次,有时甚至 20～30 次,严重的可每小时 10 多次,每次尿量不多,有时仅几滴。入睡后则无尿频表现,常在每晚入睡前、吃饭时、上幼儿园时加重。

(二)中医学认识

中医学认为肾与膀胱直接相通,又有经脉相互络属,互为表里,膀胱的主要功能是贮存和排出尿液,但与肾的固摄、气化功能密切相关。本病主要是因为小儿体质虚弱,肾气不足而无力制约水道、膀胱开合功能失司所导致。

【辨证分型】

1. 气虚

本证主要为气虚无力固摄所致,症见小便频数,或滴沥不尽,色白而清,小儿面色淡白,四肢不温,腹部发凉,气短乏力,少气懒言,纳呆,舌质淡,苔薄白。治疗主要以补气固摄为主。

2. 阴虚

本证主要为虚火内生所致,症见小便频数,或不能自禁,尿色深,夜热口干,手足心热,两颧发红,舌质红,苔少。治疗应滋阴补肾。

(三)抚触按摩疗法

【按摩方法一】

1. 主要手法(图 4-153)

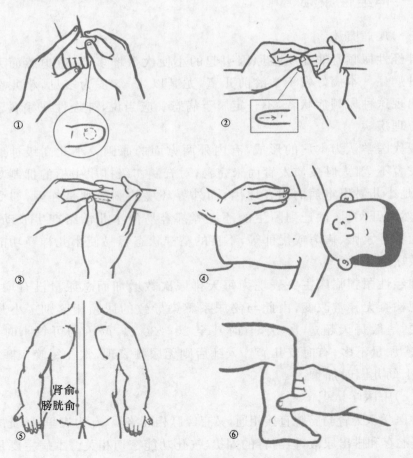

图 4-153　神经性尿频按摩的主要手法(一)

（1）补脾经 300 次，补肾经 200 次。

（2）补小肠经 200 次。

（3）患儿仰卧，以掌根顺时针摩丹田 2 分钟。

（4）患儿俯卧，以大拇指按揉肾俞、膀胱俞各 1 分钟。

（5）按揉三阴交 1～3 分钟。

2. 随症加减

（1）气虚型：主要手法再加以下手法（图 4-154）。

①补肺经 300 次。

②捏脊 5～10 遍。

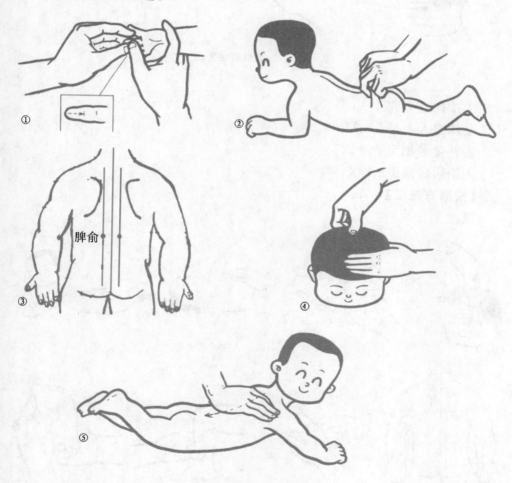

图 4-154　气虚型随症手法

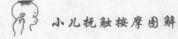

③按揉双侧脾俞穴各1分钟。

④按揉百会穴1分钟。

⑤横擦腰背部1分钟。

（2）阴虚型：主要手法再加以下手法（图4-155）。

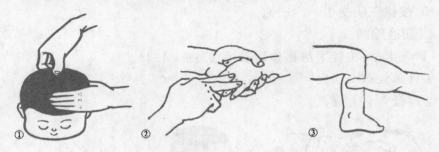

图4-155　阴虚型随症手法

①按揉百会穴1~3分钟。

②揉二人上马50次。

③补肾经加至500次。

④掐阴陵泉3~5次。

【按摩方法二】

见图4-156。

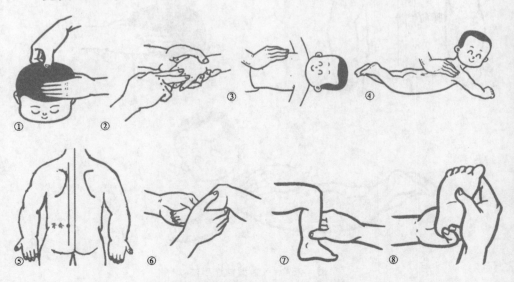

图4-156　神经性尿频按摩的主要手法（二）

1. 患儿坐位或仰卧,以大拇指按揉百会穴 1～3 分钟。

2. 揉二人上马 30～50 次。

3. 患儿仰卧,以掌根顺时针摩丹田 2～5 分钟。

4. 直擦背部至腰骶部,均以热为度。

5. 按揉肾俞穴 3 分钟。

6. 按揉足三里、三阴交穴各 1 分钟。

7. 揉涌泉 20 次。

【按摩方法三】

见图 4-157。

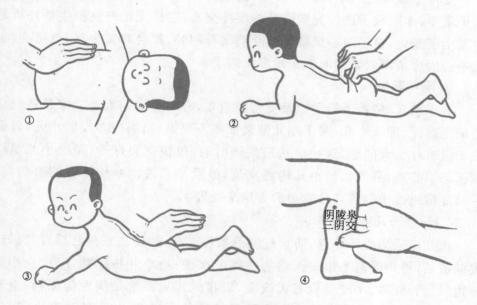

图 4-157 神经性尿频按摩的主要手法三

1. 患儿仰卧,以掌根顺时针摩丹田 2 分钟。

2. 患儿俯卧,捏脊 10～15 遍。

3. 以掌根按揉并搓擦尾骶部,以热为度。

4. 以指按揉阴陵泉、三阴交穴各 1 分钟。

(四)预防调摄

1. 为小儿创造轻松的外环境

小儿脏腑脆弱,在受到各种外来因素的刺激时,其耐受力远远不及成人。尤其是在突遭变故的情况下,不能很好地适应新的情形,从而会产生精神心理的异常变化，随之带来躯体的不适。神经性尿频就属于这种病症。因此，应当注意去尽量为小儿创造轻松的外环境。家长在对小儿进行教育时，一定要有耐心，不要动辄打骂训斥；家庭环境应当和睦宽松，尽可能地避免家庭暴力事件的发生；幼儿园对于新入园的小朋友应当多组织一些轻松愉快的游戏，上课时要避免精神过度紧张；小儿在小便时，也不要突然惊吓或开玩笑，以免引起大脑皮质功能紊乱，而出现尿频甚至尿失禁等。

2. 多为小儿进行抚触按摩

父母应该坚持为小儿进行日常的抚触按摩，保持肌肤的接触，或者多陪孩子玩耍，多同孩子进行充满关爱的眼神交流，这样无论外在的生活环境是否发生了变化，孩子内心里都会感受到父母的爱，都会有安全感、自信心，也就不会因为情绪的紧张而带来诸多疾病了。

3. 精神鼓励

对于患儿，精神上给予鼓励支持很重要，有时会不药而愈。家长首先应当端正态度，理解小儿；对于小儿频繁如厕不要阻拦，而应多安慰小儿，告诉孩子没有什么大问题，这种症状只是暂时的，很快就会好等，帮助小儿消除紧张恐惧心理；要细心与小儿沟通交流，鼓励小儿说出令他不安的事情，然后对症解决或采取转移注意力的方法来处理。

4. 加强患儿的护理

患儿应适当卧床休息，防止过度劳累和兴奋，并要注意预防感冒和保持皮肤清洁，可用湿温毛巾每天给患儿擦一次澡；给小儿按摩前，应检查小儿尿道口是否红肿，小便常规有无改变，以排除泌尿系感染所致的尿频；对肾气虚弱所致的尿频症，可配合具有补肾益气的中成药，如六味地黄丸等，以提高疗效。

二、小儿屏气发作

(一)疾病概述

小儿屏气发作又称呼吸暂停症，是以情感因素诱发的发作性呼吸暂停为主要临床特征，是婴幼儿时期较多见的发作性神经官能症。此症最多见于2—3岁小儿，6个月以前和6岁以后发作者少见。

主要表现是患儿遇到恐惧、痛哭、发怒、挫折等不良刺激之后，即出现急剧情感暴发，哭叫及过度换气，接着就屏气、呼吸停止、口唇发紫及四肢强直。严重者出现意识丧失、全身强直、角弓反张、四肢肌肉阵挛性抽动。全过程 1 分钟左右,重者持续 2～3 分钟,然后全身肌肉放松,出现呼吸,神志恢复。部分小儿发作过后可有短暂发呆,亦有小儿立即入睡。

屏气发作的发作次数不定,严重者一天数次。随着年龄的增长,发作次数的逐渐减少,5－6 岁以后,一般停止发作。也有人认为儿童期有屏气发作者,其中 10％～20％ 到成人出现典型的昏厥发作。屏气发作时需与癫痫相区别,屏气发作前常有明显诱因,并以突然出现的屏气和呼吸暂停为起点,继之出现发绀、意识丧失和抽搐,经常出现角弓反张,发作时脑电图正常。而癫痫患儿先出现抽搐,然后才出现发绀,且有特殊的脑电图改变。

(二)中医学认识

【病位】

根据中医学基本理论,本病的病位在肝(并非单纯西医解剖中的肝脏)。在中医学藏象学说中,肝主疏泄、主藏血。肝为刚脏,具有生、动的特点,是调畅全身气机、推动血和津液运行的一个重要环节。肝的疏泄功能减退,则肝气郁结,心情抑郁,稍受刺激,则抑郁难解;肝的生发太过,阳气升腾而上,则心情急躁,稍受刺激,则易于发怒。肝在各种情志当中主怒,而暴怒又伤肝,引发疾病,如《内经》中所说:"大怒则形气厥,而血淤于上,使人薄厥。"

【病因病机】

突然的惊惧、悲愤、大怒等情志刺激,使肝疏泄功能紊乱,导致机体气血上逆,阳气升腾,气机紊乱,出现呼吸不畅、屏气、发绀等症,甚则窍闭神昏。肝在体合筋,因此,可导致肌肉强直。

治疗应以疏肝养肝、调畅气机为主。

(三)抚触按摩方法

本病可以用抚触按摩的方法疏肝养肝、调畅情志。

【按摩方法一】

见图 4-158。

1. 清肝经 500 次,补心经 300 次,补肾经 300 次。

2. 按弦走搓摩法,按摩操作 5 分钟。

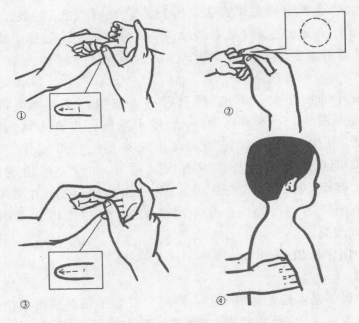

图 4-158　小儿屏气发作按摩主要手法

【按摩方法二】

少阳经皮部抚触按摩。少阳为一身之枢机,它可以启运阳气、贯通脏腑、沟通表里、平调情志、决断应变功能,对维持人体阴阳、水火的平衡,肝胆脾胃功能的升降传输,心肾的相交即济有重要的作用。

(四)预防调摄

关键在于父母的正确教育。应该清除引起精神紧张的各种因素,协调家庭关系,避免家庭暴力,为孩子创造宽松的环境;对孩子既不要溺爱,也不能过于训斥,对其缺点要耐心教育,纠正孩子的任性行为。若有缺铁者的给予铁剂治疗,若发作频繁可口服安定或苯巴比妥等镇静药。有学者试用铁剂和维生素 C 治疗屏气发作取得了良好效果,多数患儿不再复发。

三、梦魇

(一)疾病概述

"梦魇"俗话讲就是做噩梦。小儿往往从噩梦中惊醒,醒过来之后,能生动地回忆起噩梦的内容,有刚刚身临其境的深切感觉。梦魇在儿童中很常见,最多见于 3—7 岁的儿童。

心理学家分析,孩子做噩梦前大多有过心理矛盾,情绪焦虑,或因看了恐怖电视,听了吓人的故事加上睡眠时姿势不舒适,如鼻子被毯子盖住,胸口受被子压迫等。有些孩子则可因感冒而引起呼吸不畅,或肠寄生虫病引起睡眠不适,或过饥或过饱,均可诱使梦魇的发作。

梦魇发生在有梦的眼快动睡眠阶段。因为眼快动睡眠在后半夜的睡眠中占的比例较高,所以梦魇在后半夜发生的机会更多。噩梦的梦境,或为妖魔鬼怪所玩弄,或被坏人猛兽所追赶,或是自己及亲人陷入某种灾难的边缘等,总是非常可怕,使做梦的孩子处于极度焦虑恐慌之中,当时想喊喊不出,想逃逃不了,往往是无可奈何和透不过气来。在将醒未醒之际,常感到身躯和四肢难以动弹,如同被什么东西压住了似的,持续数秒钟或几分钟,须几经挣扎,才可完全清醒。做噩梦的当时,心搏和呼吸可能会增快,但是不会有显著的自主神经反应。儿童从梦魇中醒来,常常会哭,会说害怕,家长的安慰能使他安静下来继续入睡。

(二)中医学认识

【病位】

中医学认为,梦魇的发生与心、肝、肾三脏密切相关。

【病因病机】

小儿神气怯弱,心藏神而主神志,神伤则心怯而恐;肝主藏血,是魂之居,阴血亏虚,或暴受惊恐,则魂不守舍;肾在志为恐,恐是自知意识,俗称胆怯。小儿在受到惊吓之后,如《内经》所说:"惊则心无所倚,神无所归,虑无所定,故气乱矣。"机体气机逆乱,导致梦魇的发生。

(三)抚触按摩疗法

在孩子发生梦魇时,可尽快将他唤醒并将孩子抱在怀中安慰他(她),告诉孩子这是做梦,不是真的,不要害怕等,可轻轻拍打孩子,待情绪稳定再让他(她)入睡。

抚触按摩可采用安神定惊按摩法,每晚入睡前为小儿按摩(图4-159)。

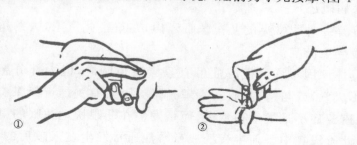

① ②

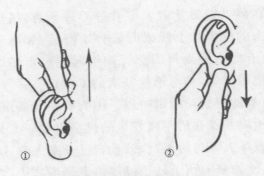

图 4-159　梦魇按摩主要手法

(四)预防调摄

梦魇一般不需要药物治疗。发作频繁的可以在临睡时口服呋塞米(安定),连服几晚。比较严重的可寻求中医药治疗。平时应当避免看恐怖的影视,听恐怖的故事,有心理压力和躯体诱因的应作对症处理,解除各种诱发梦魇的因素之后,一般就不会再频频发作。另外,随着年龄的增长,体格的强壮,梦魇的发作也会自然减少或停止。

一个人能够健康成长,必须要有一个重要的心理保证——安全感。而拥有安全感,是小儿时期必不可少的,也是日后健康成长的一个很重要的前提。缺乏安全感的人,往往在成人后仍会出现各种心理上的疾患。因此,父母、家庭环境应当给予小儿足够的安全感。

在日常生活中经常为小儿进行抚触按摩,与小儿嬉戏玩耍,通过身体的接触,可传达给小儿爱的信息,让小儿感受到关爱和安全,从而带来身心的健康成长。此方面的内容前已详述,这里不再赘述。总之,应当用温柔的手经常为孩子进行抚触按摩,可在日间,也可选择在睡前,以预防梦魇的发生。

四、夜游症

(一)疾病概述

夜游症是一种很常见的儿童睡眠障碍,在正常儿童中,大约每十个中就有一个会发生夜游症。

本病具体原因不详。夜游症可有家族遗传倾向,但大部分患儿与大脑皮质发育不成熟,或与精神创伤、心理紧张等因素有关。近年来有关此病的研究表明,夜游症不是发生在梦中,而是发生在非眼快动睡眠的第3、第4期深睡阶段,此阶段集中于前半夜。故夜游症通常发生在入睡后的前2～3小时。夜游症可能是在深睡状态中,大脑呈部分觉醒时所出现的一种运动。

小儿发生夜游症时,往往表现为夜里从床上爬起来,在屋子里四处走动或翻动东西,甚至打开房门到屋外活动,对于别人的喊叫没有反应。第二天醒来时,对于夜晚发生的事情没有记忆,一概不知。

(二)中医学认识

【病位】

本病病位在心、肝。心主血液,主神志;肝主藏血,而藏魂。魂乃神之变,是神所派生的。明代医家张景岳在《类经》中这样解释,"魂之为言,如梦寐恍惚,变幻游行之境,皆是也。"神、魂都是以血液为其主要物质基础的。

【病因病机】

心血衰少或惊惕内扰,则易导致神不守心、魂不藏肝,在睡眠状态下,主观意识更加减弱,则容易出现夜游而不自知的情况。

(三)抚触按摩方法

对于夜游症的孩子,可用安神定惊按摩法和培元固本按摩法相结合进行按摩(图 4-160)。

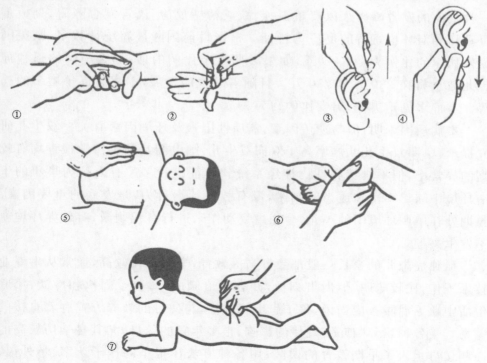

图 4-160 夜游症按摩主要手法

(四)预防调摄

夜游症对孩子的健康没有什么不利影响,一般无须特殊治疗。但因为孩子在夜游状态缺乏主观思想,家长必须注意加强保护,防止发生意外。如房间内不宜放置危险物品,不宜生火,门窗要加锁等。如发现夜游症发作的患儿已走出门外,家长可将孩子牵回家中,使其到床上,让他继续睡觉。不要强行叫醒夜游症发作的孩子,因为强行唤醒孩子可能会使孩子出现更严重的意识模糊、兴奋躁动状态。

另外,家长应让儿童避免可能加深睡眠的因素,如白天过度疲劳,睡前过于兴奋等,以免诱发夜游症的发作。对于发作频繁的孩子,可于每晚临睡之前服用安定,连服几晚,或者服用安神定志的中药。随年龄的增长,小儿大脑皮质逐渐发育完善,夜游症可不治而愈。

五、小儿孤独症

(一)疾病概述

小儿孤独症过去称为婴儿孤独症,又叫自闭症,多从婴幼儿期发病,是一种全面的发育障碍。以严重孤独、缺乏情感反应、语言发育障碍、刻板重复动作和对环境奇特的反应为特征。根据目前国际最新统计数字,欧美国家发病率的比例为 2‰~6‰,如果参照这个比例的话,那么中国的孤独症患儿数量将在 230 万至 780 万。且随着时代的发展,本症有逐年增多的趋势。本症多见于男孩,男女比例约为 5:1。

本病病因未明,但与遗传因素、器质性因素及环境因素有关。双生儿研究提示,单卵双生儿共病率高于双卵双生儿,脑电图及脑影像学检查均有较高的异常率,但不具特异性。神经系统软体征也较多。有人认为早年的生活环境中缺乏丰富和适当的刺激,没有教以社会行为,是发病的重要因素。长期处在单调环境中的小儿,会用重复动作来进行自我刺激,对外界环境就不发生兴趣。

孤独症患儿的家长一般都受过高等教育,学历都比较高,通常从事专业技术工作,比较聪明,但做事刻板,并有强迫倾向,对孩子固执和冷淡,家庭生活中缺乏温暖。应当说,孩子患上孤独症,与父母的教养方式有着直接的关系。受各种培养"神童"宣传的影响,很多年轻的父母,尤其是学历较高的一些父母走入了早期教育的误区,用各种方法让很小的孩子认字、学外语,刻板模式化地教育孩子,甚至孩子的一日三餐都可能照搬各种育儿书籍,殊不知孩子是一个独立的鲜活的生命个体,教育孩子不像制造产品那样需要事先设计个模式,而应该是顺其自然的过程。物极必反,当孩子承受不了这种"家庭设计教育"的强迫灌输时,便会选择逃避,走向毫无个性或者极度逆反的一面,导致孤独症的发生。

本病主要表现是社会交往能力的明显损害或发育不良,兴趣及活动范围的明显狭窄,这些症状的表现程度与年龄有密切关系。

患儿很小时候就表现为与别人缺乏接触,例如看他时他眼光避开,要抱他时缺乏扑过来的反应;会说话后很少主动开口,因此很难跟别的孩子建立伙伴关系;自己遇到挫折(如跌跤)不会去寻求别人的同情和安慰,别人(如母亲)遭受痛苦时也不表现同情和安慰;如能入学,在学校里也不合群,即使参加集体游戏,也只能担当较机械的配角。

患孩不但不善于语言交流,有时语言发育也不正常,如不能正确理解别人的问题,不能正确表达,发音怪异等。又常表现刻板的行为或动作,如反复模仿某一电影演员的某一动作,对已形成的某些生活习惯不能任意改变,如进食时坐惯某个位子就不能改变,兴趣狭窄,有时只对某一游戏的某一片段感兴趣,反复不停,甚至很精通,有时只对某一玩具或玩具的某一部件,甚至一段绳子有兴趣。

多数患儿均伴有某种程度(轻、中度)的智力低下现象,如不详细询问病史,多误诊为精神发育迟缓。孤独症患儿的智能障碍一般是不均匀的,有些方面可以没有明显的缺陷。孤独症患儿可伴有多动、注意力不集中、冲动、攻击、自伤或暴怒等行为,感觉方面也可有异常,如痛阈可以增高(不怕痛),或对声、光的刺激特别敏感。有些患儿明显偏食,甚至可达到异嗜症的地步,有些患儿还有睡眠异常(一夜醒觉多次),有些患儿有异常的恐惧表现,害怕不应害怕的东西,而对真正可以引起危险的东西却不害怕,病情较轻的患儿长大后,由于了解自己的病情,可因此产生自卑、抑郁情绪。

孤独症患儿在青春期可有较大变化,有些可以明显改善。有些则反之。一般而言,语言功能发育好者预后好,反之则差。据美国资料,约三分之一的患儿长大后可独立生活。预后不好的患儿往往残留行为障碍,适应有困难,不能独立生活。

本病目前无特效治疗,主要是针对其行为缺陷进行教育训练,特别是社会性行为的矫正,纠正异常行为,如刻板动作等,消除睡眠障碍、发脾气、多动等继发性症状等,让孩子学会与人交往。这种教育要逐步、长期地进

行。因此,必须要有患儿与家长的配合,家长要克服焦虑、急躁、自责情绪。伴发多动、兴奋、抑郁等症状时可适当使用精神药物,伴发其他疾病的可进行相应的治疗。

(二)中医学认识

【病位】

本病病位在肝,是在肝功能失调的基础上引发内脏系统功能紊乱的一种疾病状态。《内经》中说:"肝者,将军之官,谋虑出焉。"肝的主要功能是主疏泄和主藏血。其中,肝主疏泄有多种含义,能够调畅气机、促进脾胃运化功能、调畅情志。最为主要的还是疏调全身的气机,即调节全身气的升降出入运动。全身气血的调和、经络的通利、脏腑器官功能的正常都有赖于肝脏疏泄功能的正常。

【病因病机】

肝失疏泄,影响气的升发,则形成气机不畅、郁结的病理变化,表现出烦闷、不愿与外界进行交流;如果疏泄太过,气的升发过亢,则形成肝气上逆的病理变化,出现冲动、急躁易怒、攻击行为等。五脏功能密切相关,肝失疏泄,可影响到脾、心、肾等,这些内脏功能失调,则出现相应的言、听、视、触等各种功能的下降。

(三)抚触按摩疗法(图 4-161)

在早期教育中,家长应顺应孩子好奇的天性,将丰富多彩的世界展现给孩子,多培养孩子与外界进行交流的能力。孩子最先接触的往往是父母,父母应多与孩子沟通,运用眼神、动作、语言等与孩子进行交流。其中,日常为孩子进行抚触按摩就是一种很好的沟通交流方式,形成亲情的互动,培养孩子探索未知世界的兴趣。

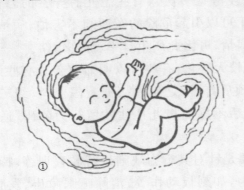

①

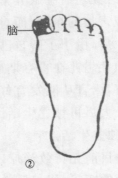

脑

②

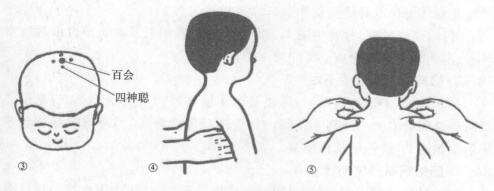

百会
四神聪

③　④　⑤

图 4-161　小儿孤独症按摩的主要手法

如果孩子出现一些自闭的倾向,则可采用兴奋开郁按摩法、醒脑益智按摩法、明目聪耳按摩法等相结合为孩子进行按摩。

(四)预防

本病的预防主要在父母。父母应该明确教育孩子不是制造产品的道理,不要刻意地去按照某种模式教育孩子,而是要在孩子成长过程中,加以正确的引导,看到孩子在某一方面的天赋,可以有目的地进行培养。按照自己头脑中的设想去"雕刻"孩子,会揠苗助长,适得其反。

六、小儿多动症

(一)疾病概述

小儿多动症是一种常见的小儿心理疾病,一般智力正常,但小儿存在与其实际年龄和心理生理发育阶段明显不相称的注意力涣散、活动过多、冲动任性、自控能力差等表现,严重影响小儿的正常发展。患儿最突出的症状不是多动,而是注意力集中困难,因此美国学者从 1979 年起,就把小儿多动症改称"注意缺陷症",而小儿多动症的命名也一直沿用至今。

本病的发病率为 3%,男孩为女孩的 4～9 倍。本病的发生与下列因素有关。

1. 家教及生活环境因素

由于教育方法不当及早期教育智力开发过量,使外界环境的压力远远超过了孩子力所能及的程度,是造成小儿注意力涣散、多动的原因。国内资料表明,在患儿不良的家教方式中,"严格管教型"占 61.7%,"放任自流型"占 3.5%,"娇惯溺爱型"占 7.05%。国外亦有学者认为,不良的家教方式会使患儿症状出现或者使症状加重。

另外,研究发现,食物中的人工染料等各种添加剂及含铅量过度的饮食(不一定达到中毒程度),也可导致多动。

2. 脑神经递质数量不足

有人认为,多动症的发生,可能是由于脑神经递质数量不足,信息不能及时传递而造成的一种病态。脑内神经递质浓度降低,可降低中枢神经系统的抑制活动,使孩子动作增多。

3. 脑组织器质性损害

由于母亲孕期疾病、分娩过程异常或出生后1～2年内中枢神经系统有感染等,使小儿脑组织受到器质性损害,额叶或尾状核功能障碍,导致小儿多动症的发生。

4. 遗传因素

多动症也与遗传因素有关,大约40％的患儿父母、同胞和其他亲属,在童年时期也患过此病。本病主要有下列表现。

(1)活动过多

总是爬上爬下,不能静坐。上课不能安静听课,下地走动,叫喊或讲话,引逗旁人,影响课堂秩序。小动作不停,如咬铅笔、咬指甲、咬衣角等。在家时则到处奔跑,活动不停,想干什么就马上干什么,乱翻东西,对图书、玩具等毫不爱惜,片刻也难于安静。

(2)注意力不集中

特别是上课时不能专心听讲,注意力涣散,易受环境干扰而分心,在课堂东张西望,心不在焉或凝神发呆。平时对作业记不住,并粗心大意,边做边玩,随便涂改,拖拖拉拉不能完成作业。轻症患儿,当他们感到有兴趣活动,如看电视、听广播故事时尚能集中注意。

(3)任性冲动,情绪不稳

表现为幼稚任性,克制力差,易激怒或冲动。情绪不稳,为了一些小事就喊叫或哭闹,脾气暴躁,常根据瞬间冲动行事,不考虑后果,可能突然做出一些危险举动及破坏行为。

(4)学习困难

本症患儿大多智力不低,但由于好动贪玩,注意力不集中,以致学习困难、成绩不好,需经常严格督促他们学习,尽管如此学习效果还是不够理想,甚至多数功课不及格。部分患儿可有种种认知功能障碍,如临摹图画作业困难,阅读、拼音及书写困难;或有视觉功能障碍,分不清左右,将"6"读成"9",把"D"看成"B";或有空间定位障碍,如文字倒读、反写字等;或伴随构音障碍,口吃、言语表达能力差、词汇贫乏、抽象综合能力差。

（5）行为问题和适应困难

行为问题不少,如说谎、逃学、好挑起殴斗、惹是生非、偷窃等。或在外游荡不回家,养成坏习惯。由于行为问题及学习不好,因而适应学校生活困难。不易教育和管理,不遵守纪律,干扰别人。影响较大的患儿往往与别人相处不融洽,不讲礼貌,欺侮弱小,惹人讨厌,因此朋友少。

（6）难以做到眼手协调和保持平衡

特别是在涂色、剪纸、系扣子等活动中明显感到困难。控制力差。

(二)中医学认识

【病位】

本症依然从中医学肝脏的角度来认识。《内经》中说:"心藏神,肺藏魄,肝藏魂,脾藏意,肾藏志。"说明人的情志变化与内脏密切相关。这其中,情志与肝脏生理功能的变化关系影响最大。"百病生于气也",气机不畅,气血不和,则百病变化而生矣。

【病因病机】

长期压抑紧张的情绪影响肝脏的生发条达,气机失调,郁滞化火,或饮食偏嗜等,入内化火,耗伤阴液,阴虚阳亢,虚火内扰,出现躁动不安,心绪不宁,注意力难集中等诸多症状。

(三)抚触按摩疗法

孩子从一出生,父母就应该给他们一个宽松、民主的生活环境,让孩子能够健康快乐地成长。但现在很多父母给予了孩子太大的压力,使他们生活在一个紧张的空气氛围中,严重阻碍了孩子正常的心理发展,最终导致了各种心理疾病的发生。因此,建议年轻的父母早期教育要适度,采用民主和谐的家教方式,多给予孩子关爱,而不是实行高压政策。

在新生儿时期就应该形成抚触按摩的日常习惯,多同孩子进行交流,让孩子感到放松,感到父母无私的爱。宽松和谐的成长氛围会有效预防小儿多动症的发生。在小儿出现多动症迹象时,父母应及时寻找自己的原因,纠正自己不良的家教方式,同时可给予小儿以下按摩,也可结合醒脑益智按摩法(图 4-162)。

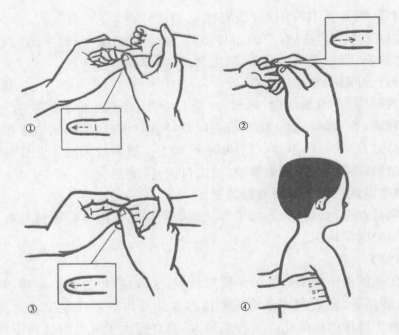

图 4-162　小儿多动症按摩的主要手法

1. 清肝经 300 次, 清心经 300 次。
2. 补肾经 500 次。
3. 按弦走搓摩法, 按摩 5 分钟。

(四)日常调摄

多动症应该早发现、早治疗。若顺其自然, 部分患儿可随年龄的增长而自愈, 多数患儿症状可延续至成年。多动症的治疗必须患儿、家长、教师和医生四个方面密切配合, 采用药物疗法、行为疗法等。其中, 家长要重点进行教育, 不责备、歧视、打骂孩子, 切合实际地进行教育, 加强集中注意力的培养, 养成有规律的生活习惯, 并在日常生活中引导孩子将过多的精力发挥出来。在日常饮食中, 少食含酪氨酸、水杨酸盐的食物, 如挂面、糕点等, 少食色素、调味品、含铅铝的食品, 而应多进食含锌、铁丰富的食物。

七、小儿抽动症

(一)疾病概述

小儿抽动症是一种常见的慢性疾病, 指小儿身体任何部位出现不自主、无目的、重复的、迅速的肌肉收缩。发病年龄以 5—7 岁为多见, 男孩多于女孩。具体病因尚不清楚,但与下列因素密切相关。

1. 心理刺激因素

心理刺激因素很多,如突然受到惊吓,或是父母不和、管教过严等带来的内心长期的焦虑郁闷,都会引发本症。

2. 躯体性疾病

如急性扁桃体炎、上呼吸道感染等以及其他急性病症,都可能诱发本症。

3. 习惯性动作的延续

起始时,由于某些部位的不适感,如因结膜炎或异物进入眼睛,产生眨眼反应,因为衣领过紧,会不自主地摇头、扭颈等,会产生保护性或习惯性动作。当各种原因去除后,却由于在大脑皮质已形成了这种兴奋灶而保留固定了这种动作,因而可反复出现。

本病起病通常是从眼、面部肌肉开始,表现为眨眼、挤眉、皱额、吸鼻、咂嘴、咬唇、伸脖、摇头、模仿怪相等。随着抽动部位增加,会出现各种形态奇特的复杂性抽动,如冲动性触摸、刺戳动作、踢脚、跪姿走路、旋转等,还有些抽动不易被发现,如肚皮抽动。当抽动开始时,患儿本身能意识到,但无法克制。越紧张,抽动越厉害,但小儿一入睡,这些症状就都消失了。这类小儿多具有敏感、羞怯、不合群、容易兴奋激动等特点,有些患儿还伴有遗尿、夜惊、口吃等症状。

(二)中医学认识

【病位】

本病病位在肝。肝主疏泄、主藏血,在体合筋。肝在生理上主风、主动,一切动的病症都为肝的病变所致。如《内经》中所说:"诸风掉眩,皆属于肝。"

【病因病机】

由于情志不畅或饮食因素,导致机体气机不调,郁滞化火,耗伤阴液,肝肾阴虚,筋脉失于濡养,出现一系列抽动病症。阴虚不能制阳,阳气亢盛,带来躁动的情绪表现。

(三)抚触按摩疗法

有些小儿出现抽动症往往是在多动症的基础上发展而来的。

【按摩方法一】

见图 4-163。

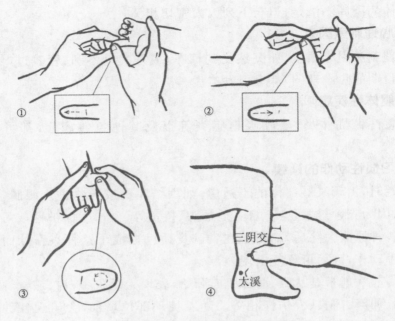

图 4-163　小儿抽动症按摩主要手法

1. 清肝经 300 次。
2. 补肾经 500 次。
3. 补脾经 300 次。
4. 揉太溪、三阴交 3～5 分钟。

【按摩方法二】

进行局部的抚触按摩,缓解肌肉紧张。可在小儿洗浴后,全身放松的状态下,为小儿抚触按摩全身肌肉,以抽动部位为重点,采用按揉、捏拿等手法进行。但不可暗示小儿是因为这些部位抽动而按摩。

(四)治疗调摄

小儿抽动症,症状较轻的可自行缓解,症状较重的,可采用药物治疗。家长可不必为小儿的抽动症担心焦虑,应该千方百计地创造条件,让孩子生活在平静和自信的气氛中,无论小儿的动作如何发笑,都不要去注意他,更不要去模仿、取笑他;要鼓励和引导孩子参加各种有兴趣的游戏和活动,帮助其建立信心,振作精神;对于少数顽固性抽动的孩子,家长要帮助他们用意念去克制,采用强化方法逐渐消除抽动行为。

八、抽动-秽语综合征

(一)疾病概述

抽动-秽语综合征又称多发性抽动症,也是临床较为常见的儿童行为障碍综合征,以面部、四肢、躯干部肌肉不自主抽动伴喉部异常发音及猥秽语言为特征的症候群。本病多发于儿童,以 5－7 岁发病者最多见,14－16 岁仍有发作。发病儿童性别男大于女,比例为 3～4∶1。

本病病因尚不清楚,心理因素如受到各种精神上的刺激、家教过严等造成孩子压力太大是首要的因素。也有人认为与大脑基底神经节发育及功能障碍有关。遗传因素、胚胎发育及感染等也均有一定影响。

本病特征是患儿频繁挤眼、皱眉、皱鼻子、噘嘴等;继之耸肩、摇头、扭颈、喉中不自主发出异常声音,似清嗓子或干咳声,甚至啊啊大叫。少数患儿有控制不住地骂人说脏话。症状轻重常有起伏波动的特点。感冒、精神紧张可诱发和加重,其中约半数患儿伴有多动症。日久则影响记忆力,使学习落后,严重者干扰课堂秩序。

根据临床观察,女孩发病比男孩早,治疗见效较男孩慢。如治疗不及时可延至成人。病程长,反复发作。少数至青春期自行缓解,大部分渐加重,影响正常生活和学习。青春期后抽动症状得到控制或缓解,但由于长期的心理影响,往往使孩子心理不健康,有的甚至抽动已完全停止仍不能适应社会,不喜欢或拒绝与周围人交往,形成自闭心理。个别人还会有慢性焦虑、压抑感及一过性情绪不能控制。

(二)中医学认识

【病位】

本症较抽动症往往更甚一步。病位在肝、肾。

【病因病机】

小儿长期情绪紧张,肝气郁滞,致使肝火亢盛;或肝郁化火,灼伤津液,导致肝肾阴虚,阴虚阳亢,带来抽动、秽语等一系列症状。

(三)抚触按摩疗法

参考小儿抽动症。

(四)治疗调摄

1. 家长的态度

家长对待孩子的态度特别关键。平时就应采取民主方式教养孩子,如果因为教养方式不当而引发本症，一定要及时纠正态度。

当孩子患抽动-秽语综合征被确诊后，家长要冷静。虽然此病治疗较麻烦，但大部分预后良好。特别不要在患儿面前讲此病的难治性。患儿多动及重复抚摸动作均为病理情况，并非患儿品质问题，家长见此不要认为是孩子故意捣乱，从而大声斥责。要知道，孩子对症状无控制能力，大声斥责会加重精神负担。只能使病情加重或反复。另外，夫妻吵架、激烈动画片及电影、紧张惊险的小说等均对孩子不利，家长要尽量避免此类因素对患儿的影响。个别患儿有自残及伤害他人行为，家长要把利器、木棒等放在适当位置，不让孩子容易拿到。另外，也不要认为孩子有病就过分溺爱，顺从，此类患儿多任性、固执，如不注意纠正，易有不良倾向。

抽动症较轻，行为基本正常的患儿一般不影响与周围人的正常交流、与周围人的融洽相处。家长应鼓励患儿多出外玩耍，多交朋友，期望形成外向性格，以最大限度减少抽动-秽语综合征带给患儿的不良影响。如病情较重，多组肌肉频繁抽动，伴有怪异发音及行为异常时，与人交往带来困难，一方面是语言表达言不由衷，另一方面是由于学习成绩下降而自卑，再者因为频繁秽语及怪异行为使周围人讨厌，这样就给患儿人格的形成带来不良影响。此时，家长应发挥亲情关系的优势，主动亲近孩子，并主动找医生探讨治疗方案，大部分用药物是可以控制症状的。或者寻求中医药治疗，从根本上进行调理。

2. **患儿的态度**

建议患儿要做到以下几点：①树立战胜疾病的信心，了解自己的病是可以治好的，积极主动地配合医生的治疗；②了解自己的不可控制症状是疾病而致，别人是可以理解的，不要自己看不起自己，主动和同学交往，以增进友谊；③当影响到学习使成绩下降时，要知道是暂时的，通过加倍努力后会追上甚至超过别人的；④避免情绪波动，平时少看电视，不玩游戏机，不看恐怖影视剧，和同学友好相处，不打架斗殴；⑤预防感冒，早睡早起，锻炼身体，少到公共场所，及时增减衣服等。

经过积极、适当的治疗，抽动症状可在4～6个月内减轻并逐渐被控制。一般不影响学习和正常生活，及时治疗至青春期大部分可获得缓解，只有少数可延至成年，直到终身。实践中见到，女孩比男孩症状缓解慢；症状越复杂治疗难度越大；如伴有秽语、强迫症状、重复语言等，治疗更需要较长疗程。疗程越长，疗效越明显。总之，发现抽动-秽语综合征的患儿，要积极配合医生治疗。治疗恰当，可较快缓解。